全国农业高职院校"十二五"规划教材

药用化学
Yaoyong Huaxue

金 颖 主编

中国轻工业出版社

图书在版编目（CIP）数据

药用化学/金颖主编. —北京：中国轻工业出版社，2020.10
全国农业高职院校"十二五"规划教材
ISBN 978-7-5019-8867-9

Ⅰ.①药… Ⅱ.①金… Ⅲ.①药物化学—高等职业教育—教材 Ⅳ.①R914

中国版本图书馆 CIP 数据核字（2012）第 134241 号

责任编辑：江 娟
策划编辑：江 娟 秦 功　　责任终审：张乃东　　封面设计：锋尚设计
版式设计：锋尚设计　　　　责任校对：燕 杰　　　　责任监印：张 可

出版发行：中国轻工业出版社（北京东长安街6号，邮编：100740）
印　　刷：北京君升印刷有限公司
经　　销：各地新华书店
版　　次：2020年10月第1版第6次印刷
开　　本：720×1000　1/16　印张：19
字　　数：378 千字
书　　号：ISBN 978-7-5019-8867-9　定价：38.00 元
邮购电话：010-65241695
发行电话：010-85119835　传真：85113293
网　　址：http://www.chlip.com.cn
Email：club@chlip.com.cn
如发现图书残缺请与我社邮购联系调换
201282J2C106ZBW

全国农业高职院校"十二五"规划教材
制药专业类系列教材编委会

主　任　徐建成　黑龙江民族职业学院

副主任　丁岚峰　黑龙江民族职业学院
　　　　　梁运霞　黑龙江职业技术学院

委　员（按姓氏拼音排序）
　　　　　边亚娟　黑龙江生物科技职业学院
　　　　　关　力　黑龙江农业职业技术学院
　　　　　金　颖　黑龙江生物科技职业学院
　　　　　乐　涛　重庆师范大学
　　　　　李宝龙　黑龙江中医药大学
　　　　　聂振江　黑龙江农垦科技职业学院
　　　　　钱　航　黑龙江天戈药业有限责任公司
　　　　　王　伟　黑龙江生物科技职业学院
　　　　　王喜艳　黑龙江农垦科技职业学院
　　　　　杨红梅　梧州学院
　　　　　张　兴　黑龙江省科学院大庆分院
　　　　　赵春哲　黑龙江农垦科技职业学院
　　　　　朱艳华　黑龙江中医药大学

顾　问　傅兴国　河北科技师范学院

本书编委会

主　编　金　颖（黑龙江生物科技职业学院）
副主编　徐凤珠（黑龙江农垦科技职业学院）
　　　　　马志军（黑龙江省科学院大庆分院）
　　　　　张锦慧（黑龙江生物科技职业学院）
参　编　曹凤云（黑龙江农业工程职业学院）
　　　　　刘　欣（黑龙江旅游职业技术学院）
主　审　李　煜（黑龙江生物科技职业学院）

前言

按照《教育部关于全面提高高等职业教育教学质量的若干意见》中加强高等职业学院课程改革和教材建设的精神，根据高等职业教育培养高端技能型人才总目标的要求，本着为制药技术类专业课程教学服务的宗旨，针对高职高专化学教学的必需和够用的原则，编写了《药用化学》。

高等职业教育区别于普通专科教育的最大特点在于其具有"职业性"。因此，本书的编写以实用性、应用性为目的，力求突出"简明适中，继承传统，反映前沿"的特点。本教材作者在编写前，已在几所高职高专学院从事了较长时期的无机化学、分析化学和有机化学的教学工作，积累了丰富的教学经验，了解高职高专院校的化学教学课时的有限性。同时，在广泛征集和听取全国多所相关高职院校及企业专家的意见、建议的基础上，制定了《药用化学》的教学大纲并编写了本教材。

《药用化学》包括基本理论知识和实训两部分。基本理论知识部分包括10个项目，主要介绍原子结构、共价键理论、溶液等无机化学基础知识；定量分析及常用的滴定分析方法的原理及应用；有机化合物及其衍生物、杂环化合物、旋光异构等有机化学基础知识；糖、脂、蛋白质生物大分子化合物等。实训部分包括四个任务，主要有基本操作技术、滴定分析操作技术、仪器分析操作技术、有机化合物制备及性质检验等。

本教材的编写注重基础知识、基本理论，尤其重视基本操作技能的学习和训练，尽量淡化较深的理论和较抽象的内容；同时，本教材以《中华人民共和国药典》（2010版）为依据，注重能力培养，增强了教材的实用性。

本教材由金颖任主编，徐凤珠、马志军、张锦慧任副主编，李煜任主审。参加编写的人员有：金颖（项目六、项目七、项目九、项目十中的任务二、任务三，实训部分中的项目四）、徐凤珠（项目一、项目二、项目三、项目四、项目五）、马志军（附录）、张锦慧（实训部分中的项目一、项目二、项目三）、曹凤云（项目八）、刘欣（项目十中的任务一），全书由金颖、张锦慧统稿。参与教材审稿的还有黑龙江生物科技职业学院的刘东方、王璞玉，黑龙江省科学院大庆分院的潘东梅、李振伟等。在此，对他们的辛勤工作一并表示感谢。

受时间及水平所限，在编写过程中难免有疏漏及不足之处，敬请各位专家和读者提出宝贵意见。

目录
CONTENTS

项目一 原子结构和共价键理论 1
- 任务一 原子结构 1
- 任务二 共价键理论 5

项目二 溶液 14
- 任务一 溶液浓度 14
- 任务二 电解质溶液 18

项目三 定量分析概述 32
- 任务一 定量分析的任务、方法和误差 32
- 任务二 分析结果的数据处理 39

项目四 滴定分析法 44
- 任务一 滴定分析法概述 44
- 任务二 酸碱滴定法 48
- 任务三 氧化还原滴定法 60
- 任务四 配位滴定法 65
- 任务五 沉淀滴定法 70

项目五 分光光度法 78

- 任务一 分光光度法的基本原理 78
- 任务二 定量分析方法 81

项目六 烃 86

- 任务一 链烃 86
- 任务二 环烃 106

项目七 烃的衍生物 121

- 任务一 卤代烃 121
- 任务二 醇、酚、醚 126
- 任务三 醛、酮、醌 140
- 任务四 羧酸及其衍生物 148
- 任务五 含氮有机化合物 158

项目八 杂环化合物 172

- 任务一 杂环化合物 172
- 任务二 生物碱 179

项目九 旋光异构 184

- 任务一 物质的旋光性 184
- 任务二 旋光性与分子结构的关系 186
- 任务三 对映异构体构型的表示方法 188

项目十 糖、脂、蛋白质 192

- 任务一 糖类 192
- 任务二 脂类化合物 201

- 任务三　蛋白质 208

项目十一　实　训 222

- 任务一　化学实验基本操作与溶液配制 222
  实训一　化学实验基本操作 222
  　实训二　粗食盐的提纯 227
  　实训三　缓冲溶液的配制及pH测定 230
- 任务二　定量分析及滴定分析 234
  　实训四　试样的称量 234
  　实训五　滴定分析基本操作 236
  　实训六　氢氧化钠标准溶液的配制与标定 244
  　实训七　盐酸标准溶液的配制与标定 247
  　实训八　药用硼砂含量的测定 249
  　实训九　直接碘量法测定维生素C的含量 251
  　实训十　置换碘量法测定铜盐的含量 253
  　实训十一　钙片中钙含量的测定 255
  　实训十二　胃舒平药片中铝和镁含量的测定 257
  　实训十三　生理盐水的配制与标定 260
- 任务三　仪器分析 262
  　实训十四　邻二氮菲光度法测定水样中铁的含量 262
  　实训十五　葡萄糖注射液的含量测定 266
- 任务四　有机化合物的制备及性质检验 269
  　实训十六　熔点、沸点的测定 269
  　实训十七　对乙酰氨基酚的制备 272
  　实训十八　阿司匹林的制备 274
  　实训十九　醇、酚、醚的性质检验 276
  　实训二十　醛、酮的性质检验 278
  　实训二十一　糖类化合物的性质检验 280
  　实训二十二　氨基酸、蛋白质的性质检验 282

附录 285

参考文献 290

项目一
原子结构和共价键理论

任务一 原子结构

【任务目标】
- 了解电子云的概念和核外电子的运动状态。
- 掌握泡利不相容原理、能量最低原理和洪特规则。
- 会写出原子核外电子的排布式。

原子结构是指原子核和核外电子的结构。原子结构的主要内容是核外电子的数目、排布、能量及运动状态。

一、核外电子的运动状态

(一) 电子云

我们知道，在化学反应中，原子核不发生变化，只是核外电子的运动状态发生变化。电子围绕原子核做高速运动，没有固定的轨道，在一定时间内，电子在有些区域出现的几率较大，而在另一些区域出现的几率较小，犹如笼罩在核外周围的一层带负电荷的云雾，形象地称为电子云。电子云就是电子在核外空间出现密度的形象表示。人们用统计学的方法来判断电子在核外空间某区域出现几率的大小。电子云出现几率最大的区域，就是电子云密度最大的地方。通常用小黑点来表示核外电子出现几率的大小，小黑点密处说明电子出现的几率大，疏处说明电子出现的几率小。图1-1是通常状况下氢原子的电子云示意图。

由图1-1可见，在氢原子中，电子出现的几率密度随离核距离的增大而减小，也就是电子在单位体积出现的几率以接近原子核处为最大。电子云是没有确切边界的，在离核较远的地方，电子仍有出现的可能。

（二）核外电子的运动状态

电子在原子核外一定区域内做高速运动，而且还有自旋运动。电子的运动状态比较复杂，需从以下四个方面来描述，即电子层、电子亚层和电子云形状、电子云的伸展方向和电子的自旋。

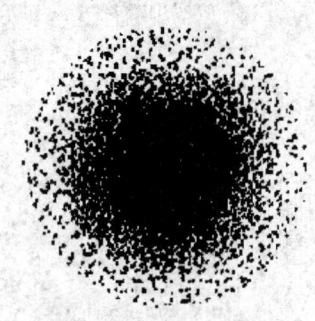

图1-1　氢原子的电子云示意图

1. 电子层（主量子数 n）

在含有多个电子的原子里，电子的能量高低不同，能量低的，通常在离核较近的区域运动（处于较低的能级）；能量高的，通常在离核较远的区域运动（处于较高的能级）。根据电子能量的差异和运动区域离核远近的不同，可以将核外电子分成不同的电子层，并按照能量由低到高，即由里向外的顺序把电子层的序数（用 n 表示）依次用1、2、3…数字来表示。即离核最近用 $n=1$（第一层）表示离核最近、能量最低的主能级层，$n=2$（第二层）……依次类推，电子层也常用K、L、M、N、O、P、Q等字母表示。电子层数是电子能量高低的主要参数，n 值越大，说明电子离核的距离越远，电子的能量也越高。

主量子数（n）	1	2	3	4	5	6	7	…
符号	K	L	M	N	O	P	Q	…

例如可将 $n=1$ 的主层称为K层，$n=2$ 的主层称为L层等。

2. 电子亚层和电子云形状（角量子数 l）

在同一个主层中运动的电子，其能量稍有差别，电子云的形状也不相同。根据这个差别，又可以把同一个电子层分成一个或几个亚层，即 $l=0$、1、2、3…$n-1$，可分别用s、p、d、f等符号表示。

角量子数（l）	0	1	2	3	4	…	$n-1$
电子亚层符号	s	p	d	f	h	…	

K层只有一个亚层，即s亚层，s亚层电子云为球形（图1-1）；L层包括两个亚层，即s亚层和p亚层，p亚层的电子云为哑铃形（图1-2）；M层包括三个亚层，即s、p、d亚层，d亚层的电子云为花瓣形；N层包括四个亚层，即s、p、d、f亚层，f亚层电子云形状比较复杂，在这里不讨论。

在同一个电子层里，亚层电子的能量是按s、p、d、f的次序递增的。为了清楚地表示某个电子处于核外哪个区域，可将电子层的序数标在亚层符号的前面。如L层的s亚层的电子表示为2s；M层的d亚层表示为3d；处于N层的d亚层

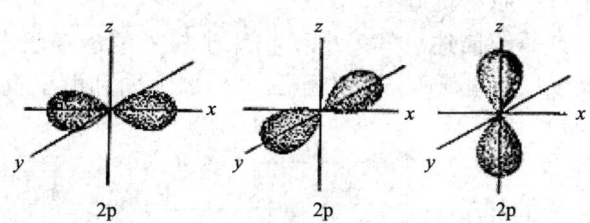

图 1-2　2p 电子云的三种伸展方向

和 f 亚层表示为 4d 和 4f 等。

3. 电子云的伸展方向（磁量子数 m）

电子云不仅有确定的形状，还有一定的伸展方向。s 电子云是球形对称的，在空间各个方向上伸展的程度相同。p 电子云在空间有 3 个伸展方向。d 电子云可以有 5 个伸展方向，f 电子云可以有 7 个伸展方向。p 电子云的三种伸展方向如图 1-2 所示。

原子轨道是在一定电子层上，具有一定形状和伸展方向的电子云所占据的空间。s、p、d、f 四个亚层就分别有 1、3、5、7 个原子轨道。各电子层可能有的最多原子轨道数见表 1-1。

表 1-1　　　　　　　　各电子层的原子轨道数

电子层（n）	电子亚层	原子轨道数
1	s	$1=1^2$
2	s、p	$1+3=4=2^2$
3	s、p、d	$1+3+5=9=3^2$
4	s、p、d、f	$1+3+5+7=16=4^2$
…	…	
n	…	n^2

由表 1-1 可知，每个电子层可能有的最多原子轨道数应为 n^2。现已知的最复杂的原子电子层不超过 7 层。

4. 电子的自旋（自旋量子数 m_s）

原子中的电子不仅绕核高速运动、旋转，同时还做自旋运动。电子自旋有两个相反的方向，即顺时针方向和逆时针方向，通常用向上箭头（↑）表示顺时针方向自旋的电子，向下箭头（↓）表示逆时针方向自旋的电子。"↑↓"表示自旋方向相反的两个电子。

由于自旋方向相同的两个电子所产生的磁场方向相同，同性相斥，因此不能在同一轨道上运动。而自旋方向相反的电子产生的磁场方向也相反，因而可以互相吸引，可共处于一个原子轨道中。

通过以上四个方面的描述可知，电子在原子核外的运动状态是相当复杂的，必须由它所处的电子层、电子亚层、电子云的伸展方向和电子自旋状态四个方面来确定。

二、原子核外电子的排布

除氢以外的其他元素的原子，核外都不止一个电子，这些原子统称为多电子原子。根据原子光谱实验和量子力学理论，原子核外电子排布遵循以下规则。

（一）泡利不相容原理

泡利（W. Pauli）于1925年根据元素在周期表中的位置和光谱分析的结果提出：在同一个原子中不可能有运动状态完全相同的2个电子存在。即在一个原子轨道中最多只能容纳两个电子，且自旋方向相反，因为只有这样才能使原子的能量最低，所处的状态最稳定；s、p、d、f亚层最多容纳的电子数分别为2、6、10和14，泡利不相容原理限制了每一原子轨道中的电子数，由于各亚层的轨道数是一定的，则每一亚层中可容纳的最多电子数也就确定了，即每个电子层最多容纳$2n^2$个电子。

（二）能量最低原理

在核外电子排布中，多电子原子处于基态时，在不违背泡利不相容原理的前提下，电子尽可能先占据能量最低的轨道，使原子处于能量最低的状态；能量低的轨道占满后，电子才能依次进入能量较高的轨道，这个规律称为能量最低原理。

把原子中不同电子层和亚层的电子按能量高低顺序排列，像台阶一样，称为能级。在一个原子中，离核越近，n值越小的电子层能量越低；在同一电子层中，各亚层的能量是按s、p、d、f的次序增高的。

1939年，鲍林（L. Pauling）根据大量光谱实验结果，总结出多电子原子中原子轨道的近似能级图，如图1-3所示。图1-3中每一个小方框代表一个原子轨道，每个小方框所在的位置的相对高低表示原子轨道能量的相对高低。

应用多电子原子的近似能级图，并根据能量最低原理，就可以确定电子进入各原子轨道的次序，如图1-4所示。

在上述多电子原子的近似能级图中，将能量相近的能级分成7个能级组。能级组中的能级能量相差较小，能级组间能量相关较大。原子轨道能量不是按电子层n的顺序增大，出现了$E_{4s}<E_{3d}$、$E_{5s}<E_{4d}$、$E_{6s}<E_{4f}$等能级交错现象。

（三）洪特规则

洪特（F. Hund）于1925年从大量的光谱实验中发现，电子在能量相同的原子轨道上分布时，总是尽可能以自旋相同的方向分占不同的轨道。这种电子填入方式可使原子能量最低，体系较稳定，这就是洪特规则。如碳元素、氧元素原子的电子层排布可以表示为 $1s^22s^22p^2$、$1s^22s^22p^4$，此式称为电子排布式。

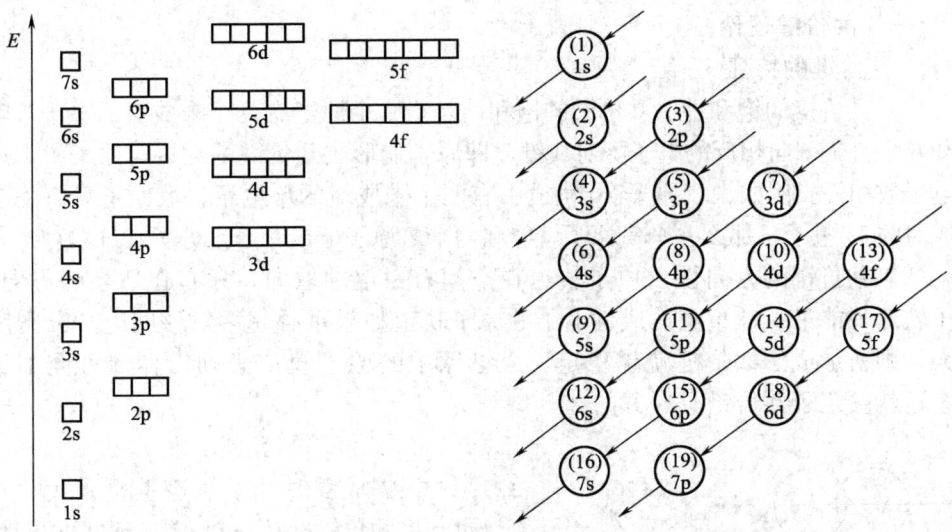

图 1-3　原子轨道近似能级　　　　图 1-4　电子排入原子轨道的顺序

洪特规则的特例是当等价轨道（同一亚层中的轨道）中的电子处于半充满（p^3、d^5、f^7）、全充满（p^6、d^{10}、f^{14}）或全空（p^0、d^0、f^0）的情况下，原子的结构是比较稳定的。

此规则称为全满、半满、全空规则。例如周期表中，24 号元素铬（Cr）原子的外层电子排布是 $3d^54s^1$，而不是 $3d^44s^2$，29 号元素铜（Cu）原子外层电子排布是 $3d^{10}4s^1$，不是 $3d^94s^2$。

任务二　共价键理论

【任务目标】

- 了解共价键的特征、类型和参数。
- 理解杂化轨道理论。
- 掌握分子间作用力和氢键的特点。

一、共价键理论

共价键概念是 1916 年由美国化学家路易斯（Lewis G. N.）提出的。他认为

在 H_2、O_2、N_2 等分子中,两个原子是由于共用电子对吸引两个相同原子核而结合在一起的。这种原子间通过共用电子对(电子云重叠)而形成的化学键称为共价键。一般说来,非金属元素原子间以共价键结合。

(一)共价键理论

1. 共价键的特征

(1)共价键的饱和性　共价键的饱和性是指一个原子有几个未成对的电子,就可和几个自旋方向相反的电子配对成键,即原子能形成共价键的数目与原子中未成对电子数相等。例如,氧原子 2p 轨道中有两个未成对的单电子,氢原子只有一个未成对的 1s 电子,那么一个氧原子就能和两个氢原子形成一个水分子(H_2O)。

(2)共价键的方向性　原子轨道在空间有一定的取向,只有在适当的方向,原子轨道才能最大地重叠。成键电子的原子轨道如果重叠越多,核间电子云密度越大,则所形成的共价键就越稳定。成键原子的原子轨道必须沿伸展方向上重叠,这就决定了共价键具有方向性。

2. 共价键的类型

根据成键时原子轨道重叠方式的不同,将共价键分为 σ 键和 π 键两种类型。

(1)σ 键　成键时,如果两个原子轨道沿着轨道对称轴的方向重叠,键轴(成键原子核间的连线)与轨道对称轴重合,或者说以"头顶头"的方式发生原子轨道重叠,称为 σ 键。σ 键成键电子云以键轴呈圆柱形对称,如图 1-5(1)所示。

(2)π 键　成键时如果两个原子轨道的对称轴相平行,它们以"肩并肩"方式侧面互相重叠,这样形成的键称为 π 键。π 键电子云沿键轴呈镜面对称。如图 1-5(2)所示。

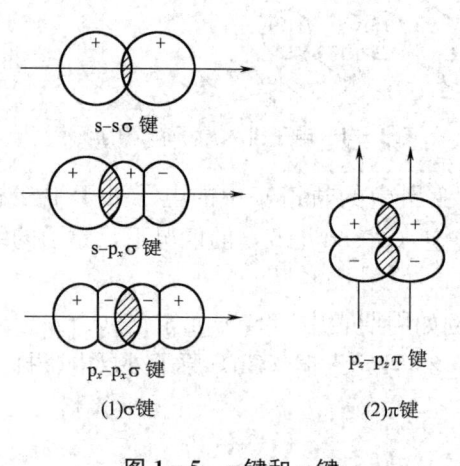

图 1-5　σ 键和 π 键

如图 1-5 所示,σ 键是以"头顶头"的方式发生原子轨道重叠,因而重叠的程度大,键比较稳定。而 π 键两个原子的 p 轨道以"肩并肩"方式重叠,重叠的程度小,键就比较活泼;σ 键轨道重叠的部分呈圆柱形对称,成键原子可以绕键自由旋转,而以 π 键成键的两个原子不能旋转;两个原子间只能有一个 σ 键,而 π 键可以有一个也可以有两个,且不能单独存在。例如 N 原子中有 3 个单电子,分别是 $2p_x^1$、$2p_y^1$、$2p_z^1$,当两个 N 原子结合形成 N_2 时,每个 N 原子以一个 p_x 电子沿着 p_x 轨道对称轴的方向(x 轴)以"头碰头"方式重叠,形成一个 N—N σ 键。同时每个 N 原子剩余的两个 p 电子就不能再形成 σ 键了,只能两两从侧面采取"肩并肩"的方式重叠形成两个 π 键。所以 N_2 分子中存在 3 个共价键,

其中一个 σ 键，两个 π 键。

3. 共价键的键参数

通常将用来表征化学键性质的物理量如键长、键角、键能、键的极性等，这些物理量统称为共价键的键参数。

(1) 键长　分子中成键的两个原子核间的平均距离称为键长，常用单位为 nm（纳米）。同一种键，在不同化合物中，其键长的变化是很小的。例如 C—C 键在丙烷中为 0.154 nm，在环己烷中为 0.153 nm。

(2) 键角　分子中两个共价键在空间形成的夹角称为键角。对于多原子分子，由于原子在空间排列不同，所以有不同的键角和几何构型。四氯甲烷和甲醛分子中的键角如图 1-6 所示。

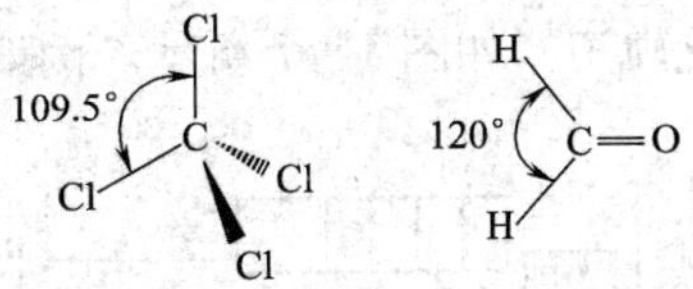

图 1-6　四氯甲烷和甲醛分子中的键角

(3) 键能　键能是化学键强弱的量度。在 25℃ 和 10^5 Pa 下，断裂 1mol 共价键所需的能量即为键能，对于双原子分子离解能就是键能，单位为 kJ/mol。

键能在一定程度上反映了键的稳定性，是决定物质化学性质的重要因素；相同类型的化学键，键能越大，表明该键越牢固，断裂该键所需的能量越大。例如，将 1mol 甲烷分解为 4 个氢原子和 1 个碳原子，即断裂 4 个 C—H 键，需要吸收 1660kJ 热能，那么，C—H 键的键能可近似看作 415kJ。键能是一个平均值。某些单、双、叁键的键能与键长见表 1-2。

表 1-2　　　　　　　　某些单、双、叁键的键能与键长

	键数	键能/(kJ/mol)	键长/nm
C—C	1	348	0.154
C=C	2	615	0.134
C≡C	3	812	0.120
N—N	1	138	0.146
N=N	2	161	0.125
N≡N	3	945.6	0.110

(4) 键的极性　按共用电子对是否发生偏移，共价键分为非极性共价键和极性共价键。在化合物分子中，不同种原子形成共价键，由于成键的两个原子的电负性不同，共用电子对偏向电负性较大的原子。因此电负性较大的原子带部分负电荷，电负性较小的原子带部分正电荷，使正、负电荷中心不重合。这种共价键称为极性共价键，简称极性键。例如，HCl 分子中的 H—Cl 键属于极性键。在单质分子中，同种原子形成共价键，两个原子的电负性相同，共用电子对不偏向任何一个原子，这种共价键称为非极性共价键，简称非极性键。例如，H_2 中的

H—H 键属于非极性键。

(二) 杂化轨道理论

同一原子中一定数目能量相近的几个原子轨道重新组合成相同数目的新轨道的过程称为杂化，所形成的新轨道称为杂化轨道。能量相近的原子轨道之间才能杂化，杂化前后轨道数目不变，杂化轨道的能量相同。杂化轨道的类型很多，常见的有以下几种。

1. sp^3 杂化

sp^3 杂化是同一原子的1个s轨道与3个p轨道重新组合，形成4个完全相同的 sp^3 杂化轨道。如图1-7所示。例如，在甲烷分子中，碳原子就是采取 sp^3 杂化。

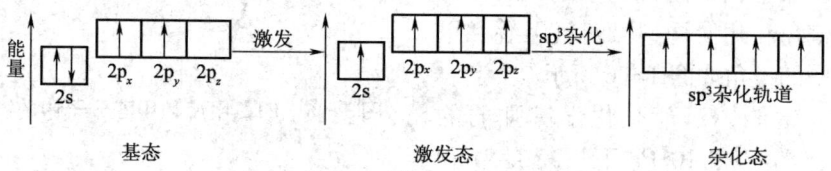

图1-7　sp^3 杂化

sp^3 轨道的能量稍高于2s轨道，稍低于2p轨道，在每个杂化轨道上都有1个可用于成键的电子（未配对电子），sp^3 杂化轨道的形状类似于保龄球瓶，一头大一头小，杂化轨道成键时沿着大的一端可实现最大程度的重叠。图1-8为轨道重叠和甲烷分子形成示意图。

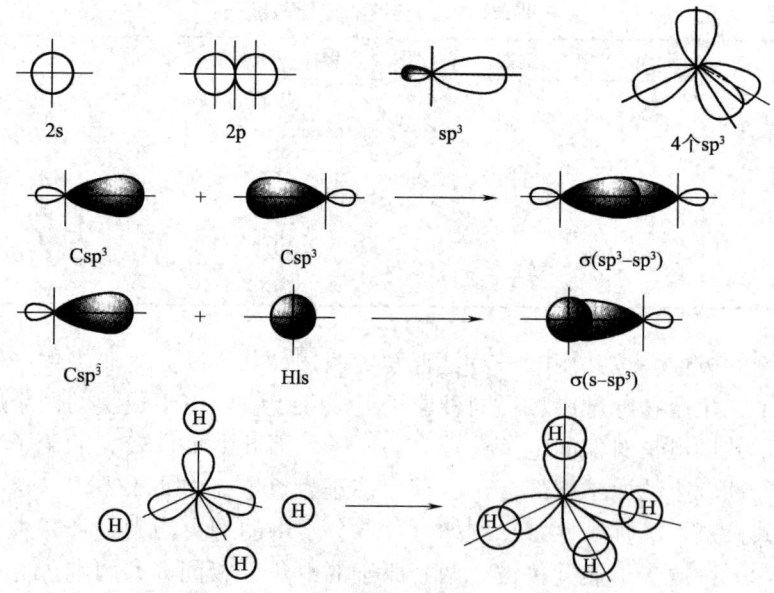

图1-8　轨道重叠和甲烷分子形成示意图

2. sp² 杂化

sp² 杂化是同一原子的 1 个 s 轨道和 2 个 p 轨道进行杂化,形成 3 个等价的 sp² 轨道。每个 sp² 杂化轨道均含 1/3s 轨道成分和 2/3p 轨道成分。如碳原子与其他原子形成双键时,碳原子是以 sp² 杂化轨道成键的。如图 1-9 所示为 sp² 杂化。

在 sp² 杂化轨道中,碳原子的 2s 轨道和两个 2p 轨道杂化,形成 3 个完全等同的 sp² 杂化轨道,每个杂化轨道上都有一个可成键的电子,未参与杂化的 2p 轨道也有 1 个可成键的电子。为使 3 个杂化轨道处于尽可能分开的位置,sp² 杂化轨道分布在一个正三角形的平面上,夹角 120°,未参与杂化的 2p 轨道垂直于 3 个 sp² 杂化轨道所组成的平面。如图 1-10 所示。例如,在乙烯分子中,两个碳原子采取的就是 sp² 杂化。

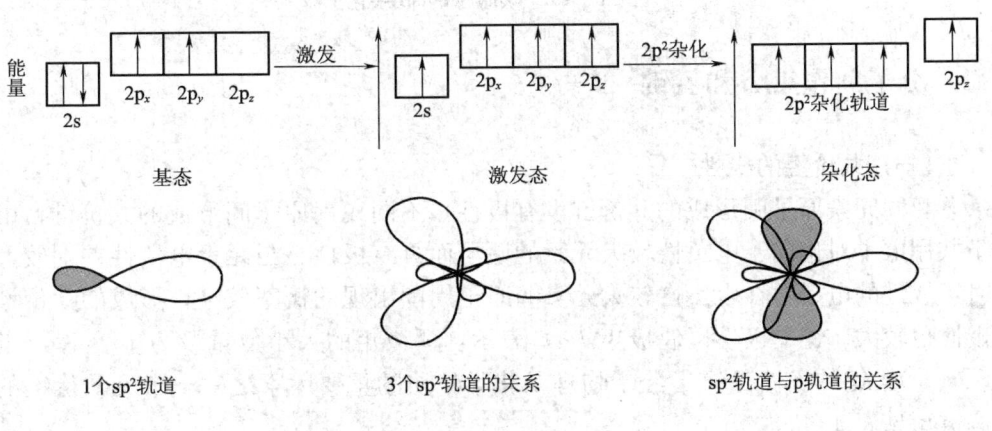

图 1-9 sp² 杂化

3. sp 杂化

sp 杂化是同一个原子的 1 个 s 轨道和 1 个 p 轨道进行杂化,形成 2 个等价的 sp 杂化轨道。每个 sp 杂化轨道均含 1/2s 轨道成分和 1/2p 轨道成分。例如,乙炔分子中,碳原子与其他原子形成三键时,碳原子采用 sp 杂化方式。图 1-10 为 sp 杂化。例如 $BeCl_2$ 分子形成时,Be 原子就是采取 sp 杂化。

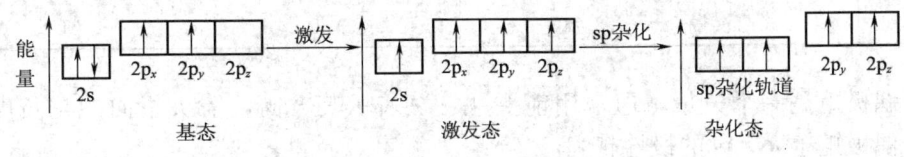

图 1-10 sp 杂化

sp 杂化轨道的形状与 sp³ 杂化轨道相似,但在空间的分布不同。两个 sp 杂化轨道的对称轴在一条直线上,其夹角为 180°,故 sp 杂化称为直线型杂化。未参与杂化的两个2p轨道都垂直于两个sp杂化轨道的对称轴。例如乙炔分子的直线型结构。碳原子的sp杂化见图1-11。

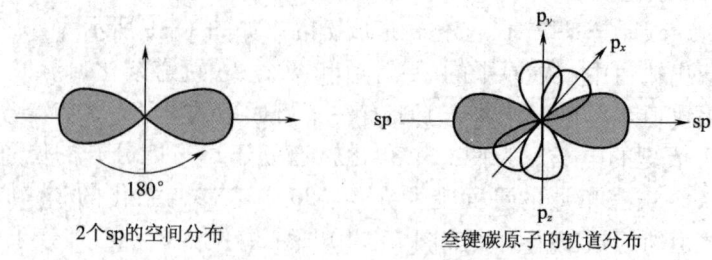

图1-11 碳原子的sp杂化

二、分子间作用力和氢键

(一) 共价键的极性

相同元素原子间形成的共价键没有极性，不同元素原子间形成的共价键，由于共用电子对偏向于电负性较大元素的原子而具有极性。当元素电负性差别较大时，成键的电子对在电负性较大元素的原子周围出现的概率较高，形成的共价键极性也较大。键的极性以偶极矩（μ）表示，偶极矩的大小数量级为10^{-30}库·米（C·m）。键的极性是决定分子物理及化学性质的重要因素之一。常见共价键的偶极矩见表1-3。

表1-3　　　　　　　　　常见共价键的偶极矩

共价键	偶极矩/($\times 10^{-30}$C·m)	共价键	偶极矩/($\times 10^{-30}$C·m)
C—N	0.73	Cl—H	3.06
C—H	1.33	C—Br	4.60
I—H	1.47	C—Cl	4.87
C—O	2.47	O—H	5.03
Br—H	2.74	C—F	5.04

偶极矩是一个矢量，通常用箭头"→"表示其方向，箭头指向的是负电中心。偶极矩越大，键的极性越强。

(二) 分子的极性

分子的极性与化学键的极性和分子的空间构型有关。对于双原子分子来说，键的偶极矩就是分子的偶极矩。对于多原子分子来说，则分子的偶极矩是各键偶极矩的向量和，也就是说多原子分子的极性不只决定于键的极性，也决定于各键在空间分布的方向，即决定于分子的形状。例如，C_2H_2 分子中 C—H 键是极性键，但由于分子呈直线对称构型，两个 C—H 键偶极矩的向量和等于零，所以 C_2H_2 是非极性分子；而 CH_3Cl 分子中，全部键偶极矩的向量和不等于零，所以 CH_3Cl 分子是极性分子。

（三）分子间作用力

有机分子通常是非极性或弱极性的，除了高度分散的气体之外，分子之间也存在一定的作用力，这种分子间的作用力较弱，要比键能小 1~2 个数量级，但却是影响有机物的三态变化（固态、液态、气态）及溶解性的重要因素，这种分子间的作用力也称范德华力（Vander Waals）。

分子间的作用力从本质上说都是静电作用力，通常来自分子偶极间的相互作用，可将它分为 3 种类型。

1. 取向力

当两个极性分子相互接近时，极性分子的固有偶极间发生同极相斥、异极相吸，使杂乱的分子相对偏转而取向排列，固有偶极处于异极相邻状态。这种由极性分子固有偶极之间的取向而产生的分子间作用力称为取向力。

分子的偶极矩越大，取向力也就越大。

2. 诱导力

当极性分子与非极性分子靠近时，极性分子的固有偶极使非极性分子变形产生的偶极称为诱导偶极，诱导偶极与极性分子的固有偶极相吸引产生的作用力称诱导力。

3. 色散力

非极性分子内由于电子的运动在某一瞬间，分子内的电荷分布可能不均匀，产生一个很小的暂时偶极，而且还可以影响周围分子也产生暂时偶极。暂时偶极会很快消失，但也会不断出现，结果非极性分子间靠暂时偶极而相互吸引。两个暂时偶极相互吸引产生的作用力称为色散力。

在有机化合物中，除极少数强极性分子外，大多数分子间作用力都以色散力为主。范德华力的大小与分子的偶极矩、分子的极化率成正比。所谓极化率是指一个中性分子由于邻近的具有永久或暂时偶极的分子的作用而产生偶极的能力。分子的极性、分子的相对摩尔质量、分子的体积和分子的表面积越大，分子间的作用力也越大。

范德华力只有在分子间靠得很近的部分才起作用，而且很弱，但对有机物的性质却有重要的影响。

（四）氢键

当氢原子与一个原子半径较小而电负性又很大的 X 原子以共价键相结合时，就有可能再与另一个电负性大的 Y 原子生成一种较弱的键，这种键称为氢键。氢键实际上也是分子间的作用力。共价键 H—X 间电子云密度主要集中在 X 原子一端，而使氢原子几乎成为裸露的质子（原子核）而显电正性，这样，带部分正电荷的氢原子便可与另一分子中电负性强的 Y 原子相互吸引，与 Y 原子的未共用电子对通过静电引力形成氢键。氢键实际上也是具有永久偶极的分子间产生的取向力。它是分子间作用力最强的力，但最高不超过约 25kJ/mol。通常用虚线表示氢键（X—H···Y）。水分子间氢键如图 1-12 所示。

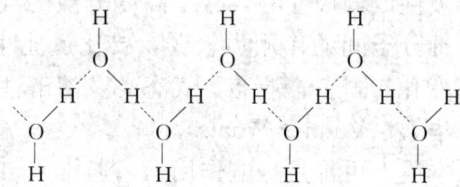

图 1-12　水分子间的氢键

要形成有效氢键，氢原子只有跟电负性大、原子半径小的元素原子化合。这样的元素有 F、O、N 等，因为这三种元素和成键的氢才具有足够的正性，这时才具有足够的吸引作用。在特定情况下，分子内的原子间也能形成氢键。

氢键不仅对化合物的熔点、沸点、溶解度和物质的聚积状态有重要的影响，而且对蛋白质和核酸的形状与结构也起着关键的作用。

【项目测试】

1. 为什么各个电子层所能容纳的最多电子数是 $2n^2$？

2. 某元素原子的电子排布式是 $1s^2 2s^2 2p^6 3s^2 3p^6 3d^{10} 4s^1$，说明这个元素的原子核外有多少个电子层？每个电子层有多少轨道？有多少个电子？

3. 已知下列元素原子的价电子构型为：$3s^1$，$2s^2 2p^2$，$2s^2 2p^4$，$3s^2 3p^3$，$4s^2 4p^5$，它们各属于第几周期？第几族？最高正化合价是多少？元素名称是什么？

4. 试回答下列物质分子中哪些是极性分子？哪些是非极性分子？为什么？
(1) O_2　(2) H_2O　(3) CO_2　(4) HCl　(5) CH_4　(6) $CHCl_3$　(7) CCl_4

5. 已知某些元素的原子序数，试填出下表空白。

原子序数	电子排布式	各层电子数	周期	族	元素名称
7					
11					
15					
20					
26					
35					

6. 说明下列各组物质之间存在着哪种分子间力（取向力、诱导力、色散力和氢键）：

（1）乙醇和水；

（2）氨和水；

（3）碘和乙醇；

（4）氯气和四氯化碳。

7. 判断下列说法是否正确，并举例说明。

（1）由非极性键形成的分子一定是非极性分子；由极性键形成的分子一定是极性分子。

（2）有机物分子间都存在色散力。

（3）乙炔分子中有极性键，所以是极性分子。

项目二 溶液

任务一 溶液浓度

【任务目标】
- 掌握溶液浓度的表示方法。
- 学会溶液浓度之间的换算。
- 知道溶液浓度在《中华人民共和国药典》中的应用。

溶液在日常生活、生产和科学实验中是最主要的存在形式。许多临床使用的药剂必须配成溶液才能使用，人和动物的血液、淋巴均为溶液，食物的消化吸收是以溶液形式完成的。

由两种或两种以上不同物质所组成的均匀、稳定的液相体系称为溶液。溶液中被溶解的物质称为溶质，能溶解溶质的物质称为溶剂。溶液的性质与溶液中溶质和溶剂的相对组成有关，即与浓度有关。

一、溶液浓度的表示方法

常见的溶液浓度有以下几种方法：

（一）质量分数（ω_B）

溶质 B 的质量与溶液的质量之比称为该溶液的质量分数，用符号 ω_B 表示，无量纲，也可用质量百分数表示。

$$\omega_B = \frac{m_B}{m}$$

式中　ω_B——质量分数

　　　m_B——溶质 B 的质量，mg，g，kg

　　　m——溶液的质量，mg，g，kg

质量分数不随温度的变化而变化。

例如，$\omega_{NaCl}=0.9\%$（或 0.09），表示 100g 氯化钠溶液中含 NaCl 的质量为 0.9g。

（二）体积分数（φ_B）

在相同的温度和压强下，某一组分 B 的体积占混合物总体积之比，称为组分 B 的体积分数，用符号 φ_B 表示，无量纲。

$$\varphi_B = \frac{V_B}{V}$$

式中　φ_B——体积分数

　　　V_B——组分 B 的体积，mL，L

　　　V——溶液的体积，mL，L

两种液体相混合为溶液时，某一组分的浓度常用体积分数表示。用体积分数表示溶液浓度，配制方法简单，使用方便，是常用的方法。如消毒用的医用酒精浓度为 75%，配制方法是：量取 75mL 纯酒精，加水稀释至 100mL 搅拌均匀即可，是体积分数。

（三）物质的量浓度（c_B）

溶液中所含溶质 B 的物质的量除以溶液的体积表示的浓度，称为溶质 B 的物质的量浓度，用符号 c_B 表示，常用单位为 mol/L，mol/m³。

$$c_B = \frac{n_B}{V} \quad \text{其中} \quad n_B = \frac{m_B}{M_B}$$

式中　c_B——物质的量浓度，mol/L，mol/m³

　　　n_B——溶质 B 的物质的量，mol

　　　m_B——物质 B 的质量，g

　　　V——溶液的体积，L

　　　M_B——物质 B 的摩尔质量，g/mol

由于溶液的体积随温度变化而改变，所以 c_B 也随温度变化而变化。

例 2-1　配制 2mol/L 的 NaOH 溶液 2L，需要 NaOH 多少克？已知 $M_{NaOH}=40$g/mol。

解：　　　　$m_{NaOH} = McV = 40\text{g/mol} \times 2\text{mol/L} \times 2\text{L} = 160$（g）

答：需要 NaOH 160g。

例 2-2　将 60g 草酸晶体（$H_2C_2O_4 \cdot 2H_2O$）溶于水中，配制成 1L 溶液，求该溶液的物质的量浓度（$M_{H_2C_2O_4 \cdot 2H_2O} = 126$g/mol）。

解：$n_{H_2C_2O_4 \cdot 2H_2O} = \dfrac{m}{M} = \dfrac{60g}{126g/mol} = 0.48mol$

$c_{H_2C_2O_4 \cdot 2H_2O} = \dfrac{n}{V} = \dfrac{0.48mol}{1L} = 0.48mol/L$

答：该溶液的物质的量浓度为 0.48mol/L。

（四）质量摩尔浓度（b_B）

1000g 溶剂中所含溶质 B 的物质的量表示的浓度，称为溶质 B 的质量摩尔浓度，用符号 b_B 表示，常用单位为 mol/kg，对于很稀的溶液 $m_B \approx c_B$。

$$b_B = \dfrac{n_B}{m}$$

式中　b_B——质量摩尔浓度，mol/kg

　　　n_B——物质 B 的物质的量，mol

　　　m——溶液的质量，kg

例如：$b_{葡萄糖} = 0.3mol/kg$，表示 1kg 水中含 0.3mol 的葡萄糖。质量摩尔浓度不随温度的变化而变化。

例 2-3　将 72g 葡萄糖溶于 1000g 水中，该葡萄糖溶液的质量摩尔浓度是多少？（$M_{葡萄糖} = 180g/mol$）

解：$b_B = \dfrac{n_B}{m} = \dfrac{\dfrac{72g}{180g/mol}}{1000g \times 10^{-3}kg/g} = 0.4mol/kg$

答：该葡萄糖溶液的质量摩尔浓度为 0.4mol/kg。

（五）滴定度

滴定度是指每毫升标准溶液（滴定剂）相当于待测物质的质量。常用符号 $T_{待测物/滴定剂}$ 表示，常用单位为 g/mL。

$$T = \dfrac{m_B}{V}$$

式中　T——滴定度，g/mL

　　　m_B——待测物质 B 的质量，g

　　　V——标准溶液体积，mL

例 2-4　一含铁试样 0.2420g，经处理后以 $T_{(Fe/K_2CrO_7)} = 0.002500g/mL$ 的 K_2CrO_7 标准溶液滴定，需用 30.20mL，试计算试样中 Fe 的百分含量。

解：铁的百分含量 $= \dfrac{30.20 \times 0.002500}{0.2420} \times 100\% = 31.20\%$

《中华人民共和国药典》（2010 版）用毫克（mg）表示。如用碘量法测定维生素 C 含量时，规定"每 1mL 的碘滴定液（0.05mol/L）"相当于 8.086mg 的维生素 C。

滴定度在《中国药典》（2010 版）中是直接给出的，但在实际工作中，所配制的物质的量浓度与药典中规定的物质的量浓度不一定恰好符合，此时就不能直接应用药典上所给出的滴定度，但只要乘以滴定液浓度校正因数（F）即可换算

成实际的滴定度，即

$$F = \frac{\text{实际物质的量浓度}}{\text{规定物质的量浓度}}$$

二、溶液浓度之间的换算

（一）物质的量浓度与质量分数之间的换算

溶质的质量＝溶液的物质的量浓度×溶液的体积×摩尔质量
　　　　　＝溶液的体积×溶液密度×质量分数

即：
$$cVM = 1000V\rho\omega$$

$$c = \frac{1000\rho\omega}{M}$$

式中　ρ——溶液密度，g/mL

　　　c——溶液的物质的量浓度，mol/L

　　　V——溶液的体积，L

　　　M——摩尔质量，g/mol

　　　ω——质量分数，%

例 2-5　欲配制 0.1mol/L 的盐酸溶液 400mL，需质量分数为 37%、密度为 1.19g/mL 的浓盐酸多少毫升？

解：$c_{HCl} = \dfrac{1000\rho\omega}{M_{HCl}} = \dfrac{1000 \times 1.19\text{g/mL} \times 37\%}{36.5\text{g/mol}} \approx 12\text{mol/L}$

$V_1 = \dfrac{0.1\text{mol/L} \times 400\text{mL}}{12\text{mol/L}} = 3.33\text{mL}$

答：需质量分数为 37%、密度 1.19 g/mL 的浓盐酸 3.33mL。

（二）物质的量浓度与滴定度之间的换算

反应：$aA + bB = cC + dD$。若 A 为被测组分，B 为标准溶液，以 V_B 为反应完成时标准溶液消耗的体积（mL），m_A 和 M_A 分别代表物质 A 的质量（g）和摩尔质量。当反应达到计量点时，由滴定度定义，$T_{A/B} = m_A/V_B$。

得：
$$T_{A/B} = \frac{a}{b} \cdot \frac{c_B M_A}{1000}$$

例 2-6　求 0.1000mol/L NaOH 标准溶液对 $H_2C_2O_4$ 的滴定度。

解：$H_2C_2O_4 + 2NaOH \rlap{=}= Na_2C_2O_4 + 2H_2O$

$T_{H_2C_2O_4/NaOH} = \dfrac{a}{b} \cdot \dfrac{c_{NaOH} M_{H_2C_2O_4}}{1000}$

$= \dfrac{1}{2} \times \dfrac{0.1000\text{mol/L} \times 90.04\text{g/mol}}{1000}$

$= 0.004502\text{g/mL}$

任务二 电解质溶液

【任务目标】
- 了解酸碱理论、电解质溶液和同离子效应。
- 理解缓冲溶液的原理、学会缓冲溶液的配制和 pH 的计算。
- 理解盐类的水解及应用。

本任务主要以化学平衡理论为基础讨论电解质溶液中的电离平衡规律。电解质是在水溶液中或在熔融状态下能解离成离子的化合物,酸类、碱类和盐类都是电解质。

一、酸碱质子理论

1. 酸碱的定义

1923年丹麦化学家布朗斯特(Bronsted)提出了酸碱质子理论,该理论认为:任何能给出质子(H^+)的物质都是酸;任何能接受质子(H^+)的物质都是碱。例如 HCl、HAc、HSO_4^- 和 NH_4^+ 都能给出质子,所以它们都是酸。OH^-、Ac^-、CO_3^{2-} 和 NH_3 都能接受质子,所以他们都是碱。

酸给出质子后就成为碱,碱接受质子后,就成为酸。这种互相联系、互相转化的关系称为共轭关系。酸和碱的共轭关系可用下式表示为:

$$酸 \rightleftharpoons 质子 + 碱$$
$$HCl \rightleftharpoons H^+ + Cl^-$$
$$HAc \rightleftharpoons H^+ + Ac^-$$
$$HCO_3^- \rightleftharpoons H^+ + CO_3^{2-}$$
$$H_2SO_4 \rightleftharpoons H^+ + HSO_4^-$$
$$H_2O \rightleftharpoons H^+ + OH^-$$

形成一对共轭关系的酸碱称为共轭酸碱。例如,HAc 和 Ac^-,HAc 是 Ac^- 的共轭酸,Ac^- 是 HAc 的共轭碱。在一对共轭酸碱对中,共轭酸的酸性愈强,其共轭碱的碱性愈弱;共轭酸的酸性愈弱,其共轭碱的碱性愈强。例如,HCl 是强酸,它的共轭碱 Cl^- 很难与 H^+ 结合,是极弱的碱。相反,弱酸较难失去质子,但它们失去质子后,弱酸根很容易再与质子结合,是强碱。例如,H_2CO_3 是很弱的酸,而 CO_3^{2-} 则是较强的碱。

酸和碱可以是中性分子,也可以是带电荷的离子,如 HCl、HAc 是分子酸,而 NH_4^+ 则是离子酸。Cl^-、PO_4^{3-} 是离子碱。有些物质如 H_2O、HCO_3^-、

$H_2PO_4^-$、HS^- 等既可以给出质子又可以接受质子，这类分子或离子称为两性物质。

2. 酸碱反应的实质

按照酸碱质子理论，酸碱反应的实质是两个共轭酸碱对之间的质子传递。

$$\text{HCl} + \text{NH}_3 \xrightleftharpoons{\text{H}^+} \text{NH}_4^+ + \text{Cl}^-$$

HCl 和 NH_3 的反应，无论在水溶液中、其他溶液中或气相中，其实质都是一样的，即 HCl 是酸，放出质子给 NH_3，然后转变为它的共轭碱 Cl^-，NH_3 则是碱，接受质子后，转变为它的共轭酸 NH_4^+。强碱夺取了强酸放出的质子，转变为较弱的共轭酸和共轭碱。酸碱反应总是由较强的酸和较强的碱作用，向着生成较弱的酸和碱的方向进行。

二、电解质溶液

（一）强电解质和弱电解质溶液

电解质分为强电解质和弱电解质。强电解质是离子型化合物或具有强极性的共价化合物，它们在溶液中是全部离解的。例如：

$$\text{NaCl} \longrightarrow \text{Na}^+ + \text{Cl}^-$$
$$\text{HCl} \longrightarrow \text{H}^+ + \text{Cl}^-$$
$$\text{NaOH} \longrightarrow \text{Na}^+ + \text{OH}^-$$

弱电解质在水溶液中只能部分离解，其离解是可逆的并存在电离平衡。例如：

$$\text{HAc} \rightleftharpoons \text{H}^+ + \text{Ac}^-$$
$$\text{NH}_3 \cdot \text{H}_2\text{O} \rightleftharpoons \text{NH}_4^+ + \text{OH}^-$$

（二）一元弱酸（碱）溶液的电离平衡

从酸碱质子理论来看，弱电解质的电离过程实质上是弱电解质分子与水分子间的质子转移过程。为了定量地表示电解质在溶液中电离程度的大小，引入电离度的概念。

1. 电离度（α）

电离度是当弱电解质在溶液中达到电离平衡时已电离的分子数占电离前分子总数的百分比。用 α 表示。

$$\alpha = \frac{\text{已电离的分子数}}{\text{电离前分子总数}} \times 100\%$$

例如在 25℃ 时，0.1mol/L 醋酸溶液的电离度是 1.33%，表示每 10000 个醋酸分子中有 133 个电离成 H^+ 和 Ac^-。

电离度的大小不仅和电解质的本质有关，还和溶液的温度、浓度有关。同一种弱电解质溶液浓度越小，离子间互相碰撞而结合成分子的机会越少，电离度就越大。例如,在25℃时,0.2mol/L醋酸溶液的电离度是1.93%,0.1mol/L醋酸溶液的电离度是1.33%,0.01mol/L醋酸溶液的电离度是4.20%。电离度的大小可以相对地表示电解质的强弱。相同的条件下,电离度越大,表示该弱电解质相对较强。

2. 电离平衡常数

弱电解质在水溶液中存在着分子与离子间的离解平衡,一元弱酸以醋酸的电离过程为例来说明。

$$HAc \rightleftharpoons H^+ + Ac^-$$

根据化学平衡原理,在一定温度下,当醋酸在水溶液中达到电离平衡时,溶液中 H^+、Ac^- 的浓度与未电离的 HAc 分子浓度间的关系可用下式表示:

$$K_a = \frac{[H^+][Ac^-]}{[HAc]}$$

式中 K_a——弱酸的电离平衡常数,简称电离常数

　　　$[H^+]$——平衡时氢离子浓度,mol/L

　　　$[Ac^-]$——平衡时醋酸根离子浓度,mol/L

　　　$[HAc]$——平衡时未电离的醋酸分子的浓度,mol/L

一元弱碱的电离以氨水为例,它的离解平衡式为:

$$NH_3 \cdot H_2O \rightleftharpoons NH_4^+ + OH^-$$

根据化学平衡原理,碱的电离平衡常数 K_b 为:

$$K_b = \frac{[NH_4^+][OH^-]}{[NH_3]}$$

在同一温度下,同类的弱电解质的 K_a 或 K_b 可以表示弱酸或弱碱的相对强度。一些弱电解质的离解常数见表 2-1。

表 2-1　　　　几种常见的弱电解质的离解常数 (25℃)

电解质	分子式	离解常数
醋酸	HAc	$K_a = 1.76 \times 10^{-5}$
碳酸	H_2CO_3	$K_1 = 4.30 \times 10^{-7}$
		$K_2 = 5.61 \times 10^{-11}$
氢氰酸	HCN	$K_a = 4.93 \times 10^{-10}$
氢氟酸	HF	$K_a = 3.53 \times 10^{-4}$
磷酸	H_3PO_4	$K_1 = 7.52 \times 10^{-3}$
		$K_2 = 6.23 \times 10^{-8}$
		$K_3 = 2.2 \times 10^{-13}$
氨水	$NH_3 \cdot H_2O$	$K_b = 1.77 \times 10^{-5}$

3. 电离常数与电离度的关系

电离常数和电离度都能反映弱电解质的电离程度,它们之间既有区别又有联系。电离常数是化学平衡常数的一种形式,它不随电解质的浓度而变化;离解度则是转化率的一种形式,它表示弱电解质在一定条件下的离解百分率,电离度可随浓度而变化。电离常数比电离解度能更好地反映出弱电解质的特征,故应用范围比电离度更为广泛。

弱电解质的电离常数 K_i(包括 K_a 和 K_b)和电离度的关系,以弱酸 HAc 为例讨论。设 HAc 的浓度为 c(mol/L),电离度为 α。

$$HAc \rightleftharpoons H^+ + Ac^-$$

$c_{起始}$　c　　0　　0

$c_{平衡}$　$c-c\alpha$　$c\alpha$　$c\alpha$

$$K_a = \frac{[H^+][Ac^-]}{[HAc]} = \frac{(c\alpha)^2}{c-c\alpha} = \frac{c\alpha^2}{1-\alpha}$$

当 $c/K_i > 500$,$\alpha < 5\%$,此时,$1-\alpha \approx 1$,于是可以用近似计算:

$$K_i = c\alpha^2 \text{ 或 } \alpha = \sqrt{\frac{K_i}{c}}$$

式中　K_i——弱电解质的离解常数

　　　c——溶液浓度,mol/L

　　　α——电离度

此公式表明,在一定温度下,同一弱电解质的电离度与其浓度的平方根成反比,即浓度越大,电离度越小;同一浓度的不同弱电解质的电离度与其电离常数的平方根成正比,即浓度越大,电离常数越大。

例 2-7 在 25℃时,HAc 的电离常数为 1.76×10^{-5}。计算 0.10mol/L HAc 溶液的 H^+ 浓度、pH 和电离度。

解:设电离达到平衡时,溶液中 $[H^+]$ 为 x,则 $[HAc] = 0.10 - x$,$[Ac^-] = x$。

$$HAc \rightleftharpoons H^+ + Ac^-$$

$0.10-x$　　x　　x

$$K_a = \frac{[H^+][Ac^-]}{[HAc]} = \frac{x^2}{0.10-x} = 1.76 \times 10^{-5}$$

因为 $c/K_a > 500$,可以用近似计算,所以 $0.10 - x \approx 0.10$(mol/L)

$$[H^+] = x = \sqrt{1.76 \times 10^{-5} \times 0.10} \text{mol/L} = 1.33 \times 10^{-3} \text{mol/L}$$

$$pH = -\lg[H^+] = -\lg 1.33 \times 10^{-3} = 2.88$$

$$\alpha = \frac{x}{c} \times 100\% = \frac{1.33 \times 10^{-3}}{0.10} = 1.33\%$$

答:0.10mol/L HAc 溶液的 H^+ 浓度为 1.33×10^{-3} mol/L、pH 为 2.88、电离度为 1.33%。

(三)多元酸的电离

多元酸的电离是分步进行的,每一步都有一个电离平衡常数。

二元酸	碳酸	$H_2CO_3 \rightleftharpoons H^+ + HCO_3^-$	$K_{a1} = 4.3 \times 10^{-7}$
		$HCO_3^- \rightleftharpoons H^+ + CO_3^{2-}$	$K_{a2} = 5.6 \times 10^{-11}$
	氢硫酸	$H_2S \rightleftharpoons H^+ + HS^-$	$K_{a1} = 9.1 \times 10^{-8}$
		$HS^- \rightleftharpoons H^+ + S^{2-}$	$K_{a2} = 5.6 \times 10^{-12}$
三元酸	磷酸	$H_3PO_4 \rightleftharpoons H^+ + H_2PO_4^-$	$K_{a1} = 7.52 \times 10^{-3}$
		$H_2PO_4^- \rightleftharpoons H^+ + HPO_4^{2-}$	$K_{a2} = 6.23 \times 10^{-8}$
		$HPO_4^{2-} \rightleftharpoons H^+ + PO_4^{3-}$	$K_{a3} = 2.2 \times 10^{-13}$

三、盐类的水解

（一）盐类水解的实质

盐是酸和碱中和反应的产物，但是盐类的水溶液并不都呈中性。如 NH_4Cl 的水溶液呈酸性，$NaAc$、Na_2CO_3 等盐类物质溶于水时，呈碱性，只有 $NaCl$ 等盐的水溶液才呈中性。这是由于盐类物质溶于水时，组成盐的离子与 H_2O 发生水解反应，产生 H^+ 或 OH^- 的缘故，并且还生成弱酸或弱碱，从而破坏了水的电离平衡，改变了溶液中 H^+ 和 OH^- 的相对浓度，因此，可以由水的电离平衡移动来解释盐类溶液的酸碱性。

盐类水解的实质是组成盐的离子与溶液中 H_2O 离解出的 H^+ 和 OH^- 作用，产生弱电解质的反应。

（二）各类盐的水解平衡

1. 强碱弱酸盐

这类盐的阴离子有水解作用，水解后溶液呈碱性。以 $NaAc$ 为例，水解反应为：

$$NaAc \rightleftharpoons Na^+ + Ac^-$$
$$+$$
$$H_2O \rightleftharpoons OH^- + H^+$$
$$\Updownarrow$$
$$HAc$$

$$Ac^- + H_2O \rightleftharpoons HAc + OH^-$$

由于 Ac^- 与 H_2O 电离出的 H^+ 结合成 HAc 分子，使 $[H^+]$ 减少，导致水的电离平衡向右移动。当 $[H^+]$ 增多时，$[OH^-]$ 也随之增多，因此溶液中 $[OH^-] > [H^+]$，使 $NaAc$ 水溶液呈碱性。

平衡时：

$$K_h = \frac{[HAc][OH^-]}{[Ac^-]} = \frac{[HAc][OH^-][H^+]}{[Ac^-][H^+]} = \frac{[HAc]}{[Ac^-][H^+]} K_w = \frac{K_w}{K_a}$$

式中　　K_h——盐水解平衡常数

　　　　K_a——酸离解平衡常数

K_w——水的离子积

K_h 数值的大小，表示盐水解程度的大小，K_h 与 K_a 成反比，即酸越弱，它与强碱形成的盐水解程度越大（K_h 越大），溶液的碱性越强。K_h 值一般不能直接查到，而是通过 $K_h = K_w/K_a$ 间接求出。

NaAc 溶液中 [OH⁻] 和 pH 可以做如下计算：设平衡时溶液中 [OH⁻] 为 x，盐溶液的初始浓度为 $c_{盐}$，则：

$$Ac^- + H_2O \rightleftharpoons HAc + OH^-$$

平衡浓度　　　　　$c_{盐} - x$　　　　x　　　x

$$K_h = \frac{[HAc][OH^-]}{[Ac^-]} = \frac{x^2}{c_{盐} - x}$$

由于一般情况下，K_h 值很小，溶液中未发生水解的 Ac^- 浓度接近于 NaAc 的初始浓度，即 $c_{盐} - x \approx c_{盐}$。代入上式得：

$$x = \sqrt{K_h c_{盐}}$$

即：

$$[OH^-] = \sqrt{K_h c_{盐}} = \sqrt{\frac{K_w}{K_b} c_{盐}}$$

例 2-8　计算 0.1mol/L NaAc 溶液的 pH。

解：已知 $c_{盐} = 0.1$mol/L。

$$[OH^-] = \sqrt{K_h c_{盐}} = \sqrt{\frac{K_w}{K_b} c_{盐}} = 7.54 \times 10^{-6}$$

$$pH = 14 - pOH = 8.88$$

答：0.1mol/L NaAc 溶液的 pH 为 8.88。

2. 强酸弱碱盐

这类盐的阳离子具有水解作用，水解后溶液呈酸性。以 NH_4Cl 为例，当 NH_4Cl 溶于水后，有下列反应发生：

$$NH_4Cl \longrightarrow NH_4^+ + Cl^-$$
$$+$$
$$H_2O \rightleftharpoons OH^- + H^+$$
$$\Updownarrow$$
$$NH_3 \cdot H_2O$$

$$NH_4^+ + H_2O \rightleftharpoons NH_3 + H_3O^+$$

由于 NH_4^+ 与 H_2O 电离出的 OH^- 结合成 $NH_3 \cdot H_2O$ 分子，使 [OH⁻] 减少，导致水的电离平衡向右移动，使溶液中 [H⁺] > [OH⁻]，因而使 NH_4Cl 水溶液呈酸性。溶液中 NH_4^+ 进行水解，用同样的方法可以推出：

$$K_h = \frac{K_w}{K_b} \qquad [H^+] = \sqrt{K_h c_{盐}} = \sqrt{\frac{K_w}{K_b} c_{盐}}$$

例 2-9　计算 0.1mol/L NH_4Cl 溶液的 pH 和水解度。

解：已知 $c_{盐} = 0.1$mol/L。

$$[H^+]=\sqrt{K_h c_{盐}}=\sqrt{\frac{K_w}{K_b}c_{盐}}=\sqrt{\frac{1.0\times10^{-14}}{1.76\times10^{-5}}\times0.1\text{mol/L}}=7.5\times10^{-6}\ (\text{mol/L})$$

$$\text{pH}=-\lg[H^+]=-\lg 7.5\times10^{-6}=5.1$$

$$h=\frac{7.5\times10^{-6}\text{mol/L}}{0.1\text{mol/L}}\times100\%=0.0075\%$$

答：0.1mol/L NH_4Cl 溶液的 pH 为 5.1，水解度 0.0075%。

3. 弱酸弱碱盐

这类盐的阴离子和阳离子都有水解作用，水解后溶液的酸、碱性取决于生成的弱酸、弱碱的相对强弱。如果弱酸的电离常数（K_a）与弱碱的电离常数（K_b）近于相等，则溶液近于中性；如果 $K_a > K_b$，溶液呈酸性；如果 $K_b > K_a$，溶液呈碱性。例如，NH_4Ac 水解反应如下：

$$\begin{array}{ccc}
NH_4Ac \rightleftharpoons & NH_4^+ + & Ac^- \\
& + & + \\
H_2O \rightleftharpoons & OH^- + & H^+ \\
& \updownarrow & \updownarrow \\
& NH_3\cdot H_2O & HAc
\end{array}$$

即：$NH_4^+ + Ac^- + H_2O \rightleftharpoons NH_3\cdot H_2O + HAc$

弱酸弱碱盐的水解常数为：

$$K_h=\frac{K_w}{K_a K_b}$$

对 NH_4Ac 来说，由于 $NH_3\cdot H_2O$ 和 HAc 的电离常数几乎相等（$K_a \approx K_b$），故其溶液呈中性。

4. 强酸强碱盐

强酸强碱盐中的阴离子和阳离子不能与水电离出的 H^+ 或 OH^- 结合成弱电解质，水的离解平衡未被破坏，故溶液呈中性，即强酸强碱盐在溶液中不发生水解。

（三）影响盐类水解的因素

影响盐类水解平衡的因素有以下几个方面。

1. 盐的本性

盐类水解的程度主要取决于盐类本身的性质，如果水解时所产生的弱酸或弱碱的电离平衡常数越小，水解程度越大。若水解产物为沉淀，则其溶解度越小，水解程度也越大。例如，Al_2S_3 水解后生成难溶的 $Al(OH)_3$ 和 H_2S，所以 Al_2S_3 水解程度很大，几乎完全水解。

2. 浓度

盐的浓度越小，水解的程度就越大。稀释可促进水解，如：

$$CO_3^{2-} + H_2O \rightleftharpoons HCO_3^- + OH^-$$

$$K_h=\frac{[HCO_3^-][OH^-]}{[CO_3^{2-}]}$$

在一定温度下，用水稀释时，各离子的浓度都减小，促使平衡向水解的方向移动。对于弱酸弱碱盐，水解程度与浓度无关。

3. 温度

盐的水解反应是吸热反应，因此一般加热也可以促进盐类水解，如：

$$FeCl_3 + 3H_2O \rightleftharpoons Fe(OH)_3 + 3HCl$$

加热时溶液的颜色逐渐变深，最后析出棕红色的 $Fe(OH)_3$ 沉淀，这说明加热可以促进 $FeCl_3$ 水解。

4. 酸碱度的影响

盐类物质水解时，常引起溶液 $[H^+]$ 和 $[OH^-]$ 的变化，因此调节溶液的酸碱度可以促进或抑制水解反应，如：

$$S^{2-} + H_2O \rightleftharpoons HS^- + OH^- \quad \text{加酸促进水解}$$

$$Al^{3+} + 3H_2O \rightleftharpoons Al(OH)_3 + 3H^+ \quad \text{加碱促进水解}$$

（四）盐类水解的应用

根据平衡移动原理和影响盐类水解的因素，如果要抑制盐的水解，就应在溶液中加水解产物之一，或者浓缩溶液。许多金属氢氧化物的溶解度都很小，当相应的盐溶于水时，由于水解作用会析出氢氧化物而出现浑浊。如 $Al_2(SO_4)_3$、$FeCl_3$ 水解后会产生胶状氢氧化物，具有很强的吸附作用，可用作净水剂。有些药物因水解而非常不稳定，通常通过调节酸度来抑制水解。例如碱性环境可加速硫酸阿托品注射液的水解，因此该注射液的 pH 常控制在 4.5 左右。

四、同离子效应和盐效应

（一）同离子效应

在弱电解质溶液中，加入少量具有与弱电解质相同离子的其他强电解质时，将引起电离平衡向左移动，导致弱电解质的离解度降低，这种作用称为同离子效应。例如，在 HAc 溶液中存在下列平衡：

$$HAc \rightleftharpoons H^+ + Ac^-$$

如果在 HAc 溶液中加入固体 NaAc，NaAc 溶解后完全电离，必在溶液中产生大量的 Ac^-，从而使溶液中总的 Ac^- 浓度增加，促使溶液中 HAc 的电离平衡向左移动，因而降低了 HAc 的电离度，同时使溶液中 H^+ 必然相应地减少。同离子效应使弱电解质的电离度减小，但弱电解质的电离平衡常数不变。

例 2-10 向 0.10mol/L 的醋酸溶液中加入固体醋酸钠（设溶液体积不变），使其浓度为 0.20mol/L。求此溶液中 $[H^+]$ 和醋酸的离解度。

解：设由醋酸离解出的 $[H^+]$ 为 x mol/L。

$$HAc \rightleftharpoons H^+ + Ac^-$$

$$0.10-x \quad x \quad 0.10+x$$

$$NaAc \longrightarrow Na^+ + Ac^-$$
$$0.20 \qquad\qquad 0.20$$

$$K_a = \frac{[H^+][Ac^-]}{[HAc]} = \frac{x(0.20\text{mol/L}+x)}{0.10\text{mol/L}-x} = 1.76\times10^{-5}$$

因为 $\qquad c/K_a > 500$，$0.20+x \approx 0.20 \qquad 0.10-x \approx 0.10$

所以 $\qquad [H^+] = x = 0.88\times10^{-5} \approx 9.0\times10^{-6}$ (mol/L)

$$\alpha = \frac{9.0\times10^{-6}\text{mol/L}}{0.1\text{mol/L}} \times 100\% = 0.009\%$$

答：此溶液中 $[H^+]$ 为 9.0×10^{-6} mol/L，电离度为 0.009%。

（二）盐效应

在弱电解质溶液中，加入不含与弱电解质相同离子的强电解质，使弱电解质离解度略有增大的效应称为盐效应。例如，在 0.1mol/L HAc 溶液中加入 0.1mol/L NaCl 溶液，则 HAc 的电离度由 1.33% 增大到 1.82%。这是由于加入强电解质 NaCl 后，溶液中阴离子和阳离子浓度增加，从而使离子间的相互牵制作用加强，妨碍了离子的运动，减小了离子的运动速度，使 H^+ 和 Ac^- 分子化倾向略微降低，最终使 HAc 的电离度略有增大。

产生同离子效应时，必然伴随着盐效应。同离子效应和盐效应的效果相反，且同离子效应比盐效应要大得多，在计算中，特别是在计算较稀溶液，通常可以不必考虑盐效应的影响。

五、缓冲溶液

（一）缓冲溶液的概念、组成及原理

1. 缓冲溶液的概念、组成

能够抵抗外加少量强酸、强碱或加水稀释，而本身 pH 基本保持不变的溶液，称为缓冲溶液。这种作用称为缓冲作用。

根据缓冲溶液的组成不同可将其分为三种类型。

（1）弱酸及其对应的盐　如在 HAc－NaAc 缓冲溶液中，HAc 为共轭酸（抗碱成分），Ac^- 为共轭碱（抗酸成分）；在 H_2CO_3－$NaHCO_3$ 缓冲溶液中，H_2CO_3 为共轭酸，HCO_3^- 为共轭碱。

（2）弱碱及其对应的盐　在 NH_4Cl－NH_3 缓冲溶液中，NH_4^+ 为共轭酸（抗碱成分），NH_3 为共轭碱（抗酸成分）。

（3）多元弱酸的酸式盐及其对应的次级盐　如在 $NaHCO_3$－Na_2CO_3 缓冲溶液中，HCO_3^- 为共轭酸，CO_3^{2-} 为共轭碱；在 NaH_2PO_4－Na_2HPO_4 缓冲溶液中，$H_2PO_4^-$ 为共轭酸，HPO_4^{2-} 为共轭碱。

2. 缓冲原理

以 HAc－NaAc 的缓冲体系为例来说明，HAc 为弱电解质，在水中只能部分

电离成 H^+ 和 Ac^-；而 NaAc 为强电解质，在水中全部电离成 Na^+ 和 Ac^-。

$$HAc \rightleftharpoons H^+ + Ac^-$$
$$NaAc \longrightarrow Na^+ + Ac^-$$

由于 NaAc 完全电离，使溶液中 Ac^- 浓度增大。弱酸 HAc 只有较少部分电离，由于 NaAc 电离出的大量 Ac^- 产生的同离子效应，抑制了 HAc 的电离，因此溶液中 HAc 浓度也较大，而 H^+ 浓度相对较低。

当在 HAc－NaAc 缓冲溶液中加少量强酸如 HCl 时，强酸电离出的 H^+ 与溶液中大量的 Ac^- 结合而生成 HAc 分子，使 HAc 电离平衡向左移动，以致溶液的 H^+ 浓度几乎没有升高。Ac^- 起了抗酸的作用，保持了溶液的 pH 相对稳定。

当加入少量强碱如 NaOH 时，强碱电离出的 OH^- 就会与溶液中的 H^+ 结合生成 H_2O，使 HAc 电离平衡向右移动，补充 H^+ 的消耗，继续离解出的 H^+ 仍与 OH^- 结合，致使溶液中的 OH^- 浓度几乎不变，因而 HAc 分子在这里起了抗碱的作用。结果溶液中 H^+ 浓度几乎没变，保持了溶液的 pH 几乎不发生变化。

当加少量水稀释时，溶液中的 H^+ 浓度和 Ac^- 浓度同等程度地降低，促使上述平衡向右移动，可以不断补充 H^+，达到新平衡时 H^+ 浓度几乎不发生变化。

（二）缓冲溶液 pH 的计算

缓冲溶液具有保持溶液 pH 相对稳定的能力，因此掌握缓冲溶液本身的 pH 十分重要。对于弱酸及其共轭碱如 HAc－NaAc 组成的缓冲溶液，溶液中存在的反应为：

$$HAc \rightleftharpoons H^+ + Ac^-$$
$$NaAc \longrightarrow Na^+ + Ac^-$$
$$K_a = \frac{[H^+][Ac^-]}{[HAc]}$$
$$[H^+] = K_a \frac{[HAc]}{[Ac^-]}$$

HAc 的电离度很小，由于 Ac^- 产生的同离子效应，电离度变得更小。因此达到平衡时，可看作 HAc 未发生电离，即 $[HAc] = c_{酸}$，$[Ac^-] = c_{盐}$，得

$$[H^+] = K_a \frac{c_{酸}}{c_{盐}}$$

$$pH = pK_a + \lg \frac{c_{盐}}{c_{酸}}$$

同理，弱碱及弱碱盐组成的缓冲溶液：

$$pOH = pK_b + \lg \frac{c_{盐}}{c_{碱}}$$

例 2－11 计算含有 0.1mol/L 的 HAc 和 0.1mol/L 的 NaAc 缓冲溶液的

pH。（HAc 的 $K_a=1.8\times10^{-5}$）

解： $pH=pK_a+\lg\dfrac{c_{盐}}{c_{酸}}=-\lg1.8\times10^{-5}+\lg\dfrac{0.1\text{mol/L}}{0.1\text{mol/L}}=4.47$

答：此缓冲溶液的 pH 为 4.47。

例 2-12 计算含有 0.2mol/L 的 NH_4Cl 和 0.2mol/L 的 $NH_3\cdot H_2O$ 的缓冲溶液的 pH。（$NH_3\cdot H_2O$ 的 $K_b=1.8\times10^{-5}$）

解： $pH=14-pK_b+\lg\dfrac{c_{盐}}{c_{碱}}=14-\lg1.8\times10^{-5}+\lg\dfrac{0.2\text{mol/L}}{0.2\text{mol/L}}=9.26$

答：此缓冲溶液的 pH 为 9.26。

（三）缓冲溶液的缓冲能力

缓冲溶液的缓冲能力是有限的。加入少量的强酸或强碱时，溶液的 pH 改变很少；如果加入大量的强酸或强碱，使得溶液中的 $c_{酸}$、$c_{盐}$（或 $c_{碱}$、$c_{盐}$）的变化很大，致使 H^+ 浓度也发生显著变化，溶液就会失去缓冲能力。

缓冲溶液的缓冲能力与缓冲溶液的组成有着密切的关系。一般来说，$c_{盐}:c_{酸}$ 接近 1 时，此时缓冲溶液的缓冲能力最大；$c_{盐}:c_{酸}$ 在 0.1～10 时，有较好的缓冲作用。对于任何一个缓冲体系都有一个有效的缓冲范围，这个范围是：

弱酸及其盐体系　　　　　$pH=pK_a\pm1$

弱碱及其盐体系　　　　　$pOH=pK_b\pm1$

（四）缓冲溶液的选择和配制

要使所配制的缓冲溶液具有较大的缓冲能力，如何选择缓冲体系，非常重要，一般应遵循下列原则和步骤进行：

（1）选择合适的缓冲体系，使缓冲体系共轭的 pK_a 尽可能与所配缓冲溶液的 pH 相等或接近，以保证缓冲体系在总浓度一定时，具有较大的缓冲能力。如配制 pH 为 4.8 的缓冲溶液时，可选择 HAc-NaAc 缓冲体系，因 HAc 的 $pK_a=4.74$。此外，还应考虑组成缓冲体系的物质应有稳定性、无毒、不参与化学反应等。例如，硼酸-硼酸盐缓冲体系有毒，不能用于培养细菌或用作注射液或口服液的缓冲体系。高温灭菌和贮存期内为保持稳定不能用易分解的 $H_2CO_3-HCO_3^-$ 缓冲体系。

（2）除注意所配制的缓冲溶液要有一定的总浓度外，还应考虑浓度过高会引起渗透浓度过大或试剂的浪费。一般情况下，缓冲溶液的总浓度宜选在 0.05～0.2mol/L。

（3）利用公式计算出 $c_{酸}/c_{盐}$。常采用相同浓度的共轭酸和共轭碱配制。

（4）按照计算出的结果配好溶液。由于计算结果是近似值，与实际值有差别，可用 pH 酸度计或精密 pH 试纸对所配制的缓冲溶液进行校正。

（5）有一些广泛应用的缓冲溶液的配制，可直接查阅有关的化学手册和专业书刊进行配制，可参考表 2-2。

表2-2　　　　　　　　　几种常用的缓冲溶液的配制方法

pH	配 制 方 法
0	1mol/L HCl（或 HNO$_3$）
1	0.1mol/L HCl
2	0.01mol/L HCl
3.6	NaAc·3H$_2$O 8g，溶于适量水中，加 6mol/L HAc 溶液 134mL，稀释至 500mL
4.0	NaAc·3H$_2$O 20g，溶于适量水中，加 6mol/L HAc 溶液 134mL，稀释至 500mL
5.0	NaAc·3H$_2$O 50g，溶于适量水中，加 6mol/L HAc 溶液 34mL，稀释至 500mL
5.7	NaAc·3H$_2$O 100g，溶于适量水中，加 6mol/L HAc 溶液 13mL，稀释至 500mL
7	NH$_4$Ac 77g，用水溶解后，稀释至 500mL
8.0	NH$_4$Cl 50g，溶于适量水中，加 15mol/L 氨水 3.5mL，稀释至 500mL
9.0	NH$_4$Cl 35g，溶于适量水中，加 15mol/L 氨水 24mL，稀释至 500mL
10.0	NH$_4$Cl 27g，溶于适量水中，加 15mol/L 氨水 197mL，稀释至 500mL
11	NH$_4$Cl 3g，溶于适量水中，加 15mol/L 氨水 207mL，稀释至 500mL
12	0.01mol/L NaOH（或 KOH）
13	0.1mol/L NaOH

例2-13 欲配制 1LpH 为 5，HAc 的浓度为 0.2mol/L 的缓冲溶液，需 NaAc·3H$_2$O 多少克？1mol/L 的 HAc 溶液多少升？如何配制？（$m_{NaAc·3H_2O}$ = 136.1g/mol，HAc 的 K_a = 1.8×10^{-5}）

解：在 HAc-NaAc 缓冲溶液中：

$$HAc \rightleftharpoons H^+ + Ac^-$$

$$NaAc \rightarrow Na^+ + Ac^-$$

$$K_a = \frac{[H^+][Ac^-]}{[HAc]}$$

$$[Ac^-] = K_a \frac{[HAc]}{[H^+]} = \frac{1.8 \times 10^{-5} \times 0.2 mol/L}{10^{-5}} = 0.36 (mol/L)$$

$$c_{NaAc} = 0.36 mol/L$$

$$m_{NaAc·3H_2O} = 136.1 g/mol \times 0.36 mol/L \times 1L = 49 (g)$$

$$V_{HAc} = \frac{0.2 mol/L \times 1L}{1 mol/L} = 0.2 (L)$$

答：需 NaAc·3H$_2$O 49g，1mol/L 的 HAc 溶液 0.2L。

称取 49g NaAc·3H$_2$O 加少量水溶解，再加入 200mL 1mol/L 的 HAc 溶液，然后用水稀释至 1000 mL，即得 1LpH 为 5 的缓冲溶液。必要时可用 pH 酸度计或精密 pH 试纸对所配制的缓冲溶液进行校正。

（五）缓冲溶液在医药学中的意义

缓冲溶液在医药学上有着重要的意义。许多药物都是有机弱酸或有机弱碱，它们的制备、分析测定条件等都与控制溶液的酸碱性有着重要的关系。人体代谢过程中会不断产生酸性、碱性物质。如有机食物被完全氧化可产生碳酸,嘌呤被氧化可产生尿酸。蔬菜、果类、豆类等食物中含有较多的碱性盐等。这些酸性、碱性物质的产生并没有使血液的 H^+ 浓度升高或降低,血液的 pH 仍维持在 7.35～7.45。说明血液具有足够的缓冲能力。

药剂生产、药物稳定性、溶解度等通常需要选择适当的缓冲系来稳定其 pH。如葡萄糖、安乃近等注射液,经过灭菌后 pH 可能发生改变,常用盐酸、枸橼酸、酒石酸-枸橼酸钠等物质的稀溶液调节 pH,使注射剂的 pH 维持在 4～9。因此,在医学、药学等实际工作中,理解缓冲溶液作用的原理,了解如何选择和配制适用的缓冲溶液等方面的知识,都具有重要的意义。

【项目测试】

1. 将 0.901mol/L 的 KNO_3 溶液 100mL 与 0.10mol/L 的 KNO_3 溶液 300mL 混合,所制得 KNO_3 溶液的物质的量浓度是多少?

2. 用 18mol/L 的浓硫酸 7.0mL 配制成 700mL 的溶液,该溶液的摩尔浓度是多少?

3. 将 2.5g 氯化钠溶于 497.5g 水中配制成溶液,此溶液的密度为 1.002g/mL,试计算该溶液的摩尔浓度和质量分数。

4. 某硫酸的质量分数为 80.0%,密度为 1.727g/mL,相对分子质量为 98.0。试计算该硫酸的物质的量浓度是多少?

5. 某实验需 110mL 浓度为 2.0mol/L 的盐酸,问应取 20% 密度为 1.10g/mL 的盐酸多少毫升?

6. 某水溶液,在 200g 水中含有 12.0g 蔗糖(蔗糖相对分子质量为 342),其密度为 1.022g/mL。试计算该蔗糖的质量分数、质量摩尔浓度和摩尔浓度是多少?

7. 试述下列化学术语的意义
(1) 电离平衡常数　　(2) 同离子效应　　(3) 缓冲溶液　　(4) 盐效应

8. 根据酸碱质子理论,指出下列分子或离子中,哪些只是酸?哪些只是碱?哪些是两性物质?
$H_2PO_4^-$,HAc,H_2S,CO_3^{2-},NH_3,HS^-,OH^-,H_2O

9. 试写出下列分子或离子中可能存在的共轭酸或共轭碱。
SO_4^{2-},S^{2-},HSO_4^-,$H_2PO_4^-$,NH_3,H_2O,HPO_4^{2-},H_2S

10. 何谓 pH、pOH 及 pK_w 三者之间有何关系?

11. 将弱电解质溶液稀释,对电离常数、电离度和溶液 pH 有何影响?

12. 举例说明缓冲溶液的组成及缓冲溶液的抗酸、抗碱与抗稀释性并保持溶液 pH 几乎不变的原因。

13. 影响盐类水解的因素有哪些？增大或抑制盐类的水解作用在实际工作中有些什么应用？举例说明。

14. 将 40mL 0.20mol/L HCl 溶液同 50mL 0.30mol/L 氨水混合，计算溶液的 pH。

15. 试问在 19mL 0.3mol/L $NaHCO_3$ 溶液中，需加入多少毫升 0.2mol/L Na_2CO_3 才能使溶液的 pH 等于 10。

16. 欲配制 pH＝3.5 的缓冲溶液，问在下列三种缓冲溶液中选择哪种比较合适？

(1) HCOOH－HCOONa 溶液；

(2) HAc－NaAc 溶液；

(3) $NH_3·H_2O$－NH_4Cl 溶液。

17. 取 0.1mol/L 50mL 的某一元弱碱溶液与 20mL 0.1mol/L 的 HCl 溶液混合，稀释到 100mL，测得此溶液的 pH＝9.0，求一元弱碱的 K_b。

18. 判断下列混合溶液是不是缓冲溶液？如果是缓冲溶液，计算其 pH。

(1) 50mL 1mol/L HCl 溶液中加入 100mL 1mol/L NaOH 溶液。

(2) 50mL 0.10mol/L HAc 溶液中加入 100mL 0.1mol/L NaOH 溶液。

(3) 500mL 0.5mol/L $NH_3·H_2O$ 溶液中加入 100mL 1mol/L HCl 溶液。

(4) 100mL 0.10mol/L HAc 溶液中加入 50mL 0.1mol/L NaOH 溶液。

19. 欲配制 pH＝4.5 的缓冲溶液，需向 500mL 0.50mol/L NaAc 溶液中加入多少毫升 1.0mol/L 的溶液？

项目三 定量分析概述

任务一 定量分析的任务、方法和误差

📖 【任务目标】
- 了解定量分析的任务和方法。
- 掌握误差和偏差的概念、意义和计算方法。
- 知道误差的来源及减免方法。

一、定量分析的任务

分析化学是研究物质化学组成、含量和结构的分析方法及有关原理的一门科学。它包括定性分析和定量分析两部分。定性分析的任务是鉴定物质由哪些组分（元素、离子、基团或化合物）组成；定量分析的任务是测定物质中有关组分的含量。在进行物质分析时，一般是在定性分析的基础上进行定量分析。本任务内容主要是讨论定量分析。

定量分析在医药卫生、工农业生产及国防建设中有着重要的作用。在医药生产中作为质量管理手段的产品质量检验和工艺流程控制都离不开定量分析。

定量分析是一门以实验为基础的学科，在学习过程中一定要理论联系实际，加强实验训练。通过学习，掌握定量分析的基本原理和测定方法，树立准确的"量"的概念；培养严谨的科学态度；提高分析问题和解决问题的能力。

二、定量分析方法

根据测定原理、分析对象、待测组分含量、试样用量等的不同,定量分析有以下几类方法。

(一) 化学分析法

化学分析法是以物质的化学反应为基础的分析方法。主要有滴定分析法和质量分析法。

1. 滴定分析法

滴定分析法是通过滴定操作,根据所需滴定剂的体积和浓度,以确定试样中待测组分含量的一种方法。滴定分析法分为酸碱滴定法、沉淀滴定法、配位滴定法和氧化还原滴定法。

2. 质量分析法

质量分析法是通过化学反应及一系列操作,使试样中的待测组分转化为一种纯净的、化学组成固定的难溶化合物,再通过称量该化合物的质量,计算出待测组分含量的一种分析方法。质量分析法分为沉淀质量法、电解质量法和气化法等。

(二) 仪器分析法

仪器分析法是以物质的物理性质和物理化学性质为基础的分析方法。由于这类分析都要使用特殊的仪器设备,所以一般称为仪器分析法。常用的仪器分析方法有以下几种。

1. 光学分析法

它是根据物质的光学性质建立起来的一种分析方法。主要有:分子光谱(如比色法、紫外–可见分光光度法、红外光谱法、分子荧光及磷光分析法等)、原子光谱法(如原子发射光谱法、原子吸收光谱法等)、激光拉曼光谱法、光声光谱法、化学发光分析法等。

2. 电化学分析法

它是根据被分析物质溶液的电化学性质建立起来的一种分析方法。主要有:电位分析法、电导分析法、电解分析法和极谱法等。

3. 色谱分析法

它是一种分离与分析相结合的方法。主要有:气相色谱法、液相色谱法(包括柱色谱、纸色谱、薄层色谱及高效液相色谱)、离子色谱法。

(三) 无机分析和有机分析

根据分析对象不同,分析方法主要分为无机分析和有机分析。无机分析的对象是无机化合物;有机分析的对象是有机化合物。

(四) 常量分析、半微量分析和微量分析

按所取试样的量,分析方法可分为常量试样(固体试样的质量$>0.1g$,液体

试样体积＞10mL）分析、半微量试样（固体试样的质量在 0.01～0.1g，液体试样体积为 1～10mL）分析、微量试样（固体试样的质量＜0.01g，液体试样体积＜1mL）分析和超微量试样（固体试样的质量＜0.1mg，液体试样体积＜0.01mL）分析。按被测组分的含量，分析方法可分为常量组分（含量＞1%）分析、微量组分（含量为 0.01%～1%）分析、痕量组分（含量＜0.01%）分析。

常量分析一般采用化学分析法，微量分析一般采用仪器分析法。

三、定量分析过程

定量分析一般要经过以下几个步骤。

（一）取样

样品或试样是指在分析工作中被用来进行分析的物质体系，它可以是固体、液体或气体。分析化学要求被分析试样在组成和含量上具有一定的代表性，能代表被分析的总体。否则分析工作将毫无意义，甚至可能导致错误结论，给生产或科研带来很大的损失。

采样的通常方法是：从大批物料中的不同部分、深度选取多个取样点采样，然后将各点取得的样品粉碎之后混合均匀，再从混合均匀的样品中取少量物质作为分析试样进行分析。

（二）试样的分解

定量分析中，除使用特殊的分析方法可以不需要破坏试样外，大多数分析方法需要将干燥好的试样分解后转入溶液中，然后进行测定。分解试样的方法很多，主要有溶解法和熔融法。实际工作中，应根据试样性质和分析要求选用适当的分解方法。如测定补钙药物中钙含量，试样需要先用酸溶解转变成溶液后再进行；沙子中硅含量的测定，试样则需要先进行碱熔，然后再将其转变成可溶解产物，再进行测定。

（三）消除干扰

复杂物质中常含有多种组分，在测定其中某一组分时，若共存的其他组分对待测组分的测定有干扰，则应设法消除。采用加入试剂（称掩蔽剂）来消除干扰，在操作上简便易行。但在多数情况下合适的掩蔽方法不易寻找，此时需要将被测组分与干扰组分进行分离。目前常用的分离方法有沉淀分离、萃取分离、离子交换和色谱分离法等。

（四）测定方法的选择

各种测定方法在灵敏度、选择性和适用范围等方面有较大的差别，因此应根据被测组分的性质、含量和对分析结果准确度的要求，选择合适的分析方法进行测定。如常量组分通常采用化学分析方法，而微量组分需要使用分析仪器进行测定。

(五) 数据处理及评价

根据分析过程中有关反应的计量关系及分析测量所得数据，计算试样中有关组分的含量。应用统计学方法对测定结果及其误差分布情况进行评价。

应该指出的是，定量分析是一个复杂的过程，是从未知、无序走向确定、有序的过程，试样的多样性也使分析过程不可能一成不变，上述的基本步骤，只是各种定量分析过程中的共性部分，只能进行一般性指导。

四、定量分析的误差

定量分析的结果应该具有一定的准确度，能客观地反映出试样中被测组分的含量。但在实际分析过程中，误差是客观存在的，只是程度不同而已。在分析过程中，必须了解误差产生的原因及规律，改进方法，把误差减小到最低程度，以提高分析质量。

(一) 误差和偏差

1. 误差

误差是指分析结果与真实值的差值。误差分为绝对误差和相对误差。绝对误差（E）是指测量值（X）与真实值（T）之差。

$$E = X - T$$

相对误差（RE）是指绝对误差占真实值的百分率。

$$RE = \frac{E}{T} \times 100\%$$

2. 偏差

偏差是指某一测得值与平均值之间的差值。偏差分为绝对偏差（d）和相对偏差（d_r）。

(1) 绝对偏差（d）　是指单次测量值（x_i）与平均值（$\bar{x}$）之差。

$$d = x_i - \bar{x}$$

平均值 $\bar{x}$ 表示多次测量结果的算术平均值。

$$\bar{x} = \frac{x_1 + x_2 + \cdots + x_n}{n} = \frac{1}{n}\sum_{i=1}^{n} x_i$$

(2) 相对偏差（d_r）　是指单次测量值的绝对偏差在平均值中所占的百分率。

$$d_r = \frac{d}{\bar{x}} \times 100\%$$

绝对偏差和相对偏差均有正、负值之分。绝对偏差和相对偏差只能表示相应的单次测量值与平均值的接近程度。在实际工作中，为了表示一组数据的精密度，常使用平均偏差和相对平均偏差。

(3) 平均偏差（$\bar{d}$）　各单次测量绝对偏差的绝对值的平均值。

$$\bar{d} = \frac{\sum_{i=1}^{n} |x_i - \bar{x}|}{n}$$

式中 n——测量次数

(4) 相对平均偏差（$\bar{d}_r$） 是指平均偏差占平均值的百分率。

$$\bar{d}_r = \frac{\bar{d}}{\bar{x}} \times 100\% = \frac{\sum_{i=1}^{n}|x_i - \bar{x}|}{\frac{n}{\bar{x}}} \times 100\%$$

平均偏差和相对平均偏差都是正值。

(5) 标准偏差（S） 标准偏差（也称标准离差或均方根差）是反映一组测量数据离散程度的统计指标。能更好地反映大的偏差存在的影响。

$$S = \sqrt{\frac{\sum_{i=1}^{n}(x_i - \bar{x})^2}{n-1}} = \sqrt{\frac{(x_1 - \bar{x})^2 + (x_2 - \bar{x})^2 + \cdots + (x_n - \bar{x})^2}{n-1}}$$

（二）准确度和误差

准确度是指分析结果与真实值相接近的程度，用误差表示。误差的差值越小则分析结果的准确度越高，反之则低。

例 3-1 用万分之一分析天平称量某试样两份，分别为 2.1750g 和 0.2175g。设两份试样的真实值分别为 2.1751g 和 0.2176g，它们的绝对误差分别为：

$$E_1 = 2.1750\text{g} - 2.1751\text{g} = -0.0001\text{g}$$
$$E_2 = 0.2175\text{g} - 0.2176\text{g} = -0.0001\text{g}$$

相对误差分别为：
$$RE_1 = \frac{-0.0001\text{g}}{2.1751\text{g}} \times 100\% = -0.005\%$$

$$RE_2 = \frac{-0.0001\text{g}}{0.2176\text{g}} \times 100\% = -0.05\%$$

由上述计算数据可知，两份试样的绝对误差相等，但相对误差不同。当被测定的真实值较大时，相对误差较小，测定的准确度较高。反之，被测定的真实值较小时，相对误差较大，测定的准确度低。所以，常采用相对误差来表示测定结果的准确度。

误差有"+"和"-"之分，"+"值表示分析结果偏高，"-"值表示分析结果偏低。

（三）精密度和偏差

在实际工作中，真实值往往是不知道的，因此，无法测定分析结果的准确度。所以，对分析结果的评价常用精密度表示。精密度是指同一样品在相同的条件下多次平行分析结果相互接近的程度。它表明测定数据的重现性，一般用偏差来表示。偏差小则分析结果的精密度高，也就是测定数据的重现性好，反之，则不好。

例 3-2 某标准溶液的 5 次标定结果为：0.1023mol/L、1028mol/L、0.1024mol/L、0.1021mol/L、0.1027mol/L。计算平均值、平均偏差和相对平均偏差。

解：

平均值 $\bar{x} = \dfrac{0.1023 + 0.1028 + 0.1024 + 0.1021 + 0.1027}{5} = 0.1025 \text{mol/L}$

平均偏差 $\bar{d} = \dfrac{0.0002 + 0.0003 + 0.0001 + 0.0004 + 0.0002}{5} = 0.00024 \text{mol/L}$

相对平均偏差 $\bar{d}_r = \dfrac{\bar{d}}{\bar{x}} \times 100\% = \dfrac{0.00024 \text{mol/L}}{0.1025 \text{mol/L}} \times 100\% = 0.23\%$

在一般化学分析中，如果对同一试样，只做两次测定，常用下式表示相对偏差。

$$d_r = \dfrac{x_1 - x_2}{\bar{x}} \times 100\%$$

例 3-3 某测定结果为 50.20% 和 50.22%，计算平均值和相对偏差。

解：平均值 $\bar{x} = \dfrac{50.20\% + 50.22\%}{2} = 50.21\%$

相对偏差 $d_r = \dfrac{x_1 - x_2}{\bar{x}} \times 100\% = \dfrac{50.22\% - 50.20\%}{50.21\%} \times 100\% = 0.04\%$

（四）准确度和精密度的关系

准确度是表示分析结果与真实值相接近的程度，它说明测定的可靠性。精密度是指相同条件下，多次平行分析结果相互接近的程度。如果几次测定的数据比较接近，表示分析结果的精密度高。准确度与精密度之间的关系可以通过下例说明。

甲、乙、丙、丁 4 人同时测定一试样某成分的质量分数（设其真实值为 0.5038），各分析 4 次，如图 3-1 所示。由图 3-1 可看出 4 人的分析结果，甲的准确度与精密度都比较高，结果可靠；乙的精密度高，准确度低；丙的准确度与精密度都不高；丁的平均值接近于真实值，但精密度不好，结果也不可靠。所以，准确度高一定需要精密度高，但精密度高不一定准确度高。精密度差的可靠性差。精密度是确保准确度的先决条件。

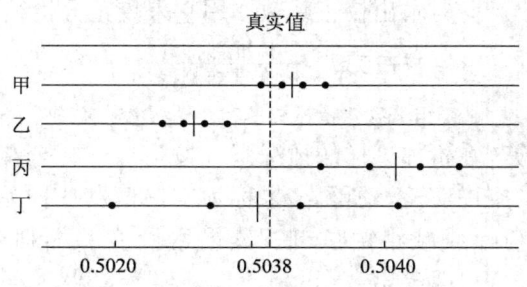

图 3-1　4 人分析同一个试样的结果

·表示个别测定值　| 表示平均值

（五）误差的来源和减小误差的方法

误差的来源按其性质和产生的原因，可将误差分为系统误差和偶然误差。

1. 系统误差及减小误差的方法

系统误差是由于某些比较确定的经常性的原因造成的误差。在同一条件下重复测定时，它会重复出现，其误差的大小和正负是恒定的或相差很小，使分析结果偏高或偏低，即具有"单向性"。在相同的条件下增加测定次数不能消除系统误差。若找出产生原因并加以测定，就可以进行校正消除误差，因此，系统误差又称可测误差。

根据系统误差的来源，可分为方法误差、仪器误差、试剂误差和操作误差四种。

（1）**方法误差** 由分析方法本身不完善或选用不当所造成的。例如，滴定分析中的反应不能定量完成，或有副反应、指示剂不合适、干扰物质的影响、滴定终点和化学计量点相差较远等所引起的误差。

（2）**仪器误差** 由于仪器本身不够精确所造成的。如天平两臂不等长、天平的灵敏度低、砝码未经校正、其指示值与真实值不符，容量仪器未经校正，其标示量与其真实体积不相符合等所引起的误差。

（3）**试剂误差** 由于试剂或蒸馏水不纯所引起的误差。

（4）**操作误差** 是指在正常操作情况下，由于分析人员主观原因造成的，使操作不符合要求。例如，滴定管读数偏高或偏低，对滴定终点颜色观察的敏锐程度不同等所造成的误差。

减小系统误差的方法可采用以下几种方法：

（1）**选择合适的分析方法** 在选择分析方法时，必须根据分析对象、样品情况及对分析结果的要求来选择合适的分析方法。

（2）**做对照试验** 采用已知准确含量的标准试样，用与被测试样相同的方法和条件进行平行测定，根据标准试样的分析结果与已知含量的差值，以检验分析方法系统误差的大小，同时求出校正系数，用它来校正分析结果。

$$校正系数 = \frac{标准试样含量}{标准试样测得含量}$$

$$试样组分含量 = 试样测得含量 \times 校正系数$$

（3）**做空白试验** 在不加试样的情况下，按与试样完全相同的条件、方法和步骤进行的分析称为空白实验，所得结果称为空白值。从样品的分析结果中扣除空白值，这样可以消除或减小由试剂、蒸馏水及实验器皿带入的杂质引起的误差。

（4）**校准仪器** 在精确的分析中，必须对仪器进行校正。如对天平、砝码、移液管、滴定管和容量瓶等进行定期校正。此外，在同一个操作过程中使用同一种仪器，可以使仪器误差相互抵消，这是一种简单而有效的办法。

（5）**回收实验** 《中国药典》（2010版）药品质量标准分析方法验证指导原

则中就有加样回收方法的应用,用实测值与供试品中被测成分含量之差,除以对照品加入量,计算回收率。用加样回收实验计算加样回收率来反映方法的准确度,是评价方法好坏的指标之一,是误差理论在药物质量标准中的具体应用。

(6) 使用合乎要求的分析试剂。

2. 偶然误差及减小方法

偶然误差是由某些难以预料的偶然和意外的因素引起的。例如,测量过程中温度、湿度、气压、灰尘、电压、电流的微小变化,天平零点的改变,砝码的沾污等所引起的误差。偶然误差是可变的,在重复测定中时大时小,时正时负,是非"单项性"的。偶然误差也称随机误差或不可定误差。

引起偶然误差的因素难以察觉,也难以控制;在多次重复测定中,正负误差出现的次数相等,小误差出现的次数多,大误差出现的次数少。因此可通过采用增加平行测定次数,取平均值的方法,减少偶然误差。

此外,还有一类属于过失误差,是由于分析工作者操作不细心,人为错误造成的误差。如称量时读错数据、滴定时溶液溅失、加错试剂、记录和计算错误等。过失误差无规律可循,一经发现必须舍去,必要时需重做。

任务二 ▶ 分析结果的数据处理

【任务目标】

- 了解有效数字的概念和位数确定。
- 学会有效数字的修约方法和有效数字的运算规则。
- 能对分析结果进行正确的修约和运算。

一、有效数字的概念

有效数字是指分析工作中所能测得的具有实际意义的数字,而在测得的数据中只有最后一位是可疑数字。它不但给出数值,而且还能反映量度的方法、仪器的精度及数据的可靠程度等。记录药品测量数据的位数,确定几位数字为有效数字,必须与测量方法及所用仪器的准确程度相匹配。不可以任意增加或减少有效数字。例如,用万分之一的分析天平称量样品 0.1015g,反应了分析天平能准确至 0.0001g,它可能有 ±0.0001g 的误差,样品的实际质量是在 (0.1015±0.0001) g 范围内的某一值。又如,常量滴定管体积的刻度可以读到小数点后第二位,第一位小数是准确的,第二位小数则是可疑的,其绝对误差为 ±0.01mL。所以读取常量滴定管的体积时,应读到小数点后第二位数。如 15.80 mL,不能写成 15.8mL。

二、有效数字的位数确定

有效数字的位数确定是指确定可疑数字的位置。这个位置确定后，其后面的数字均为无效数字。有以下几点需注意。

(1) 数字中的"0"具有双重作用。"0"可以是有效数字，也可以是非有效数字。

当"0"在数据中间是有效数字，如 1.0015g，共 5 位有效数字，"0"是有效数字。

"0"在数据的前面是非有效数字，它们只起定位作用，只与所取单位有关，与测量的精确度无关。0.0217g 为 3 位有效数字，也可写成 21.7mg，仍是 3 位有效数字。

"0"在数字后面要依具体情况而定。例如 2400mL 中的"0"，就不好确定，这个数可能是 2 位、3 位或 4 位有效数字。为表示清楚它的有效数字，常采用科学计数法。即用一位整数、若干位小数和 10 的幂次表示有效数字。如 2.4×10^3mL（两位），2.40×10^3mL（三位），2.400×10^3mL（四位）。

(2) 在变换单位时，有效数字位数不变。例如：10.00mL 可写成 0.01000L 或 1.000×10^{-2}L；9.45L 可写成 9.45×10^3mL。

(3) 不是测量得到的数字，如倍数、分数关系等，可看作无误差数字或无限多位的有效数字。例如，2mol 盐酸、1/2mol 氯化钠等的 2 和 1/2 则是非测量所得数，是自然数，就可以看作是无限多位的有效数字。

(4) 在分析化学中还常遇到 pH、pK_a、$\lg k$ 等对数数据，其有效数字位数仅是小数部分数字的位数，因为整数部分只能说明该数据的方次。如 pH=11.02，表示 $[H^+]=9.6\times10^{-12}$mol/L，有效数字是两位，而不是四位。

三、有效数字的修约规则

在记录测量数据时，应根据仪器的精密程度，保留一位估计值，按一定的规则确定有效数字的位数后，弃去多余的尾数，称为数字的修约。其规则如下：

(一) 四舍六入五成双

四舍：是指被修约数字≤4 时，则舍弃。

六入：是指被修约数字≥6 时，则进位。

五成双（或尾留双）：是指被修约数字等于 5，且 5 后面没有其他数字或是 0 时，若 5 前面为偶数（0 以偶数计），则舍弃；若 5 前面为奇数，则进 1。即奇进偶不进。被修约数字等于 5，且 5 后面还有不为 0 的任何数时，无论 5 前面是偶数还是奇数一律进 1。

例如：将下列数字修约只留一位小数。

2.05→2.0   0.15→0.20   0.45→0.4

例如：将下列数字修约为两位有效数字。

2.0521→2.1   2.352→2.4   3.254→3.3   4.050→4.0

（二）一次修约到所需位数

只允许对原测量值一次修约到所需位数，不能分次修约。例如：3.1347 修约为三位有效数字只能修约为 3.13，不能先修约为 3.135，再修约为 3.14。

（三）参加运算的数据可多保留一位有效数字

在大量的数据运算过程中，为了减少舍入误差，防止误差迅速累积，对参加运算的所有数据可先多保留一位有效数字，运算后，再按运算法则将结果修约至应有的有效数字的位数。

（四）修约结果

在修约标准偏差值或其他表示准确度和精密度的数值时，修约的结果应使准确度和精密度的估计值变得更差一些。

例如：$s=0.115$，如取两位有效数字，宜修约为 0.12；如取一位，宜修约为 0.1。

四、有效数字的运算规则

（一）先修约，后计算

（二）计算结果的精密度由测量精密度最差的原始数据决定

有以下几种情况。

1. 加减法

当几个数据相加或相减时，计算结果的绝对误差应以相加减的各数中绝对误差最大（小数点后位数最少）者为依据。先把各数据修约至小数点后位数最少的位数再加减。

例如：0.0153、34.37、4.3281 三个数相加，由有效数字的含义可知，这三个数中的最后一位都是不准确的，是可疑数字。以 34.37 的绝对误差最大，为 ± 0.01。计算式以它为准，保留两位小数已足够。

$$0.02+34.37+4.33=38.72$$

2. 乘除法

当几个数据相乘除时，计算结果的相对误差应以参加运算的各数中有效数字位数最少的（相对误差最大的）那个数为依据，先修约再乘除。

例如：求 0.0121、25.63 和 1.05873 三个数之积。

此三个数相乘的有效数字的位数应以 0.0121 为依据来确定其他数据的位数。

0.0121 的有效数字位数最少,相对误差最大。因此,应以此数为依据将其余两数修约成三位有效数字后再相乘,即:

$$0.0121 \times 25.6 \times 1.06 = 0.328$$

首位为 8、9 的数字在运算中,有效数字可多保留一位,最后结果还以实际位数为准。如,9.23 是三位有效数字,在运算中,可当作四位有效数字,最后结果仍为三位有效数字。

$$9.23 \times 1.2362 = 9.23 \times 1.236 = 11.4$$

3. 对数运算

所取对数位数(对数首数除外)应与真数的有效数字相同。真数有几位有效数字,则其对数的尾数亦应有几位有效数字。

例如:设 $[H^+] = 1.3 \times 10^{-3}$ mol/L,求该溶液的 pH。

$$pH = -\lg[H^+] = -\lg 1.3 \times 10^{-3} = 2.89$$

【项目测试】

1. 下列情况引起的误差属于哪种误差?若为系统误差,如何减免或消除?

(1) 天平盘被腐蚀;

(2) 天平零点有微小波动;

(3) 试剂中含有微量杂质干扰主反应;

(4) 在称量时样品吸收了少量水分;

(5) 滴定管刻度均匀性差;

(6) 待测试液未充分混匀;

(7) 以含量约为 98% 的 Na_2CO_3 为基准试剂来标定盐酸的浓度。

2. 用基准 Na_2CO_3 标定 H_2SO_4 溶液时,出现了以下情况,会对 H_2SO_4 溶液的浓度有何影响(偏高、偏低、无影响)?

(1) 滴定管中 H_2SO_4 溶液的初读数应为 1.00mL,误记为 0.10mL。

(2) 称取 Na_2CO_3 时间太长,Na_2CO_3 吸潮含有少量水分。

(3) 称量 Na_2CO_3 的质量应为 0.1268g,误记为 0.1368g。

(4) 装 H_2SO_4 标准溶液的滴定管未干燥。

(5) 滴定管未用 H_2SO_4 标准溶液润洗。

(6) 滴定速度过快,终点读数时未等滴定管壁上的溶液留下就读数。

(7) 记录 H_2SO_4 标准溶液消耗的体积时,按四舍五入的修约方式保留到小数点后一位。

(8) 滴定过程中有溶液溅出。

3. 滴定管的读数误差为 ±0.01 mL,如果滴定时用去标准溶液 2.50mL,相对误差是多少?如果滴定时用去标准溶液 25.00mL,相对误差又是多少?这些数值说明什么问题?

4. 甲、乙二人同时分析一样品中的蛋白质含量，每次称取2.68g，进行两次平行测定，分析结果分别报告为：

甲：5.654%　　乙：5.7%

甲：5.646%　　乙：5.6%

试问哪一份报告合理？为什么？

5. 使用TG-328型万分之一分析天平的称量误差为±0.0001g，用减量法称量药品时，两次称量的最大误差可达±0.0002g，欲使称量的相对误差小于0.1%，求应至少称取药品的质量是多少克。

6. 用$K_2Cr_2O_7$法测某铁矿石中Fe_2O_3的质量分数，5次测定结果分别为65.48%、65.37%、65.47%、65.45%、65.42%。试求平均值、平均偏差和相对平均偏差。

7. 下列数据各包括几位有效数字？

(1) 1.025　　(2) 0.034　　(3) 0.0020　　(4) 10.045　　(5) 8.6×10^{-3}

(6) pH = 2.0　　(7) 113.0　　(8) 39.23%　　(9) 0.05%

8. 根据有效数字修约规则，将下列数据修约到小数点后第三位。

(1) 3.1415825　　(2) 0.51949　　(3) 15.454046　　(4) 0.376502

(5) 7.691788　　(6) 2.352568

9. 根据有效数字运算规则，计算下列各式：

(1) $1.186 \times 0.85 + 9.7 \times 10^{-3} - 0.0316 \times 0.00824 \div 2.1 \times 10^{-3}$

(2) $0.068 + 2.1315 - 1.31$

(3) $0.09078 \times 21.20 \div 25.00$

项目四
滴定分析法

任务一 滴定分析法概述

【任务目标】

- 了解滴定分析法反应条件和滴定的方式。
- 掌握基准物质应具备的条件。
- 学会标准溶液配制和标定的操作技术。

滴定分析法是化学分析法中的重要分析方法之一，是一种以化学反应为基础的分析方法，是将一种已知准确浓度的试剂溶液，通过滴定管滴加到被测物质的溶液中，或将被测物质的溶液滴加到已知准确浓度的溶液中，直到所加的试剂溶液与被测物质按化学计量关系完全反应为止，然后根据所用试剂的浓度和消耗的体积，计算出被测物质含量的方法。

已知准确浓度的试剂溶液称为标准溶液，又称滴定剂。将标准溶液滴加到被测物质溶液中的过程称为滴定。加入的标准溶液与被测组分正好反应完全时，反应达到了化学计量点。化学计量点一般借助外加试剂的颜色改变来判断，这种借助颜色改变来判断化学计量点的试剂称为指示剂。在滴定过程中，指示剂正好发生颜色变化的转变点称为滴定终点。滴定终点与化学计量点不一定恰好符合，由此而造成的分析误差称为终点误差。

滴定分析法一般多用于测定≥1%的常量组分，准确度高，相对误差在0.2%以下，并具有简便、快速的优点，在临床化验、医药分析、工农业生产和科学研究中应用非常广泛。

一、滴定分析法反应的条件和滴定的方式

(一) 滴定分析法类型及滴定分析反应条件

滴定分析法是以化学反应为基础的分析方法,在各种类型的化学反应中,并不都能用于滴定分析,适用于滴定分析法的化学反应,必须具备以下4个条件。

1. 反应必须定量完成

标准溶液与被测物质之间的反应要按一定的化学反应方程式进行,而且反应要进行完全(要求达到99.9%以上)。无副反应发生,这是定量计算的基础。

2. 反应能迅速完成

对于速度较慢的反应,有时可通过加热或加入催化剂等方法来加快反应速率,以保证滴定反应迅速完成。

3. 反应选择性要高

标准溶液只能与被测物质反应,被测物质中不得有干扰主要反应的杂质存在,否则必须用适当的方法分离或掩蔽。

4. 要有简便可靠的方法确定滴定终点。大多数的滴定分析法是选用适当的指示剂来判断滴定终点的,有的也可以用仪器测试。

(二) 滴定的方式

滴定分析法中常用的滴定方式有以下4种。

1. 直接滴定法

直接滴定法是最常用和最基本的滴定方式。如果滴定反应符合上述滴定分析反应具备的条件就可用直接滴定法。用标准溶液直接滴定被测物质,利用指示剂或仪器测试指示化学计量点,通过标准溶液的浓度及所消耗的体积,计算被测物质的含量。如用 NaOH 标准溶液滴定未知含量的 HCl 溶液,用 $K_2Cr_2O_7$ 标准溶液滴定未知的硫酸亚铁溶液等,都属于直接滴定法。当标准溶液与被测物质的反应不完全符合上述要求时,则应考虑采用下述几种滴定方式。

2. 返滴定法

当被测物是固体,与标准溶液反应较慢或没有适当的指示剂时,可用返滴定法。通常是先在被测物质的溶液中加入过量的标准溶液,待反应完成后,再用另一种标准溶液返滴定剩余的标准溶液,根据两种标准溶液的浓度和用量,从而测得被测物质的含量,这种滴定方式称为返滴定法或剩余滴定法。例如,氧化锌难溶于水,可先加入过量的盐酸标准溶液使之溶解,然后再用 NaOH 的标准溶液返滴定剩余的盐酸即可测定氧化锌。反应如下:

$$ZnO + 2HCl \rightleftharpoons ZnCl_2 + H_2O$$
过量
$$HCl + NaOH \rightleftharpoons NaCl + H_2O$$

有时采用返滴定法是由于某些反应没有合适的指示剂。例如在酸性溶液中用 $AgNO_3$ 滴定 Cl^- 时，缺乏合适的指示剂，此时可先加过量的 $AgNO_3$ 标准溶液，再以三价铁盐作指示剂，用 NH_4SCN 标准溶液返滴定过量的 Ag^+ 出现 $[Fe(SCN)]^{2+}$ 的淡红色，即为终点。反应如下：

$$\text{终点前：} Ag^+ (\text{过量}) + Cl^- \rightleftharpoons AgCl \downarrow (\text{白色})$$
$$Ag^+ (\text{剩余}) + SCN^- \rightleftharpoons AgSCN \downarrow (\text{白色})$$
$$\text{终点时：} Fe^{3+} + SCN^- \rightleftharpoons [Fe(SCN)]^{2+} \downarrow (\text{淡红色})$$

3. 置换滴定法

有些物质不能直接滴定时，可以通过它与另一种物质起反应，置换出一定量能被滴定的物质来，再用适当的标准溶液滴定此物质，这种滴定方法称为置换滴定法。例如，用 $K_2Cr_2O_7$ 标定 $Na_2S_2O_3$ 的浓度时，不能用 $Na_2S_2O_3$ 直接滴定 $K_2Cr_2O_7$，因 $Na_2S_2O_3$ 与 $K_2Cr_2O_7$ 之间发生反应时，$Na_2S_2O_3$ 可被部分氧化生成 SO_4^{2-} 或 $S_4O_6^{2-}$，反应没有一定的计量关系。但是 $K_2Cr_2O_7$ 在酸性条件下与过量的 KI 作用，析出一定量 I_2，可用淀粉作指示剂，用 $Na_2S_2O_3$ 溶液滴定生成的 I_2，进而求出 $Na_2S_2O_3$ 溶液的浓度。反应如下：

$$Cr_2O_7^{2-} + 6I^- + 14H^+ \rightleftharpoons 2Cr^{3+} + 3I_2 + 7H_2O$$
$$I_2 + 2S_2O_3^{2-} \rightleftharpoons 2I^- + S_4O_6^{2-}$$

4. 间接滴定法

对于不能与标准溶液直接反应的被测物质，有时可将被测物质转换成另一种能和标准溶液作用的物质，再用标准溶液滴定反应产物。这种滴定方式称为间接滴定。例如，Ca^{2+} 不能被氧化，不能直接用氧化还原法滴定。但利用 Ca^{2+} 与 $C_2O_4^{2-}$ 反应生成 CaC_2O_4 沉淀，经过滤洗净后加入 H_2SO_4 溶液使沉淀物溶解，再用 $KMnO_4$ 标准溶液滴定生成的 $C_2O_4^{2-}$，从而间接测定 Ca^{2+} 的含量。

由于采用了返滴定、置换滴定、间接滴定等滴定方法，扩展了滴定分析的应用范围。

二、标准溶液

（一）基准物质

能用于直接配制或标定标准溶液的物质，称为基准物质。在实际应用中大多数标准溶液是先配成近似浓度，然后再用基准物质标定其准确浓度。基准物质必须具备下列条件。

1. 纯度高

一般要求基准物质纯度在 99.9% 以上，而杂质含量应少到可以忽略不计。通常用基准试剂或优级纯物质。

2. 物质组成恒定

物质的组成（包括其结晶水含量）应与化学式相符合。如硼砂 $Na_2B_4O_7 \cdot 10H_2O$、草酸 $H_2C_2O_4 \cdot 2H_2O$ 等。

3. 试剂性质稳定

试剂的性质在配制、保存或称量中不易发生变化，如称量时不吸收空气中的 CO_2 和 H_2O，不被空气中 O_2 所氧化，在加热干燥时不分解，配成的溶液不变质等。

4. 摩尔质量尽可能大

摩尔质量越大，称取的质量越多，这样称量的相对误差就较小。

滴定分析中常用来标定酸的基准物质有无水碳酸钠（Na_2CO_3）、硼砂（$Na_2B_4O_7 \cdot 10H_2O$）等。常用来标定碱的基准物质有邻苯二甲酸氢钾（$KHC_8H_4O_4$）、草酸（$H_2C_2O_4 \cdot 2H_2O$）等。常用来标定还原剂硫酸亚铁（$FeSO_4 \cdot 7H_2O$）的基准物质是重铬酸钾（$K_2Cr_2O_7$）等。

（二）标准溶液的配制和标定

1. 标准溶液的配制

标准溶液的配制通常有两种方法，即直接配制法和间接配制法。

（1）直接配制法　用分析天平准确称取一定量的基准物质，用蒸馏水溶解后，定量转移至容量瓶中，加水稀释至刻度线。根据称取物质的质量和容量瓶的体积，即可算出标准溶液的准确浓度，这种方法称为直接配制法。

（2）间接配制法（标定法）　凡不符合基准物质条件的试剂，如 HCl 易挥发且纯度低，NaOH 由于不容易提纯、保存或组成不固定，很容易吸收空气中的 CO_2 和 H_2O，所称取的质量不能代表纯 NaOH 的质量，硫代硫酸钠（$Na_2S_2O_3 \cdot 5H_2O$）不易提纯，高锰酸钾（$KMnO_4$）见光易分解等，都不能用直接配制法配制标准溶液。只能先配制成近似于所需浓度的溶液，然后再用基准物质或另一种标准溶液来精确地测定它的准确浓度，这种方法称为间接配制法。

2. 标准溶液的标定

标定是指利用基准物质或已知准确浓度的溶液来测定用间接配制法配制好的标准溶液浓度的操作过程。包括基准物质标定法和标准溶液比较法两种。

（1）基准物质标定法　基准物质标定法又分为多次称量法和移液管法，制药行业实际生产中常用多次称量法。

① 多次称量法：用分析天平同时精密称取若干份同样的基准物质，分别溶解于适量的纯化水中，再用待标定的溶液滴定，根据所称量的基准物质的质量和所消耗的待标定溶液的体积，即可计算出该溶液的准确浓度，最后取其平均值作为该标准溶液的浓度。

② 移液管法：称取较大的一份基准物质，溶解后，定量转移到容量瓶中，稀释至一定体积后摇匀。用移液管取出若干份该溶液，用待标定的标准溶液滴定，

最后取其平均值作为该标准溶液的浓度。

（2）标准溶液比较法　准确移取一定量的待标定溶液，用已知准确浓度的标准溶液滴定，或者用待标定溶液滴定准确移取的标准溶液。根据两种溶液所消耗的体积及标准溶液的浓度可计算出待标定溶液的浓度。这种用标准溶液来测定待标定溶液准确浓度的操作过程称为标准溶液比较法。如用标准HCl溶液标定NaOH溶液，就是标准溶液比较法的实例。这种方法不如基准物质标定法准确，因为标准溶液的浓度不准确，就会直接影响待标定溶液浓度的准确性。

标定时，不论采用哪种方法，一般要求应平行滴定3次，相对偏差小于0.2%。

任务二　酸碱滴定法

【任务目标】

- 了解酸碱滴定法的基本原理。
- 能正确选择酸碱指示剂并准确判断化学计量点的到达。
- 掌握酸碱滴定法的应用。
- 学会酸碱滴定操作基本技术。

酸碱滴定法是以酸碱中和（质子转移）反应为基础的滴定分析方法，又称中和法。

其反应实质为：

$$H^+ + OH^- \longrightarrow H_2O$$

一般的酸、碱以及能与酸碱直接或间接发生质子转移反应的物质，几乎都可以用酸碱滴定法测定。在酸碱滴定法中，一般用强酸或强碱作标准溶液，如盐酸、硫酸、氢氧化钠、氢氧化钾等。直接滴定酸性或碱性物质，也可以间接测定反应中定量生成的酸、碱物质。既可用于水溶液体系，也可用于非水溶液体系的酸碱滴定。因此，酸碱滴定法应用十分广泛，在药物分析中占有重要的地位。

一、酸碱指示剂

（一）酸碱指示剂的变色原理

借助于颜色的改变来指示溶液pH的物质称为酸碱指示剂。酸碱指示剂是一类结构复杂的有机弱酸或有机弱碱，其共轭酸碱对具有不同的颜色。当溶液pH

改变时，共轭酸碱对相互发生改变，从而引起溶液的颜色发生变化。以弱酸型指示剂（用 HIn 表示）为例，它在溶液中有如下电离平衡：

$$HIn \rightleftharpoons H^+ + In^-$$

酸式色　　碱式色

由于指示剂在溶液中能部分电离，电离后产生与指示剂本身具有不同结构的复杂离子，且其离子与指示剂分子颜色不同。当改变溶液的 H^+ 浓度时，指示剂结构发生变化，导致溶液的颜色也随之变化。

（二）酸碱指示剂的变色范围

指示剂颜色变化与溶液 pH 有关，现以酸型指示剂（HIn）为例，来进一步说明指示剂变色与溶液 pH 的关系。弱酸型指示剂（HIn）在溶液中电离达到平衡时：

$$K_{HIn} = \frac{[H^+][In^-]}{[HIn]}$$

$$[H^+] = K_{HIn} \frac{[HIn]}{[In^-]}$$

$$pH = pK_{HIn} - \lg\frac{[HIn]}{[In^-]}$$

式中 K_{HIn} 为指示剂的离解常数，也称为指示剂常数，在一定温度下是一个常数。所以指示剂的颜色取决于 $\frac{[HIn]}{[In^-]}$ 的比值，该比值是随 $[H^+]$ 的变化而变化的，由于人眼对颜色分辨能力的限制，只能在一定浓度比范围内看到指示剂的颜色变化，

当 $\frac{[HIn]}{[In^-]} \geqslant 10$ 时，$pH \leqslant pK_{HIn} - 1$，看到酸式色。

当 $\frac{[HIn]}{[In^-]} \leqslant 0.1$ 时，$pH \geqslant pK_{HIn} + 1$，看到碱式色。

当溶液的 pH 由 $pK_{HIn} - 1$ 变化到 $pK_{HIn} + 1$ 时，能观察到指示剂从酸式色变到碱式色。将观察到指示剂颜色发生变化的 pH 范围称为指示剂的变色范围，指示剂的理论变色范围为：

$$pH = pK_{HIn} \pm 1$$

当 $\frac{[HIn]}{[In^-]} = 1$ 时，溶液呈混合色，此时 $pH = pK_{HIn}$，称此 pH 为指示剂的理论变色点。

指示剂的理论变色范围一般约为 2 个 pH 单位（从 $pH = pK_{HIn} - 1$ 过渡到 $pK_{HIn} + 1$），实际的变色范围根据实验测得，并不都是 2 个 pH 单位，而略有上下，这是人的眼睛对混合色中两种颜色的敏感程度不同造成的。例如甲基红 $pK_{HIn} = 5.1$ 理论变色范围应为 4.1~6.1，实际测得为 4.4~6.2，这是人的肉眼辨别红色比黄色更敏感的缘故。常用酸碱指示剂的变色范围见表 4-1。

表 4-1 几种常用的酸碱指示剂

指示剂	变色范围 pH	颜色 酸色	颜色 碱色	pK_{HIn}	浓度	用量/(滴/10mL试液)
百里酚蓝	1.2~2.8	红	黄	1.65	0.1%的20%酒精溶液	1~2
甲基黄	2.9~4.0	红	黄	3.25	0.1%的90%酒精溶液	1
甲基橙	3.1~4.4	红	黄	3.45	0.1%或0.05%的水溶液	1
溴酚蓝	3.0~4.6	黄	紫	4.1	0.1%的20%酒精溶液或其钠盐的水溶液	1
甲基红	4.4~6.2	红	黄	5.1	0.1%的60%酒精溶液或其钠盐的水溶液	1
溴百里酚蓝	6.2~7.6	黄	蓝	7.3	0.1%的20%酒精溶液或其钠盐的水溶液	1
中性红	6.0~8.0	红	黄橙	7.4	0.1%的60%酒精溶液	1
酚酞	8.0~10.0	无	红	9.1	0.5%的90%酒精溶液	1~3
百里酚酞	9.4~10.6	无	蓝	10.0	0.1%的90%酒精溶液	1~2

（三）影响指示剂变色范围的因素

1. 温度

因为指示剂的变色范围与指示剂的离解常数 K_{HIn} 有关，而温度的变化会引起指示剂离解常数 K_{HIn} 的变化，因此指示剂的变色范围也会随温度的变化而改变。例如18℃时，甲基橙的变色范围为 3.1~4.4，而 100℃时，则为 2.5~3.7。因此，一般滴定应在室温条件下进行。

2. 指示剂的用量

指示剂的用量不宜过多，因浓度大时，溶液颜色较深，变色不敏锐；此外，指示剂本身是弱酸或弱碱，如果用量多，消耗滴定液多，带来较大误差。但指示剂用量也不能太少，因浓度过小，颜色会太浅，不易观察到颜色的变化。一般 25mL 被测溶液中加 1~2 滴指示剂较为适宜。

3. 滴定的顺序

由于浅颜色转化为深颜色变化明显，容易观察，所以选用指示剂最好是颜色变化由浅到深。如用 NaOH 滴定 HCl 时，常用酚酞作指示剂，酚酞由酸式色（无色）变为碱式色（红色），颜色变化明显，容易观察；反之用 HCl 滴定 NaOH 时，一般用甲基橙作指试剂，终点由碱式色（黄色）变为酸式色（橙色），颜色变化明显，便于观察。否则，容易引起误差。

（四）混合指示剂

在酸碱滴定中，有时需要将滴定终点限制在很窄的 pH 范围内，这时就可采用混合指示剂。混合指示剂的配制方法有两种：一种是由两种或两种以上的指示剂按一定比例混合而成,利用颜色之间的互补作用,使变色更加敏锐;另一种是由某种指示剂和一种惰性染料按一定比例混合而成的,其作用也是利用颜色的互补,借以提高颜色变化的敏锐性。配制混合指示剂时,应严格控制两种组分的比例,否则颜色变化不明显。几种常用的酸碱混合指示剂见表4-2。

表4-2 几种常用的酸碱混合指示剂

指示剂的组成	变色点(pH)	颜色 酸色	颜色 碱色	备注
一份0.1%甲基黄乙醇溶液,一份0.1%亚甲基蓝乙醇溶液	3.25	蓝紫	绿	pH 3.4绿,pH 3.2蓝紫
一份0.1%甲基橙水溶液,一份0.1%靛蓝二磺酸钠水溶液	4.10	紫	绿黄	
三份0.2%甲基红乙醇溶液,二份0.2%亚甲基蓝乙醇溶液	5.40	红紫	绿	pH 5.2红紫,pH 5.6绿
一份0.1%中性红乙醇溶液,一份0.1%亚甲基蓝乙醇溶液	7.00	蓝紫	绿	pH 8.2玫瑰,pH 8.4紫
一份0.1%百里酚蓝50%乙醇溶液,三份0.1%酚酞50%乙醇溶液	9.00	黄	紫	黄→绿→紫

广泛pH试纸就是用混合指示剂制成的。

二、酸碱滴定法的基本原理

1. 一元强酸强碱的相互滴定

现以0.1000mol/L的NaOH标准溶液滴定20.00mL 0.1000mol/L的HCl标准溶液为例说明滴定过程中溶液pH的变化情况,其反应式如下:

$$HCl + NaOH \Longrightarrow NaCl + H_2O$$

(1) 滴定过程中pH的计算 为了方便起见,把滴定过程中溶液的pH变化分为滴定前、滴定开始至化学计量点前、化学计量点时、化学计量点后4个阶段,用计算方法进行讨论。

① 滴定前:溶液的pH取决于HCl溶液的原始浓度。HCl是强酸,在溶液中全部电离。

$$[H^+] = 0.1000 \text{mol/L} \quad pH = 1.00$$

② 滴定开始至化学计量点前:随着NaOH溶液的滴入至化学计量点前,溶液的pH取决于剩余的HCl溶液的浓度。其计算公式为:

$$[H^+] = \frac{n_{HCl} - n_{NaOH}}{V_{总}} = \frac{n_{剩余HCl}}{V_{总}} = \frac{c_{HCl}V_{剩余HCl}}{V_{总}}$$

例如：当滴入 NaOH 标准溶液 18.00mL，溶液中 [H^+] 和 pH 分别为：

$$[H^+] = \frac{0.1000\text{mol/L} \times (20.00\text{mL} - 18.00\text{mL})}{20.00\text{mL} + 18.00\text{mL}} = 5.26 \times 10^{-3} \text{ (mol/L)} \quad pH = 2.28$$

当滴入 NaOH 标准溶液 19.98mL，溶液中 [H^+] 和 pH 分别为：

$$[H^+] = \frac{0.1000\text{mol/L} \times (20.00\text{mL} - 19.98\text{mL})}{20.00\text{mL} + 19.98\text{mL}} = 5.00 \times 10^{-5} \text{ (mol/L)} \quad pH = 4.30$$

③ 化学计量点时：当滴入 NaOH 溶液为 20.00mL 时，到达化学计量点，NaOH 和 HCl 以等物质的量完全反应，生成的 NaCl 是强酸强碱盐，不水解，溶液的 [H^+] 来自水的电离平衡时的浓度，溶液中 [H^+] 和 pH 分别为：

$$[H^+] = [OH^-] = 1.0 \times 10^{-7} \text{ (mol/L)} \quad pH = 7.00$$

④ 化学计量点后：溶液的 pH 取决于过量的 NaOH 溶液的浓度，其计算公式如下：

$$[OH^-] = \frac{n_{NaOH} - n_{HCl}}{V_{总}} = \frac{c_{NaOH}V_{NaOH} - c_{HCl}V_{HCl}}{V_{NaOH} + V_{HCl}}$$

例如：当滴入 NaOH 溶液 20.02mL 时，则：

$$[OH^-] = \frac{0.1000\text{mol/L} \times (20.02\text{mL} - 20.00\text{mL})}{20.00\text{mL} + 20.02\text{mL}} = 5.00 \times 10^{-5} \text{ (mol/L)}$$

$$pOH = 4.30 \quad pH = 14 - 4.30 = 9.70$$

如此逐一计算，将计算结果列于表 4-3 中，然后以滴定的 NaOH 的加入量为横坐标，以其对应的 pH 为纵坐标绘制滴定曲线，称为强碱（酸）滴定强酸（碱）的滴定曲线，如图 4-1 所示。

表 4-3　0.1000mol/L 的 NaOH 溶液滴定 20.00mL 0.1000mol/L 的 HCl 溶液

加入 NaOH 体积/mL	HCl 被滴定的量/%	剩余 HCl 体积/mL	过量 NaOH 体积/mL	[H^+] / (mol/L)	pH
0.00	0.00	20.00	—	1.00×10^{-10}	1.00
18.00	90.00	2.00	—	5.26×10^{-3}	2.28
19.80	99.00	0.20	—	5.03×10^{-4}	3.30
19.98	99.90	0.02	—	5.00×10^{-5}	4.30
20.00	100.0	0.00	—	1.00×10^{-7}	7.00
20.02	100.1	—	0.02	2.00×10^{-14}	9.70
20.20	101.0	—	0.20	2.00×10^{-11}	10.70
22.00	110.0	—	2.00	2.01×10^{-12}	11.70
40.00	200.0	—	20.00	3.00×10^{-13}	12.50

突跃范围：4.30 ~ 9.70

从表 4-3 和图 4-1 可以看出，从滴定开始到滴入 19.98mL 的 NaOH 溶液，溶液的 pH 变化较慢，从 1.00 增大到 4.30，仅仅改变了 3.30 个 pH 单位，滴定曲线比较平坦，但从 19.98mL（-0.1% 相对误差）到 20.02mL（+0.1% 相对误差），即在化学计量点前后只相差 0.04 mL（约一滴）NaOH 溶液，pH 却从 4.30 跃到 9.70，改变了 5.40 个 pH 单位，溶液也由酸性变成了碱性。将化学计量点前后±0.1% 相对误差范围内 pH 的变化称为滴定突跃范围，简称突跃。

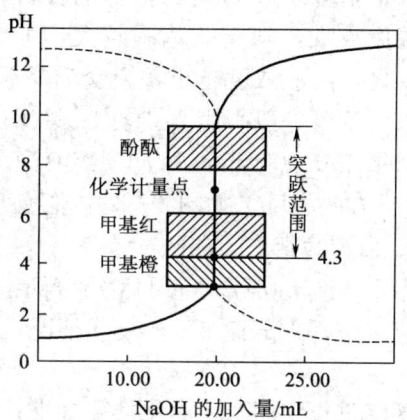

图 4-1　0.1000mol/L NaOH 溶液与 0.1000mol/L HCl 溶液的滴定曲线

在滴定曲线中，靠近化学计量点前后出现一段平行于以 pH 为纵坐标的直线，在此以后再继续加入 NaOH 溶液，pH 则增加得很少，滴定曲线又趋于平坦。

溶液的浓度对滴定的突跃范围有影响，若分别用 1.0、0.1、0.01mol/L 三种浓度的 NaOH 标准溶液，滴定相同浓度的 HCl 溶液时，它们的 pH 突跃范围分别为 3.30~10.70、4.30~9.70、5.30~8.70。如图 4-2 所示，随着溶液浓度的增大，pH 的突跃范围也随之增大。

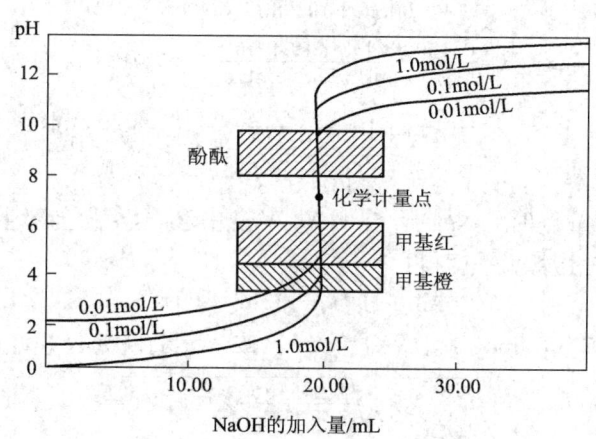

图 4-2　不同浓度的 NaOH 溶液滴定 HCl 溶液的滴定曲线

(2) 指示剂的选择　突跃范围是选择指示剂的依据。凡是指示剂的变色范围全部或部分落在滴定突跃范围之内，都可作为这一滴定的指示剂。如当突跃范围 pH 在 4.30~9.70，可选用甲基红（pH4.4~6.2）、酚酞（pH8.0~10.0）作指示剂，甲基橙（pH3.1～4.4）也可以，但误差稍大，如图 4-1 和图 4-2 所示。溶液浓度越大，则突跃范围越大，可供选择的指示就越多，但试剂消耗的量太多；反之，溶液浓度越小，突变范围不明显，不易选择指示剂。因此，常用的标准溶液的浓度一般采用 0.01～1mol/L。

如果用 0.1000mol/L HCl 溶液滴定相同浓度的 NaOH 溶液，则情况相似但 pH 变化方向相反，如图 4-1 中虚线所示，这时的甲基橙指示剂就不太合适了。

2. 强碱滴定一元弱酸

用 0.1000mol/L NaOH 溶液滴定 20.00mL 0.1000mol/L HAc 溶液为例，讨论在滴定过程中溶液 pH 的变化情况。滴定反应如下：

$$HAc + NaOH \rightleftharpoons NaAc + H_2O$$

滴定过程中的 pH 变化计算如下：

① 滴定前：0.1000mol/L HAc 溶液，[H$^+$] 可按一元弱酸溶液的 pH 公式计算（$c/K_a > 500$），则：

$$[H^+] = \sqrt{K_a c_a} = \sqrt{1.8 \times 10^{-5} \times 0.1000} = 1.34 \times 10^{-3} \text{ (mol/L)} \quad pH = 2.87$$

② 滴定开始至化学计量点前：这段溶液的 pH 应根据剩余的 HAc 及反应产物 Ac$^-$ 所组成的缓冲溶液计算。由于 NaOH 的滴入，溶液中存在 HAc-NaAc 缓冲体系，则：

$$[H^+] = K_a \frac{[HAc]}{[Ac^-]}$$

当加入 NaOH 溶液 19.98mL 时，剩余 0.02mL HAc 溶液。

$$[HAc] = \frac{0.10000 \text{mol/L} \times 0.02 \text{mL}}{20.00 \text{mL} + 19.98 \text{mL}} = 5.0 \times 10^{-5} \text{ mol/L}$$

$$[Ac^-] = \frac{0.1000 \text{mol/L} \times 19.98 \text{mL}}{20.00 \text{mL} + 19.98 \text{mL}} = 5.0 \times 10^{-2} \text{ mol/L}$$

$$[H^+] = 1.8 \times 10^{-5} \text{mol/L} \times \frac{5.0 \times 10^{-5} \text{mol/L}}{5.0 \times 10^{-2} \text{mol/L}} = 1.8 \times 10^{-8} \text{ mol/L}$$

$$pH = 7.70$$

③ 在化学计量点时：NaOH 与 HAc 完全中和，溶液全部生成 NaAc，由于 Ac$^-$ 为一元弱碱，由离解平衡得：

$$Ac^- + H_2O \rightleftharpoons HAc + OH^-$$

由于 $c_{Ac^-} \approx 0.5000$ mol/L，$c/K_b > 500$，按一元弱碱的公式计算得：

$$[OH^-] = \sqrt{K_b c_{Ac}} = \sqrt{\frac{K_w}{K_a} c_{Ac}} = \sqrt{\frac{1.0 \times 10^{-14}}{1.8 \times 10^{-5}} \times 0.05000} = 5.27 \times 10^{-6} \text{ (mol/L)}$$

$$pH = 14 - pOH = 8.72$$

④ 在化学计量点后：此时根据过量的 NaOH 溶液计算溶液的 pH。因为 NaOH 的过量，抑制了 Ac$^-$ 的离解。其计算方法和强碱滴定强酸相同。

例如：滴入 NaOH 20.02mL，则：

$$[OH^-] = \frac{0.1000 \text{mol/L} \times (20.02 \text{mL} - 20.00 \text{mL})}{20.00 \text{mL} + 20.02 \text{mL}} = 5.00 \times 10^{-5} \text{ mol/L}$$

$$pOH = 4.30$$
$$pH = 14.00 - 4.30 = 9.70$$

依次把消耗的 NaOH 体积代入公式逐一计算，滴定过程中各点的 pH 见表 4-4，并绘出滴定曲线，如图 4-3 所示。

表 4-4　0.1000mol/L 的 NaOH 溶液滴定 20.00mL 0.1000mol/L 的 HAc 溶液

滴入 NaOH 体积/mL	HAc 被中和的量/%	剩余 HAc 体积/mL	过量 NaOH 体积/mL	pH	
0.00	0.00	20.00	—	2.87	
10.00	10.00	10.00	—	4.47	
18.00	90.00	2.00	—	5.70	
19.80	99.00	0.20	—	6.73	
19.98	99.90	0.02	—	7.70	突跃范围
20.00	100.0	0.00	—	8.72	
20.02	100.1	—	0.02	9.70	
20.20	101.0	—	0.20	10.70	
22.00	110.0	—	2.00	11.70	
40.00	200.0	—	20.00	12.50	

从表 4-4 和图 4-3 可以看出，NaOH 滴定 HAc 与 NaOH 滴定 HCl 是不同的。由于 HAc 是弱酸，滴定前，在溶液中不是全部离解，溶液中的［H⁺］不等于醋酸的原始浓度，pH 也不等于 1，而是等于 2.87，因而滴定开始前比同浓度的 HCl 溶液的 pH 高 1.87，所以其滴定曲线的起点比强碱滴定强酸的滴定曲线高。

滴定开始后，溶液中生成的 Ac⁻ 产生同离子效应，抑制 HAc 离解，［H⁺］较快地降低，pH 较快增加；当继续滴入 NaOH，由于 NaAc 不断生成，在溶液中构成 NaAc－HAc 缓冲体系，使溶液 pH

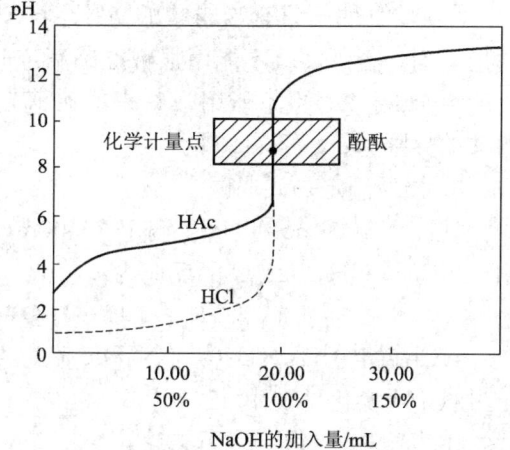

图 4-3　0.1000mol/L NaOH 溶液滴定 20.00mL
0.1000mol/L HAc 溶液的滴定曲线
----- 0.1000mol/L HCl 溶液滴定曲线

变化缓慢，因此这一段曲线变化较为平坦。在接近化学计量点时，溶液中剩余的 HAc 越来越少，其缓冲作用显著降低，再继续滴入 NaOH，溶液的 pH 较快地增

大，直到达到化学计量点时，溶液的 pH 发生突变，形成 pH 突跃。

强碱滴定弱酸的突跃范围比滴定同样浓度的 HCl 的突跃范围小得多，指示剂的选择受到限制，突跃范围是 7.70～9.70。因此只能选择在碱性范围内变色的指示剂如中性红、酚红、酚酞、百里酚酞等。在酸性范围变色的指示剂如甲基橙、甲基红等均不能使用。

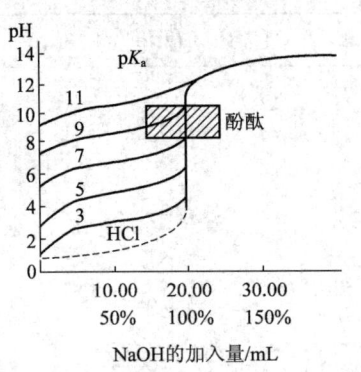

图 4-4 0.1000mol/L NaOH 溶液滴定相同浓度和不同强度一元弱酸的滴定曲线

从图 4-4 所示的 0.1000mol/L 的 NaOH 溶液滴定相同浓度和不同强度一元弱酸的滴定曲线中可得到以下结论：浓度相同时，突跃范围的大小与弱酸的强度有关。K_a 越大，即酸越强时，滴定突跃范围也越大；K_a 值越小时，滴定突跃范围也越小，当 $K_a \leqslant 10^{-9}$ 时，在滴定曲线上已无明显的滴定突跃，无法选择指示剂确定滴定终点。

当 K_a 一定时，酸的浓度是影响突跃范围大小的重要因素，酸的浓度越大，突跃范围也越大。

由上述可见，滴定突跃范围大小决定于弱酸的强度（K_a）和浓度（c_a）。实验证明，只有当弱酸的 $c_a K_a \geqslant 10^{-8}$ 时，才有明显的滴定突跃，选到合适的指示剂。否则，就不能用强碱准确滴定弱酸。例如 HCN，因 $K_a \approx 10^{-10}$，即使浓度为 1mol/L，也不能用强碱来准确滴定。因此，判断能否用强碱来准确滴定弱酸的界限为：$c_a K_a \geqslant 10^{-8}$。

3. 强酸滴定一元弱碱

现以 0.1000mol/L HCl 滴定 20.00mL 0.1000mol/L $NH_3 \cdot H_2O$ 为例简单说明。HCl 与 $NH_3 \cdot H_2O$ 的反应为：

$$H^+ + NH_3 \cdot H_2O \Longrightarrow NH_4^+ + H_2O$$

HCl 滴定 $NH_3 \cdot H_2O$ 与 NaOH 滴定 HAc 相似，只是 pH 变化方向相反，滴定过程 pH 变化见表 4-5。

由表 4-5 可得到以下结论：

(1) 滴定曲线与强碱滴定弱酸相似，但 pH 变化方向相反；

(2) 突跃范围的 pH 为 4.30～6.30，处于酸性区域内，只能选甲基橙或溴甲酚绿等指示剂；

(3) 化学计量点时的 pH 为 5.28；

(4) 滴定突跃范围也是由弱碱的浓度（c）和强度（K_b）来决定的。只有当弱碱的 $c K_b \geqslant 10^{-8}$ 时，才能用强酸直接准确滴定。

表 4-5　0.1000mol/L HCl 滴定 20.00mL 0.1000mol/L $NH_3·H_2O$ 溶液

加入 HCl 体积/mL	$NH_3·H_2O$ 被滴定的量/%	剩余 $NH_3·H_2O$ 体积/mL	过量 HCl 体积/mL	pH	
0.00	0.00	20.00	—	11.13	
18.00	90.00	2.00	—	8.30	
19.80	99.00	0.20	—	7.30	突跃范围
19.98	99.90	0.02	—	6.30	
20.00	100.0	0.00	—	5.28	
20.02	—	—	0.02	4.30	
20.20	—	—	0.20	3.30	
40.00	—	—	20.00	1.48	

4. 多元酸（碱）的滴定

在多元酸（碱）的滴定中必须要考虑两个方面的问题：一是能否准确分步滴定；二是选择哪种指示剂。

(1) 多元酸的滴定　常见的多元酸绝大多数为弱酸，在水溶液中的离解和滴定都是分步进行的。多元酸能被准确滴定的原则有两个方面。

① 若 $cK_a \geq 10^{-8}$，这一级电离的 H^+ 能被准确滴定。

② 若相邻两个 K_a 值之比 $\geq 10^5$（即 $K_{a,n}/K_{a,n+1} \geq 10^5$）时，有两个滴定突跃，可以分步滴定；若 $K_{a,n}/K_{a,n+1} < 10^5$，则只有一个突跃，不能分步滴定。

例如，用 0.1000mol/L 的 NaOH 溶液滴定 20.00mL 0.1000mol/L 的 H_3PO_4 溶液中，H_3PO_4 是多元酸，在水溶液中的离解平衡如下。

$$H_3PO_4 \rightleftharpoons H^+ + H_2PO_4^- \quad K_{a1}=7.25\times10^{-3}$$
$$H_2PO_4^- \rightleftharpoons H^+ + H_2PO_4^{2-} \quad K_{a2}=6.23\times10^{-8}$$
$$HPO_4^{2-} \rightleftharpoons H^+ + PO_4^{3-} \quad K_{a3}=4.5\times10^{-13}$$

用 NaOH 滴定 H_3PO_4 时的中和反应也是分步进行的：

$$H_3PO_4 + NaOH \rightleftharpoons NaH_2PO_4 + H_2O$$
$$NaH_2PO_4 + NaOH \rightleftharpoons NaHPO_4 + H_2O$$
$$Na_2HPO_4 + NaOH \rightleftharpoons Na_3PO_4 + H_2O$$

可以把多元酸看成是不同强度一元酸混合物的滴定。根据多元酸能被准确滴定的原则，已知 H_3PO_4 的 $K_{a1}=7.25\times10^{-3}$，$c_{H_3PO_4}=0.1000$mol/L，则 $c_{H_3PO_4} \cdot K_{a1} = 0.1000 \times 7.52 \times 10^{-3} = 7.25 \times 10^{-4} > 10^{-8}$，且 $K_{a1}/K_{a2}=1.2\times10^5 > 10^5$；这一级电离的 H^+ 能被滴定，出现第一个滴定突跃。可根据化学计量点的 pH=4.66，选择甲基橙为指示剂。

H_3PO_4 的第二步电离常数为 $K_{a2}=6.23\times10^{-8}$，$c_{H_3PO_4} \cdot K_{a2} \approx 10^{-8}$ 且 $K_{a1}/K_{a2}=1.4\times10^5=10^5$；则这一级电离出的 H^+ 勉强被滴定，有一个滴定突跃。化学计量点的 pH=9.74，在碱性范围内，可选酚酞作指示剂。

$K_{a3}=4.5\times10^{-13}$,$c_{H_3PO_4}\cdot K_{a3}$ 远远小于 10^{-8},故第三步离解产生的 H^+ 无法被准确滴定。所以在滴定曲线上也没有明显的滴定突跃。滴定曲线如图 4-5 所示。

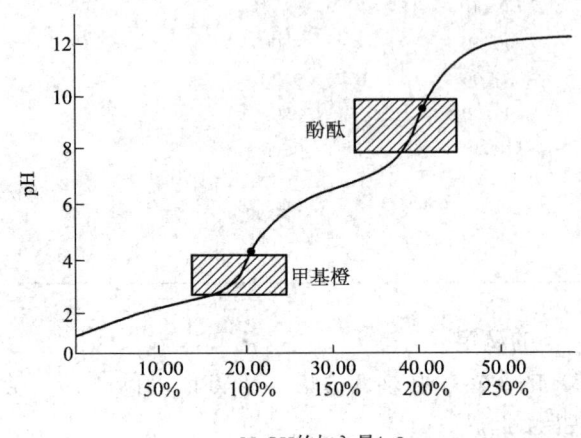

图 4-5 0.1000mol/L NaOH 溶液滴定 20.00mL 0.1000mol/L 磷酸溶液的滴定曲线

(2) 多元碱的滴定 与多元酸的滴定类似,判断原则有两条:
① $c_b K_b \geqslant 10^{-8}$ 能准确滴定;
② $K_b/K_{b,n+1} \geqslant 10^5$ 能分步滴定。

以多元碱 Na_2CO_3 为例,用 $c_{HCl}=0.1000mol/L$ 滴定 $c_{Na_2CO_3}=0.1000mol/L$,Na_2CO_3 是标定盐酸的基准物质。Na_2CO_3 是二元碱,在水中分两步离解,其离解反应式为:

$CO_3^{2-}+H_2O \rightleftharpoons HCO_3^-+OH^-$ $K_{a2}=5.6\times10^{-11}$ $K_{b1}=K_w/K_{a2}=1.8\times10^{-4}$

$HCO_3^-+H_2 \rightleftharpoons H_2CO_3+OH^-$ $K_{a1}=4.3\times10^{-7}$ $K_{b2}=K_w/K_{a1}=2.3\times10^{-8}$

HCl 滴定 Na_2CO_3 的分步反应式为:

$HCl+Na_2CO_3 \longrightarrow NaHCO_3+NaCl$

$NaHCO_3+HCl \longrightarrow NaCl+CO_2\uparrow+H_2O$

因为 $c_{CO_3^{2-}}\cdot K_{b1}$ 和 $c_{HCO_3^-}\cdot K_{b2}$,大于和接近 10^{-8},且 $K_{b1}/K_{b2}=K_{a1}/K_{a2}\approx 10^5$。因此,$Na_2CO_3$ 这个二元碱可以用盐酸标准溶液进行分步滴定,并且在两个化学计量点时分别出现两个 pH 突跃。

在第一个化学计量点时,pH 为 8.31,如果选用酚酞作指示剂,变色不敏锐,如果采用甲酚红和百里酚蓝混合指示剂,可得到较为准确的结果。在第二个化学计量点时,溶液是 CO_2 的饱和溶液,pH 为 3.89,可用甲基橙作指示剂,也可选用甲基红-溴甲酚绿混合指示剂。滴定曲线如图 4-6 所示。

应当注意,在接近第二个计量点时,容易形成 CO_2 的过饱和溶液而导致滴定终点提前,必须将 CO_2 加热煮沸除去,待冷却后继续滴定;或在接近计量点时充

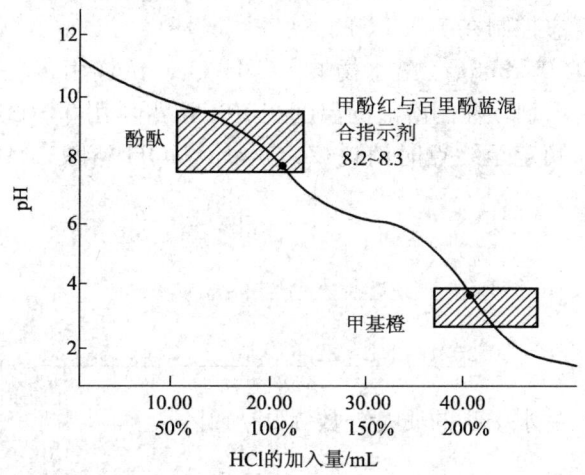

图 4-6　0.1000mol/L HCl 溶液滴定 20.00mL 0.1000mol/L Na_2CO_3 溶液的滴定曲线

分振摇锥形瓶以加速 H_2CO_3 的分解,使终点时指示剂变色敏锐,以保证分析结果的准确度。

三、酸碱滴定法的应用

1.《中国药典》(2010 版) 应用实例——水杨酸 ($C_7H_6O_3$) 含量的测定

操作方法:取本品约 0.3g,精密称定,加中性稀乙醇(对酚酞指示液显中性)25mL 溶解后,加酚酞指示剂 3 滴,用氢氧化钠滴定液 (0.1mol/L) 滴定。每 1mL 氢氧化钠滴定液 (0.1mol/L) 相当于 13.81mg 的水杨酸 ($C_7H_6O_3$)。

2. 乙酰水杨酸含量的测定

乙酰水杨酸(阿司匹林)是常用的解热镇痛药,其分子中含一个羧基,在水溶液中离解出 H^+,故可用 NaOH 作标准溶液直接滴定,以酚酞为指示剂,滴定反应如下:

$$\underset{OCOCH_3}{\underset{|}{C_6H_4}}COOH + NaOH \longrightarrow \underset{OCOCH_3}{\underset{|}{C_6H_4}}COONa + H_2O$$

准确称取一定量的乙酰水杨酸试样,用 $\omega_B = 95\%$ 的乙醇溶解后,加入 2 滴酚酞指示剂,用 NaOH 作标准溶液进行滴定。当溶液由无色至粉红色且 30s 不褪色时,即达终点。根据试样的质量和消耗 NaOH 的物质的量,即可计算出乙酰水杨酸的含量。

$$\omega_{C_9H_8O_4} = \frac{c_{NaOH} \cdot V_{NaOH} \cdot M_{C_9H_8O_4}}{m_{试样} \times 1000} \times 100\%$$

因乙酰水杨酸分子中含有酯键,易发生水解而产生可与 NaOH 反应的游离酚羟基，故为了防止乙酰水杨酸水解而使测定结果偏高，滴定应在乙醇溶液中进行，而且溶液温度应控制在10℃以下。

例 4-1 称取0.4366g乙酰水杨酸（$C_9H_8O_4$）试样用$\omega_B=95\%$的乙醇溶解后，加2滴酚酞指示剂，控制溶液的温度在10℃以下，用0.1021mol/L NaOH标准溶液进行滴定。滴定至终点时消耗22.65mL NaOH溶液，计算该试样中乙酰水杨酸的质量分数。

解：

$$\omega_{C_9H_8O_4}=\frac{c_{NaOH}\cdot V_{NaOH}\cdot M_{C_9H_8O_4}}{m_{试样}\times 1000}\times 100\%$$

$$=\frac{0.1021mol/L\times 22.65\times 10^{-3}L\times 180.15g/mol}{0.4366g}=95.42\%$$

故该试样中乙酰水杨酸的质量分数为95.42%。

任务三 ▶ 氧化还原滴定法

【任务目标】

- 了解常用氧化还原指示剂。
- 理解氧化还原滴定法反应原理。
- 学会一些氧化还原滴定法在《中国药典》（2010版）中的应用。

一、氧化还原滴定法概述

（一）氧化还原滴定法

氧化还原滴定法是以氧化还原反应为基础的一类滴定分析方法。氧化还原滴定法应用广泛，既可以直接测定具有氧化性和还原性的物质，也可间接测定某些本身不具有氧化还原性，但能与氧化剂或还原剂定量反应的物质。

氧化还原反应机理比较复杂，而且反应速率较慢，因此必须注意滴定速度与反应速率相适应，创造适当的反应条件，使之符合滴定分析法的基本要求。

（二）氧化还原指示剂

氧化还原滴定法中常用的指示剂一般有以下几种类型。

1. 自身指示剂

在氧化还原滴定中，有些标准溶液或被测物质本身有颜色，而滴定产物无色或颜色很浅，则滴定时就无需另加指示剂，可用其自身颜色变化来指示终点。这类溶液称为自身指示剂。例如，用高锰酸钾作标准溶液，滴定无色或浅色的样品溶液时，当滴定达到化学计量点后，只要有稍过量的MnO_4^-存在，就可使溶液呈粉红色来指示滴定终点。所以 $KMnO_4$ 自身可作指示剂。

2. 氧化还原指示剂

氧化还原指示剂是一类可以参与氧化还原反应，本身具有氧化还原性的物质，而且它的氧化型和还原型具有不同的颜色。在滴定到达化学计量点附近时，因被氧化或还原而发生明显的颜色变化，从而指示滴定终点。一些常用的氧化还原指示剂及配制方法见表 4-6。

表 4-6 一些常用的氧化还原指示剂及配制方法

指示剂	颜色变化		$[H^+]=1mol/L$ $E^{\ominus}(\text{ln})/V$	配 制 方 法
	氧化型	还原型		
次甲基蓝	蓝色	无色	0.36	0.05% 水溶液
二苯胺	紫色	无色	0.76	1g 溶于 100mL 2% 的 H_2SO_4 中
二苯胺磺酸钠	紫红色	无色	0.85	0.8g 加 Na_2CO_3 2g 加水稀释至 100mL
邻二氮菲	浅蓝色	红色	1.06	1.485g 及 0.965g $FeSO_4$ 溶于 100mL 水中
邻苯氨基苯甲酸	紫红色	无色	1.08	0.107g 溶于 20mL 5% Na_2CO_3，加水稀释至 100mL
5-硝基邻二氮菲	浅蓝色	紫红色	1.25	1.608g 及 0.695g $FeSO_4$ 溶于 100mL 水中

3. 特殊指示剂

有的物质本身无氧化还原性，但它能与某氧化剂或还原剂作用而产生特殊颜色，因而可以指示滴定终点，这类物质称为特殊指示剂。例如，在碘量法中，淀粉溶液能与 I_2（I_3^-）产生深蓝色吸附化合物，当 I_2（I_3^-）与被滴定的还原性物质发生的反应达到完全后，稍过量的 I_2（I_3^-）就与淀粉作用使溶液变成深蓝色，故可根据其蓝色的出现指示滴定终点，即淀粉是特殊指示剂。

二、常用的氧化还原滴定方法

根据所选用氧化剂的不同，氧化还原滴定法主要有以下几种方法。

（一）高锰酸钾法

1. 基本原理

高锰酸钾法是以高锰酸钾为标准溶液的氧化还原滴定法。高锰酸钾是强氧化剂。它的氧化性与溶液的酸度有关，在强酸性溶液中，$KMnO_4$ 获得 5 个电子还原为 Mn^{2+}，半电池反应如下：

$$MnO_4^- + 8H^+ + 5e^- \rightleftharpoons Mn^{2+} + 4H_2O$$

在中性或弱碱性溶液中，获得 3 个电子还原成 MnO_2：

$$MnO_4^- + 2H_2O + 3e^- \rightleftharpoons MnO_2\downarrow + 4OH^-$$

因此，在强酸性溶液中，高锰酸钾氧化能力较强，酸度的调节以硫酸为宜，高锰酸钾标准溶液本身为紫红色，它的还原产物是无色的，不需另加指示剂，采用 $KMnO_4$ 作自身指示剂，待滴定到化学计量点后稍微过量的 MnO_4^- 本身的颜色（粉红色）来指示终点。

2. 标准溶液的配制和标定

（1）高锰酸钾标准溶液的配制　商品 $KMnO_4$ 试剂中常含有二氧化锰和其他杂质，配制溶液时用的蒸馏水中也常含有微量的还原性物质，能使 $KMnO_4$ 还原为 $Mn(OH)_2$ 沉淀。所以一般 $KMnO_4$ 不能直接配制成标准溶液，而是先粗略配制成近似浓度的溶液，配制时称量的 $KMnO_4$ 试剂应稍多于理论计算量，溶解后并加热至微沸约1h，然后放置2～3d，并用垂熔玻璃滤器滤除还原产物 MnO_2 沉淀，密闭保存于棕色瓶中，再进行标定。

（2）高锰酸钾标准溶液的标定　常用于标定 $KMnO_4$ 溶液的基准物质有 $Na_2C_2O_4$、$Na_2C_2O_4 \cdot 2H_2O$、$(NH_4)_2C_2O_4$ 和纯铁丝等，其中 $Na_2C_2O_4$ 最常用。因为它不含结晶水，易提纯，不易吸潮和分解。具体标定时应严格控制酸度，一般控制在 0.5～1mol/L。提高溶液温度，促进反应进行，《中国药典》（2010版）规定滴定终点时，溶液温度不能低于55℃，温度不能太高，以免草酸分解，在 $KMnO_4$ 溶液滴定过程中，特别是开始和近终点时必须逐滴加入。

（二）碘量法

1. 基本原理

碘量法是以 I_2 作为氧化剂或以 I^- 作为还原剂进行滴定分析的方法，其半反应式为：

$$I_2 + 2e^- \rightleftharpoons 2I^-$$

I_2 在水中的溶解度很小（25℃为 0.0018mol/L），且易挥发，为增大其溶解度，通常将 I_2 溶解在 KI 溶液中，使 I_2 以 I_3^- 配离子形式存在溶液中，其半反应式为：

$$I_2 + I^- \rightleftharpoons I_3^-$$

I_2 是较弱的氧化剂，可与较强的还原剂作用；而 I^- 是中等强度的还原剂，能与许多氧化剂作用。因此，可利用 I_2 的氧化性直接测定较强的还原剂，也可以利用 I^- 的还原性，被氧化剂氧化为 I_2 析出，再用硫代硫酸钠标准溶液滴定析出来的 I_2，来间接地测出氧化性物质的含量。因此，碘量法又分为直接碘量法和间接碘量法。

（1）直接碘量法（又称碘滴定法）　是以 I_2 为标准溶液直接滴定还原性较强的物质的方法。直接碘量法用于测定 S^{2-}、Sn^{2+}、SO_3^{2-}、$S_2O_3^{2-}$、维生素C、青霉素类药物等。

直接碘量法只能在酸性、中性或弱碱性溶液中进行。如果 pH>9 时，部分 I_2 就会发生歧化反应：

$$3I_2 + 6OH^- \rightleftharpoons IO_3^- + 5I^- + 3H_2O$$

（2）间接碘量法（又称滴定碘法）　对于氧化性比碘强的物质，可在一定的

条件下用 I^- 来还原，析出等量的 I_2，再用 $Na_2S_2O_3$ 标准溶液进行滴定，这种方法称为间接碘量法或称为滴定碘法。例如用 $K_2C_2O_7$ 在酸性溶液中与过量的 KI 作用，析出的 I_2，用 $Na_2S_2O_3$ 标准溶液滴定，其反应如下：

$$K_2Cr_2O_7 + 6KI + 7H_2SO_4 \Longrightarrow 3I_2 + 4K_2SO_4 + Cr_2(SO_4)_3 + 7H_2O$$

$$2Na_2S_2O_3 + I_2 \Longrightarrow Na_2S_4O_6 + 2NaI$$

根据硫代硫酸钠标准溶液的浓度和消耗的体积，可计算出 $K_2C_2O_7$ 物质的含量。间接碘量法可用于测定 Cu^{2+}、$KMnO_4$、H_2O_2、$K_2Cr_2O_7$ 等氧化性物质。

(3) 碘量法应注意控制的条件　一是防止 I_2 的挥发和 I^- 被空气中的 O_2 氧化，通常反应在室温下进行，方法是加入过量的 KI（一般比理论量大 2~3 倍），增大 I_2 的溶解度，降低 I_2 的挥发；二是控制溶液的酸度，即中性或弱酸性，因强酸性溶液会促使 I^- 的氧化，在碱性溶液中 I_2 能与 OH^- 作用；三是注意淀粉指示剂的使用，一般要在滴定接近终点前才加入淀粉指示剂，如果加入太早，则大量的 I_2 与淀粉结合生成蓝色物质，使这一部分 I_2 不易与 $Na_2S_2O_3$ 溶液反应，会给滴定带来一定的误差；四是当氧化性物质与 KI 作用时，一般在碘量瓶中暗处放置 5min 使反应完全后，立即用 $Na_2S_2O_3$ 滴定，防止碘挥发。

2. 标准溶液的配制与标定

碘量法中需要配制 I_2 和 $Na_2S_2O_3$ 两种标准溶液。

(1) I_2 标准溶液的配制和标定　用升华法制得的纯碘，可以直接配制 I_2 的标准溶液，但一般是用市售的 I_2 来配制，然后再标定它的准确浓度。I_2 的溶解度很小，易挥发，有腐蚀性，通常将 I_2 溶解在浓的 KI 溶液里，待溶解后再稀释到一定体积，配制成近似浓度的溶液，置于带玻璃塞的棕色瓶中，密闭、暗凉处保存，待标定。

I_2 溶液的标定，可用比较法由 $Na_2S_2O_3$ 标准溶液来标定 I_2 溶液。

(2) 硫代硫酸钠标准溶液的配制和标定　结晶硫代硫酸钠（$Na_2S_2O_3 \cdot 5H_2O$），一般都含有少量 S、Na_2SO_3、Na_2SO_4、Na_2CO_3 和 NaCl 等杂质，而且其溶液浓度不稳定，因此，配制溶液后需用基准物质来标定。硫代硫酸钠溶液不稳定，容易分解，其浓度发生变化的原因主要有以下几点：

① 溶于水中的 CO_2 使水呈弱酸性，$Na_2S_2O_3$ 在 $pH < 4.6$ 溶液中不稳定，使 $Na_2S_2O_3$ 在酸性溶液中缓慢分解。

$$Na_2S_2O_3 + CO_2 + H_2O \Longrightarrow NaHCO_3 + NaHSO_3 + S\downarrow$$

② $Na_2S_2O_3$ 与空气中的氧作用，慢慢被氧化。

$$2Na_2S_2O + 2O_2 \Longrightarrow 2Na_2SO_3 + 2S\downarrow$$

③ 空气及水中的嗜硫细菌，能从 $Na_2S_2O_3$ 移去硫而使其成为 Na_2SO_3，又被空气中的氧氧化成 Na_2SO_4。这是硫代硫酸钠溶液浓度降低的主要原因。

$$Na_2S_2O_3 \Longrightarrow Na_2SO_3 + S\downarrow$$

综合以上原因，配制 $Na_2S_2O_3$ 溶液时最好用新煮沸并冷却的蒸馏水溶解 $Na_2S_2O_3$，以除去水中的 O_2、CO_2 和杀死嗜硫细菌；每升溶液加入 0.1g 碳酸钠，使溶液呈碱性，既可抑制嗜硫细菌生长，又可防止 $Na_2S_2O_3$ 分解；配制好的 $Na_2S_2O_3$

溶液应放置 8~14d，滤除 S 再标定。并于棕色玻璃瓶中，暗凉处保存，待标定。

标定硫代硫酸钠溶液可使用间接碘量法，基准物质有 $K_2Cr_2O_7$、KIO_3、I_2、$KBrO_3$ 等。其中，最常用的是 $K_2Cr_2O_7$，因其性质稳定，在酸性溶液中和 KI 作用生成定量的 I_2，再用 $Na_2S_2O_3$ 溶液滴定，就可标定出 $Na_2S_2O_3$ 溶液的浓度。标定反应：

$$K_2Cr_2O_7 + 6KI + 7H_2SO_4 = 3I_2 + 4K_2SO_4 + Cr_2(SO_4)_3 + 7H_2O$$

$$2Na_2S_2O_3 + I_2 = Na_2S_4O_6 + 2NaI$$

标定条件及注意事项：

① 由于 $K_2Cr_2O_7$ 与 KI 的反应很慢，因此在 $K_2Cr_2O_7$ 溶液中加入 KI 和酸后，于暗处放置 5min，待反应完成，不宜时间过长，避免 KI 被空气氧化。

② 使用过量的酸，可加快反应速度，一般酸度在 0.8~1mol/L。

③ 使用过量的 KI，过量 KI 可提高 $K_2Cr_2O_7$ 与 KI 反应的速率和反应完全程度，可以与 I_2 形成 I_3^- 以增大 I_2 的溶解度，还可以提高淀粉指示剂的灵敏度。

④ $K_2Cr_2O_7$ 与 KI 反应完成后，将溶液稀释至总体积为 200~300mL，再用 $Na_2S_2O_3$ 溶液滴定至溶液浅黄绿色（I_2 与 Cr^{3+} 的混合物）时，加入规定数量的淀粉指示剂溶液，继续滴定至蓝色消失，溶液呈浅绿色为止。稀释的目的是降低溶液酸度和以便观察溶液颜色的变化。

⑤ 用 $Na_2S_2O_3$ 滴定时，如终点已过，不能用标准 I_2 溶液回滴，因为过量的 $Na_2S_2O_3$ 在酸性溶液中能被分解。

⑥ 滴定结束后经过 5~10min，溶液又会重显蓝色，这是由于空气将 KI 氧化成 I_2 所致。如果溶液很快变蓝，说明 $K_2Cr_2O_7$ 与 KI 间的作用尚未完全，可能是放置时间不够而过早稀释了。遇到这种情况，实验应重做。

(3) 碘和硫代硫酸钠标准溶液的比较　碘和硫代硫酸钠滴定液中，如有一个浓度已标定，则另一滴定液就可以通过比较法求得准确浓度。

3. 《中国药典》（2010 版）实例维生素 C 的测定

维生素 C 是预防和治疗坏血病及促进全身健康、抵抗疾病传染的药物。维生素 C（$C_6H_8O_6$）中含有的连烯二醇基具有还原性，能被碘定量地氧化成二酮基。反应式如下：

$$\begin{array}{c}\text{O H OH} \\ \text{‖ | |} \\ \text{C—C=C—C—C—CH} + I_2 \longrightarrow \text{C—C—C—C—C—CH} + 2HI \\ \text{‖ | | | |} \\ \text{O OHOHH OHH} \qquad\qquad \text{O O O OHH}\end{array}$$

在碱性条件下更有利于反应向右进行，但因维生素 C 易被空气氧化，在碱性溶液中氧化更快，所以应在醋酸的酸性溶液中进行滴定，以减少维生素 C 受其他氧化剂的影响。

含量测定方法：取本品约 0.2g，精密称定，加新沸过的冷水 100mL 与稀醋酸 10mL 溶解，加淀粉指示液 1mL，立即用碘滴定液（0.05mol/L）滴定，至溶液显蓝色并在 30s 内不褪，每 1mL 碘滴定液（0.05mol/L）相当于 8.806mg 的维生素C（$C_6H_8O_6$）。

计算公式：

$$含量（\%）= \frac{VT \times \frac{c}{0.05} \times 1000}{m} \times 100\%$$

式中　c——碘标准溶液的浓度，mol/L
　　　V——消耗碘标准溶液的体积，mL
　　　m——样品的质量，g
　　　T——滴定度

任务四　配位滴定法

【任务目标】
- 了解配位滴定法的概念、原理及EDTA的结构和特点。
- 熟悉金属指示剂的变色原理，掌握常见金属指示剂的使用。
- 学会常见的配位滴定法的应用。

一、配位滴定法概述

（一）配位滴定法的概念

配位滴定法是以配位反应为基础的滴定分析方法。它是以配位剂作为标准溶液直接或间接滴定被测物质，主要用于金属离子的测定，包括直接滴定、返滴定、置换滴定和间接滴定等方式。

在化学反应中，配位反应是非常普遍的。自从滴定分析法中引入有机配位剂特别是氨羧配位剂之后，配位滴定法才得到了迅速的发展。氨羧配位剂能与金属离子形成稳定的、组成一定的配合物，克服了无机配位剂的缺点。可以直接或间接测定许多种元素，在分析化学中得到广泛的应用，成为重要的滴定方法之一。

氨羧配位剂是一类含有以氨基二乙酸基团［—N（CH_2COOH）$_2$］为基本结构的有机配体，它含有配合能力很强的氨基氮和羧基氧两种配位原子，能与很多金属离子形成稳定的可溶性配合物。氨羧配合剂种类很多，其中最重要的是乙二胺四乙酸，简称为EDTA，它的结构式为：

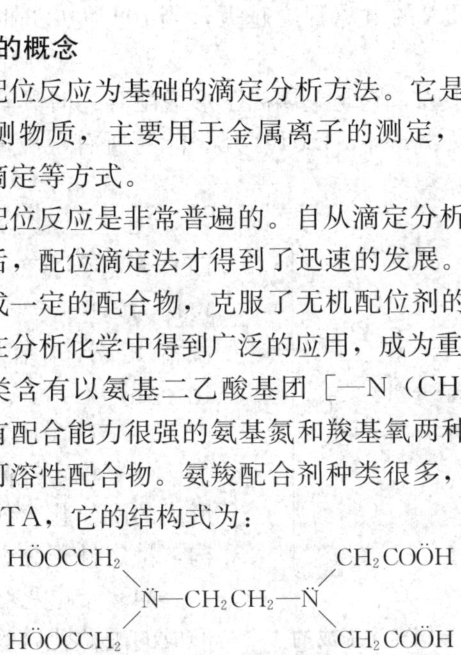

$$\text{HOOCCH}_2 \diagdown \qquad \qquad \diagup \text{CH}_2\text{COOH}$$
$$\text{N—CH}_2\text{CH}_2\text{—N}$$
$$\text{HOOCCH}_2 \diagup \qquad \qquad \diagdown \text{CH}_2\text{COOH}$$

乙二胺四乙酸（EDTA）

EDTA 分子中含有 2 个氨基 N 和 4 个羧基 O，共有 6 个配位原子，可以和很多金属离子形成稳定性好的配合物。用 EDTA 作标准溶液可以滴定几十种金属离子，因此，通常所说的配位滴定法主要指 EDTA 滴定法。

（二）配位滴定的基本原理

EDTA 是一种四元酸，用 H_4Y 表示。由于它在水中溶解度很小，22℃时每 100mL 水中仅能溶解 0.02g，也难溶于酸和有机溶剂，而易溶于 NaOH 溶液和氨水中，并生成相应的盐。在实际滴定中，常使用它含有结晶水的二钠盐 $Na_2H_2Y \cdot 2H_2O$，习惯也称为 EDTA，此二钠盐在水中溶解度较大，22℃时每 100mL 水中能溶解 11.1g，其饱和水溶液的浓度约为 0.3mol/L，pH 为 4.2。

1. EDTA 的电离与配位反应

当 EDTA 溶解于酸度很高的溶液中时，它的两个羧基还可再接受 H^+ 而形成 H_6Y^{2+}，这样 EDTA 就相当于六元酸，在水中存在着六步电离：

$$H_6Y^{2+} \rightleftharpoons H^+ + H_5Y^+ \quad K_{a1}=1.26\times10^{-1}$$
$$H_5Y^+ \rightleftharpoons H^+ + H_4Y \quad K_{a2}=2.51\times10^{-2}$$
$$H_4Y \rightleftharpoons H^+ + H_3Y^- \quad K_{a3}=1.00\times10^{-2}$$
$$H_3Y^- \rightleftharpoons H^+ + H_2Y^{2-} \quad K_{a4}=2.16\times10^{-3}$$
$$H_2Y^{2-} \rightleftharpoons H^+ + HY^{3-} \quad K_{a5}=6.92\times10^{-7}$$
$$HY^{3-} \rightleftharpoons H^+ + Y^{4-} \quad K_{a6}=5.50\times10^{-11}$$

在任何水溶液中，EDTA 总是以 H_6Y^{2+}、H_5Y^+、H_4Y、H_3Y^-、H_2Y^{2-}、HY^{3-}、Y^{4-} 等七种形式存在。在这七种形式中只有 Y^{4-} 能与金属离子直接配合。溶液的 pH 越高，EDTA 的电离程度越大，当 pH>10.3 时它几乎完全解离，主要以 Y^{4-} 形式存在。

EDTA 配位能力很强，它与金属离子形成配合物时具有以下特点。

（1）普遍性 除碱金属外，EDTA 几乎能与所有金属离子发生配位反应，生成配合物。

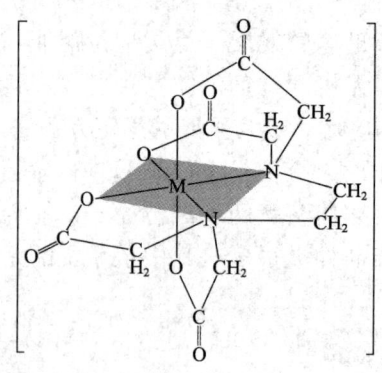

图 4-7 EDTA 与金属离子形成的配位化合物

（2）组成一定 一般情况下，EDTA 与金属离子形成配位化合物的配位比为 1∶1，与金属离子的价态无关，使滴定分析结果的计算变得简单化。如：

$$M^{2+} + H_2Y \rightleftharpoons MY + 2H^+$$

（3）稳定性高 EDTA 与金属离子形成的配位化合物，具有多个五元环结构，稳定性很高，如图 4-7 所示。

（4）带电易溶 EDTA 与金属离子形成的配位化合物大多带电荷，水溶性极好，使配位滴定能够在水溶液中进行。

(5) 配位化合物的颜色　EDTA 与无色金属离子配位时，一般生成无色配位化合物，与有色金属离子配位时则生成颜色更深的配位化合物，如 Ni^{2+} 显浅绿色，NiY 显蓝绿色；Cu^{2+} 显浅蓝色，而 CuY 显深蓝色。

以上这些特点使 EDTA 滴定剂完全符合滴定分析的要求，而被广泛应用。

2. 酸度对配位滴定的影响

酸度对 EDTA 配位化合物 MY 稳定性的影响可表示为：

$$MY \rightleftharpoons Y + M$$
$$+$$
$$H^+$$
$$\updownarrow$$
$$HY$$

当增加溶液中 H^+ 的浓度，Y 的浓度降低，MY 解离，从而降低了 MY 的稳定性。这种由于酸度的增加而使 EDTA 配位能力降低的现象称为酸反应。因此，在 EDTA 的配位滴定中，溶液的 pH 如果太低，配位反应就会不完全。反之，pH 如果过高，会使金属离子发生水解，甚至生成氢氧化物沉淀。由于不同金属离子 EDTA 配位化合物的稳定性不同，金属离子能被准确滴定所允许的 pH 也不同；K_f 值越大，滴定所允许的最低 pH 也就越小。

二、金属指示剂

配位滴定分析中的指示剂是用来指示溶液中金属离子的浓度变化情况，故称为金属离子指示剂，简称金属指示剂。

(一) 金属指示剂的变色原理

金属指示剂本身也是一种有机配合剂，可与金属离子生成一种有颜色的配位化合物。这种配位化合物的颜色与金属指示剂本身颜色明显不同。把指示剂滴加到被测金属离子溶液中，它立即与部分金属离子配位，此时溶液呈现该配位化合物的颜色，若用 M 表示金属离子，用 In 表示指示剂阴离子，其反应可表示为：

$$M + In \rightleftharpoons MIn$$
（甲色）　（乙色）

滴定开始后，随着 EDTA 的不断加入，溶液中游离的金属离子逐步与 EDTA 配位，由于金属离子与指示剂形成的配合物（MIn）的稳定性比金属离子与 EDTA 的配合物稳定性差，因此，EDTA 能从 MIn 中夺取 M 生成 MY，而使 In 游离出来。其反应为：

$$MIn + Y \rightleftharpoons MY + In$$
（乙色）　　　（甲色）

此时，溶液颜色由乙色转变为甲色而指示滴定终点。

（二）金属指示剂必须具备的条件

（1）在滴定的 pH 范围内，金属离子与金属指示剂形成配位化合物（MIn）的颜色与金属指示剂自身（In）的颜色应有明显的差别，这样终点颜色变化才明显。

（2）MIn 的稳定性要适当，一般要求，K_f（MIn）＜K_f（MY）并且 $\lg K_f$（MY）－$\lg K_f$（MIn）≥2。如果 MIn 的稳定性太低，它的离解程度就很大，造成终点提前或颜色变化不明显，终点难以确定。反之，如果稳定性过高，达到化学计量点时，EDTA 难于夺取 MIn 中的 M，In 不能及时游离出来，终点看不到颜色变化或颜色变化拖后。

（3）MIn 应易溶于水，配位反应灵敏性高，指示剂稳定，并且有较好的选择性。

（三）常用的金属指示剂

（1）铬黑T　简称 BT 或 EBT，它属于二酚羟基偶氮类染料。在不同 pH 范围内它有不同的颜色：pH＜6 时显红色，7＜pH＜11 时显蓝色，pH＞12 时显橙色。铬黑T 能与多种二价金属离子 Mg^{2+}、Ca^{2+}、Zn^{2+}、Cd^{2+}、Pb^{2+} 等形成红色配位化合物。因此，铬黑T 只能在 pH7～11 的范围内使用，这样终点时才有明显的颜色变化，即由红色变为蓝色。在实际工作中常在 pH 9～10 时使用铬黑T。

（2）钙指示剂　简称 NN 或钙红，它也属于偶氮染料。在不同 pH 范围内，也呈现不同颜色：pH＜7 时显红色，pH8～13.5 时显蓝色，pH＞13.5 时显橙色。由于 pH12～13 时，它能与 Ca^{2+} 形成红色配位化合物，所以在此酸度下测定钙的含量，终点时溶液由红色变为蓝色，颜色变化很明显。

铬黑T 和钙指示剂纯品固体比较稳定，但在水溶液或乙醇溶液中均不稳定，因此常把这两种指示剂与纯净的中性盐如 NaCl 按 1∶100 比例混合均匀、研细、封闭保存于干燥器中备用。《中国药典》（2010 版）就是采用上述方法配制铬黑T 指示剂的。

三、配位滴定法的应用

1. 直接滴定法

绝大部分金属离子与 EDTA 的配位反应能满足滴定的要求，可采用直接滴定法测定，如钙盐、镁盐、锌盐、铁盐和铜盐等，应用示例如下。

（1）葡萄糖酸钙含量测定　《中国药典》（2010 版）采用配位滴定法测定葡萄糖酸钙的含量，方法为：取本品 0.5g，精密称量，加水 100mL，微热使之溶解，加氢氧化钠试液 15mL 和钙紫红素指示剂 0.1g，用乙二胺四乙酸二钠滴定液（0.01mol/L）滴定至溶液由紫色转变为纯蓝色。每 1mL 的乙二胺四乙酸二钠滴定液（0.05mol/L）相当于 22.42mg 的葡萄糖酸钙（$C_{12}H_{22}CaO_{14} \cdot H_2O$）。

由于Ca^{2+}和铬黑T的配位化合物不够稳定，所以测定Ca^{2+}时多用钙紫红素作指示剂，在pH12～13时滴定，终点时由紫色转变为纯蓝色。EDTA与Ca^{2+}的配合比为1∶1，葡萄糖酸钙的相对分子质量为448.40。

除葡萄糖酸钙及其制剂外，《中国药典》（2010版）中硫酸钙、氯化钙、乳酸钙及其制剂均采用配位滴定法测定含量。

（2）硫酸锌的含量测定　取本品约0.3g，精密称量，加水30mL溶解后，加NH_3－NH_4Cl缓冲液与铬黑T指示剂少量，用乙二胺四乙酸二钠滴定液（0.05mol/L）滴定至溶液由紫红色变为纯蓝色，1mL的乙二胺四乙酸二钠滴定液（0.05mol/L）相当于14.38mg的硫酸锌。

除硫酸锌及其制剂外，《中国药典》（2010版）中氧化锌、十一烯酸锌、葡萄糖酸锌及其制剂均采用配位滴定法测定含量，用铬黑T作指示剂。除锌盐类药物外，硫酸镁及其制剂也采用配位滴定法测定含量，用铬黑T作指示剂。

2．间接滴定法

有的金属离子虽能和EDTA形成稳定的配位化合物，但无恰当的指示剂，有的和EDTA的配合反应慢，不宜直接滴定。此种情况下可采用剩余滴定法。

《中国药典》（2010版）氢氧化铝的含量测定如下：

测定方法：取本品约0.6g，精密称量，加盐酸与水各10mL，煮沸溶解后，放冷，定量转移至250mL容量瓶中，用水稀释至刻度，摇匀；精密量取25mL，加氨试液中和至恰析出沉淀，再滴加稀盐酸至沉淀恰好溶解为止，加醋酸-醋酸钠缓冲液（pH6.0）10mL，再精密加乙二胺四乙酸二钠滴定液（0.05mol/L）25mL，煮沸3～5min，放冷，加二甲酚橙指示液1mL，用锌滴定液（0.05mol/L）滴定至溶液自黄色转变为红色，并将滴定结果用空白实验校正。每1mL乙二胺四乙酸二钠滴定液（0.05mol/L）相当于3.900mg的$Al(OH)_3$。

Al^{3+}与EDTA配位反应的速度慢，且Al^{3+}对二甲酚橙指示剂有封闭作用，因此不能用EDTA直接滴定。《中国药典》（2010版）采用剩余滴定法测定氢氧化铝的含量，于供试品溶液中先加入过量的乙二胺四乙酸二钠滴定液（0.05mol/L），煮沸使反应完全后，用锌滴定液（0.05mol/L）回滴，同时做空白试验进行校正。

含量测定结果的计算公式为：

$$含量(\%) = \frac{(V_0 - V) \times c_{EDTA} \times 3.900 \times \frac{250}{25} \times 10^{-3}}{0.05 \times S} \times 100\%$$

式中　V_0——空白试验消耗滴定液的体积，mL

V——样品测定时消耗滴定液的体积，mL

c_{EDTA}——滴定液的物质的量浓度，mol/L

S——样品质量，g

任务五 ▶ 沉淀滴定法

【任务目标】

- 了解溶度积原理及溶度积规则。
- 能正确选用银量法中合适的指示剂并判断化学计量点的到达。
- 知道一些沉淀滴定法在《中国药典》(2010版)中的应用。

一、沉淀滴定法概述

(一)溶度积原理

物质溶解度的大小是相对的,绝对不溶于水的物质是不存在的。一般把溶解度小于0.01g/100g的物质称为难溶物质。如 $BaSO_4$、$CaCO_3$、$AgCl$ 等。若是电解质就是难溶电解质,它们可以是强电解质($BaSO_4$、$AgCl$)也可是弱电解质[$Fe(OH)_3$、$Mg(OH)_2$]。

$AgCl$ 和多数难溶电解质一样,是强电解质。在一定温度下,把难溶的固体 $AgCl$ 放入水中,它或多或少有所溶解。这是由于水分子是极性分子,一方面 $AgCl$ 晶体表面的 Ag^+ 和 Cl^- 在水分子的作用下,逐渐离开晶体表面进入水中,成为自由移动的 Ag^+ 和 Cl^-,这个过程就是溶解。另一方面,溶解在水中的 Ag^+ 和 Cl^-,它们又在不断地运动,碰撞到固体 $AgCl$ 表面,受到表面离子的吸引,又重新回到固体表面上去,此过程称为结晶,即沉淀。

溶解和沉淀是相反的两个过程。如果 Ag^+ 和 Cl^- 脱离固体表面的速率大于溶液中的 Ag^+ 和 Cl^- 回到固体表面的速率,此时固体 $AgCl$ 溶解,溶液是未饱和的。相反,则是结晶或称固体 $AgCl$ 沉淀,溶液是过饱和的。如果这两方面的速率相等,这时溶解和沉淀便达到平衡,溶液是饱和的。当溶解和结晶的速率相等时,建立起的平衡称为沉淀溶解平衡。沉淀溶解平衡是一种动态平衡,溶液中离子浓度不再改变。固体 $AgCl$ 的溶解平衡可表示如下:

$$AgCl \rightleftharpoons Ag^+ + Cl^-$$

根据化学平衡原理,$AgCl$ 的溶度积为:$K_{sp} = [Ag^+][Cl^-]$,同理,其他任何难溶电解质的溶度积通式为:$K_{sp} = [A^{n+}]_m \cdot [B^{m-}]_n$。

(二)溶度积规则

在一定温度下,把 $AgCl$ 固体放入纯水中,其离子浓度的乘积称作离子积,用符号 Q_i 表示。$AgCl$ 溶液的离子积为:$Q_i = [Ag^+] \cdot [Cl^-]$,可见离子积 Q_i 和 K_{sp} 的表达式相同,但两者在概念上是有区别的。对某一难溶电解质来说,在一定温度下，K_{sp}是一定值，而Q_i其数值不定。K_{sp}只是Q_i的一个特例。对任何给定的溶液Q_i可能有三种情况。

（1）当$Q_i < K_{sp}$时，是不饱和溶液，无沉淀析出；若体系中原来有沉淀，则沉淀开始溶解，直到溶液饱和为止。

（2）当$Q_i = K_{sp}$时，是饱和溶液，沉淀和溶解处于动态平衡。

（3）当$Q_i > K_{sp}$时，为过饱和溶液，有沉淀析出，直至饱和。

以上称为溶度积规则，它是判断沉淀生成和溶解的依据。

二、沉淀滴定法

沉淀滴定法是以沉淀反应为基础的滴定分析方法。

能形成沉淀的反应很多，但能用于沉淀滴定的反应并不多，因为沉淀滴定反应必须满足以下条件。

（1）沉淀反应必须迅速定量地完成；

（2）沉淀的溶解度要小，沉淀要有固定的分子组成；

（3）有确定化学计量点的方法；

（4）沉淀的吸附现象不妨碍化学计量点的确定。

目前，应用广泛的是生成微溶性银盐的沉淀反应，例如：

$$Ag^+ + Cl^- \rightleftharpoons AgCl \downarrow$$

$$Ag^+ + SCN^- \rightleftharpoons AgSCN \downarrow$$

利用生成难溶性银盐反应来进行测定的方法，称为银量法。银量法主要用于测定Ag^+、Cl^-、Br^-、I^-、SCN^-等。

三、常用的沉淀滴定法

银量法根据所用指示剂不同，并按创立者的名字命名，可分为莫尔法、佛尔哈德法和法扬司法。

（一）莫尔法——铬酸钾指示剂法

莫尔法是以铬酸钾作指示剂的银量法。

1. 莫尔法的测定原理

在含有Cl^-的中性溶液中，加入K_2CrO_4作指示剂，用$AgNO_3$标准溶液滴定，其滴定反应如下：

终点前：$Ag^+ + Cl^- \rightleftharpoons AgCl \downarrow$（白色）

终点时：$2Ag^+ + CrO_4^{2-} \rightleftharpoons Ag_2CrO_4 \downarrow$（砖红色）

根据分步沉淀原理，由于AgCl的溶解度比Ag_2CrO_4小，在滴定过程中首先析出AgCl沉淀，随着$AgNO_3$的不断加入，AgCl沉淀不断析出，溶液中Cl^-浓度越来越小，Ag^+ 浓度越来越大，直至 $[CrO_4^{2-}]$ 与 $[Ag^+]$ 之积大于 Ag_2CrO_4 的溶度积时，便生成 Ag_2CrO_4 沉淀，借助此沉淀的颜色指示滴定终点。此时，溶液中 AgCl 和 Ag_2CrO_4 均已饱和，因此，Ag^+、Cl^-、CrO_4^{2-} 三种离子浓度应同时满足 AgCl 和 Ag_2CrO_4 的溶度积：

$$AgCl 的溶度积：K_{sp} = [Ag^+] \cdot [Cl^-] = 1.8 \times 10^{-10}$$

$$Ag_2CrO_4 的溶度积：K_{sp} = [Ag^+] \cdot [CrO_4^{2-}] = 9.0 \times 10^{-12}$$

2. 莫尔法的滴定条件

（1）溶液的酸碱度　莫尔法滴定应在中性或弱碱性溶液中进行。若在酸性溶液中，CrO_4^{2-} 与 H^+ 作用则转化为：

$$2CrO_4^{2-} + 2H^+ \rightleftharpoons Cr_2O_7^{2-} + H_2O$$

这样会降低 CrO_4^{2-} 的浓度，终点出现拖后，影响分析结果。如果溶液的碱性太强，则有 Ag_2O 沉淀析出：

$$2Ag^+ + 2OH^- \rightleftharpoons Ag_2O + H_2O$$

因此滴定时溶液的最适 pH 范围应在 6.5～10.5。

（2）指示剂用量　实践证明，在一般滴定溶液中，指示剂 K_2CrO_4 的浓度约为 5.0×10^{-3} mol/L 较为适宜。因为浓度过高，终点将过早出现，并且会因溶液颜色过深而影响终点的判断；若 K_2CrO_4 浓度过低，则终点出现将会过迟，也影响滴定的准确度。

（3）干扰离子　凡能与 Ag^+ 或 CrO_4^{2-} 结合生成沉淀配离子的阴离子都会干扰测定，如：PO_4^{3-}、AsO_4^{3-}、S^{2-}、$C_2O_4^{2-}$、Hg^{2+} 等；大量存在的有色离子如 MnO_4^-、Fe^{3+}、Cu^{2+}、Ni^{2+}、Co^{2+} 等也会干扰终点的观察；在中性或弱碱性溶液中水解的高价离子如：Al^{3+}、Fe^{3+}、Sn^{4+} 等应预先消除。还要加入过量的 Na_2SO_4 消除 Ba^{2+} 和 Pb^{2+}。

3. 莫尔法的测定范围

莫尔法主要用于测定 Cl^- 和 Br^-。因为在中性或弱碱性溶液中原则上也可以滴定 I^-、SCN^-，但生成的 AgI 和 AgSCN 沉淀强烈吸附 I^-、SCN^-，使终点变色不明显，误差大。莫尔法在滴定操作过程中，要剧烈振摇，防止 AgCl 胶体吸附 Cl^-。

4.《中国药典》（2010 版）——应用实例

羟乙基淀粉中氯化钠含量的测定方法：

$$测定原理：NaCl + AgNO_3 \Longrightarrow AgCl \downarrow + NaNO_3$$

具体操作：精密称取 2g 经 105℃ 干燥恒重的羟乙基淀粉，配成 100mL 溶液，取其 20mL 置于 150mL 锥形瓶中，加铬酸钾指示剂数滴，用 $AgNO_3$ 标准溶液（0.1mol/L）滴定，至出现砖红色即为终点。《中国药典》（2010 版）规定 1mL $AgNO_3$（0.1mol/L）标准溶液相当于 5.844mg 的氯化钠，氯化钠含量应不高于 13.0%。

结果计算：
$$\text{NaCl}（\%） = \frac{cVT}{0.1 \times S \times \frac{20}{100} \times 1000} \times 100\%$$

式中　c——$AgNO_3$ 标准溶液浓度，mol/L

　　　V——消耗 $AgNO_3$ 标准溶液的体积，mL

　　　T——滴定度

　　　S——被测样品的质量，g

（二）佛尔哈德法——铁铵矾指示剂法

佛尔哈德法是以铁铵矾作指示剂，用 KSCN 或 NH_4SCN 作标准溶液的银量法。本方法分为直接滴定法和返滴定法两种。

1. 佛尔哈德法测定原理

（1）直接滴定法　直接滴定法是以铁铵矾为指示剂，用 KSCN 或 NH_4SCN 作标准溶液，在酸性溶液中滴定含 Ag^+ 的溶液。其滴定反应式为：

终点前：$Ag^+ + SCN^- \rightleftharpoons AgSCN \downarrow$（白色）

终点时：$Fe^{3+} + SCN^- \rightleftharpoons FeSCN^{2+}$（红色）

在滴定过程中首先析出 AgSCN 白色沉淀，当 Ag^+ 沉淀完全后，稍过量的 SCN^- 与 Fe^{3+} 结合生成红色配合物 $FeSCN^{2+}$，指示终点到达。

由于 $FeSCN^{2+}$ 沉淀易吸附溶液中的 Ag^+，使化学计量点提前出现，所以在滴定时必须剧烈振荡，使吸附的 Ag^+ 释放出来。

（2）返滴定法　此法可间接测定卤离子或 SCN^- 等。如在含有 Cl^- 的 HNO_3 溶液中先加入准确过量 $AgNO_3$ 标准溶液，使 Cl^- 生成 AgCl 白色沉淀，然后再以铁铵矾作指示剂，用 KSCN 标准溶液滴定剩余的 $AgNO_3$，当 Ag^+ 定量沉淀后，过量的 SCN^- 与 Fe^{3+} 生成红色配合物。其滴定反应式为：

终点前：Ag^+（过量）$+ Cl^- \rightleftharpoons AgCl \downarrow$（白色）

　　　　Ag^+（剩余）$+ SCN^- \rightleftharpoons AgSCN \downarrow$（白色）

终点时：$Fe^{3+} + SCN^- \rightleftharpoons FeSCN^{2+} \downarrow$（红色）

由于 AgCl 的溶解度比 AgSCN 大，故终点后，过量的 SCN^- 将与 AgCl 发生置换反应，使 AgCl 转化成更难溶的 AgSCN 沉淀，其反应式为：

$$AgCl \downarrow + SCN^- \rightleftharpoons AgSCN \downarrow + Cl^-$$

所以溶液出现红色后，随着不断地摇动，溶液红色又逐渐消失，终点很难确定。为了避免上述误差，在接近化学计量点时，必须停止摇动，或先将沉淀滤去，再在滤液中进行滴定。更简便的方法是在滴定前加入硝基苯（有毒）或 1，2-二氯乙烷，可以得到比较正确的结果。

2. 佛尔哈德法的滴定条件

（1）溶液的酸度　一般在 HNO_3 介质中进行，$[H^+]$ 在 0.1～1mol/L，否则，Fe^{3+} 在中性或碱性溶液中会水解生成 $Fe(OH)_3$ 沉淀，而影响终点的确定。

(2) 指示剂用量　终点时 Fe^{3+} 的浓度约为 0.015mol/L。

(3) 直接法测定 Ag^+ 时，要充分振摇，以防止 AgSCN 沉淀吸附 Ag^+，而使终点提前出现。

(4) 返滴定法测定 Cl^-，为防止沉淀吸附 Ag^+ 而提前出现终点，需要充分振摇。

(5) 测定 I^- 时，须先加入过量的 $AgNO_3$ 标准溶液后，再加入铁铵矾 $[NH_4Fe(SO_4)_2]$ 指示剂，以防止 Fe^{3+} 与 I^- 作用。

3. 佛尔哈德法测定范围

佛尔哈德法测定范围较广，Ag^+、Cl^-、Br^-、I^-、SCN^- 等均可测定。

（三）法扬司法

利用吸附指示剂指示滴定终点的银量法，称为法扬司法。

1. 法扬司法的滴定原理

吸附指示剂是一些有机染料，当它被吸附在沉淀表面后，其结构发生改变引起颜色变化，从而指示终点。例如：用 $AgNO_3$ 作标准溶液滴定 Cl^- 时，常用荧光黄作吸附指示剂，它是一种有机弱酸，在溶液中可离解为：

$$HFIn \rightleftharpoons H^+ + FIn^- \text{（黄绿色）}$$

在化学计量点前，溶液中存在着过量的 Cl^-，AgCl 沉淀胶粒吸附 Cl^-，生成带负电荷 $AgCl \cdot Cl^-$ 的胶粒，荧光黄不被吸附，溶液呈黄绿色。当达到计量点时，Ag^+ 过量，则 AgCl 沉淀胶粒便吸附 Ag^+ 而形成带正电荷的胶粒 $AgCl \cdot Ag^+$。它能强烈地吸附 FIn^-，使其结构改变而呈粉红色，指示终点的到达。其反应式为：

$$AgCl \cdot Ag^+ + FIn^- \rightleftharpoons AgCl \cdot Ag^+ \cdot FIn^- \text{（粉红色）}$$

2. 法扬司法的滴定条件

(1) 由于吸附指示剂颜色改变发生在沉淀表面上，这就要求沉淀颗粒应有较大的表面积。所以一般可加入糊精作为保护胶体。

(2) 滴定必须在中性、弱碱性或很弱的酸性溶液中进行。如果酸性较大时，FIn^- 与 H^+ 结合，形成弱酸分子而不被吸附，因此滴定一般在 pH7~10 进行。

(3) 用 $AgNO_3$ 滴定 Cl^- 时，溶液浓度要求在 0.005mol/L 以下，而滴定 Br^-、I^-、SCN^- 时，浓度低于 0.001mol/L 时仍可准确滴定。

(4) 因卤化银易感光变灰，影响终点观察，所以应避免在强光下滴定。

3. 法扬司法的滴定条件范围

吸附指示剂常用于银量法，可以用于测定 Cl^-、Br^-、I^-、SCN^-、Ag^+ 等。

在银量法中常用的几种吸附指示剂的使用条件见表 4-7。

4.《中国药典》（2010 版）——应用实例

氯化钠注射液含量的测定方法：

$$\text{测定原理：} NaCl + AgNO_3 \rightleftharpoons AgCl\downarrow + NaNO_3$$

表 4-7　　　　　　　　常用的几种吸附指示剂的使用条件

指示剂	滴定剂	被测定的离子	适用 pH	颜色变化
荧光黄	Ag^+	Cl^-	7～10（一般为 7～8）	黄绿→粉红
二氯荧光黄	Ag^+	Cl^-	4～10（一般为 5～8）	黄绿→粉红
曙红	Ag^+	Br^-、I^-、SCN^-	2～10（一般为 3～8）	橙黄→红紫
溴甲酚绿	Ag^+	SCN^-	4～5	红→黄

具体操作：精密量取氯化钠注射液（0.9%）10mL，加水 40mL、2% 糊精溶液 5mL、2.5% 硼砂溶液 2mL 与荧光黄指示剂 5～8 滴，用 $AgNO_3$ 标准溶液（0.1mol/L）滴定，至出现粉红色即为终点。《中国药典》（2010 版）规定 1mL $AgNO_3$（0.1mol/L）标准溶液相当于 5.844mg 的氯化钠。

结果计算：
$$NaCl(\%) = \frac{cVT}{0.1 \times 10 \times 1000} \times 100\%$$

式中　c——$AgNO_3$ 标准溶液摩尔浓度，mol/L
　　　V——消耗 $AgNO_3$ 标准溶液的体积，mL
　　　T——滴定度

【项目测试】

1. 填空题

(1) 酸碱滴定曲线是指_____。滴定曲线的突跃范围是指_____。

(2) 酸碱指示剂变色内因是_____，外因是溶液_____的改变。酸碱指示剂的变色范围一般为_____个 pH 单位，影响指示剂变色范围的因素有_____、_____、_____、_____等。混合指示剂具有_____、_____、_____等优点。

(3) 酸碱滴定法中，选择指示剂的依据是_____。

(4) 0.1000mol/L NaOH 滴定 0.1000mol/L HCl 溶液，化学计量点时溶液的 pH 为_____，应选用_____作指示剂。终点颜色由_____变为_____。

(5) 标准溶液的配制方法有_____法和_____法。

(6) 氧化还原滴定法的指示剂一般有_____、_____、_____三种类型。

2. 选择题

(1) 用 NaOH 标准溶液滴定 HAc 溶液，化学计量点偏碱性，应选用（　　）为指示剂。

A. 溴酚蓝　　　　B. 酚酞　　　　C. 甲基橙　　　　D. 甲基红

(2) 下列物质中，可直接配制标准溶液的有（　　）。
A. $K_2Cr_2O_7$　　　　B. NaOH　　　　C. 盐酸　　　　D. $KMnO_4$
(3) 一元弱酸被滴定的条件是（　　）。
A. $c \cdot K_a \geq 10^6$　　B. $c \cdot K_a \geq 10^{-6}$　　C. $c \cdot K_a \geq 10^{-8}$　　D. $c \cdot K_a \geq 10^8$

3. 简答题

(1) 常量滴定分析方法的终点误差一般是多少？
(2) 滴定分析方法按滴定反应类型的不同，可分为哪几种类型？
(3) 滴定分析方法中常用的分析方式有哪几种？
(4) 什么是标准溶液的标定？包括哪几种方法？
(5) 常用的氧化还原滴定法有哪些？各种方法的原理及特点是什么？
(6) EDTA 和金属离子形成的配位化合物有哪些特点？

4. 计算题

(1) 称取基准物质草酸（$H_2C_2O_4 \cdot 2H_2O$）0.5987g 溶解后，转入 100mL 容量瓶中定容，移取 25.00mL 标定 NaOH 标准溶液，用去 NaOH 溶液 21.10mL。计算 NaOH 溶液的物质的量浓度。

(2) 标定 0.1mol/L H_2SO_4 标准溶液，欲使标定消耗的 H_2SO_4 的体积在 20～30mL 范围内，需称取基准无水 Na_2CO_3 的范围是多少？

(3) 0.1680g $H_2C_2O_4 \cdot 2H_2O$ 恰好与 24.65mL 浓度为 0.1045mol/L NaOH 标准溶液反应，求 $H_2C_2O_4 \cdot 2H_2O$ 纯度。

(4) 称取干燥好的工业纯碱试样 1.5432g，加水溶解后转入 250mL 容量瓶中定容。移取此试液 25.00mL，用甲基橙为指示剂，以 0.1000mol/L HCl 标准溶液滴定至终点，消耗 HCl 24.68mL，求试样中 Na_2CO_3 的质量分数。

(5) 在 100mL 溶液中，含有 $K_2Cr_2O_7$ 0.490g。求在酸性条件下作氧化剂时，$K_2Cr_2O_7$ 的物质的量浓度是多少？

(6) 用 20.00mL $KMnO_4$ 溶液，恰能氧化 0.1500g 的 $Na_2C_2O_4$，试计算 $KMnO_4$ 溶液的浓度为多少？

(7) 在硫酸介质中，基准物质草酸钠 201.0mg，用 $KMnO_4$ 溶液滴定至终点，消耗其体积 30.00mL，计算 $KMnO_4$ 标准溶液物质的量浓度。

(8) 碘酊中碘和碘化钾含量测定时，精密量取本品 10mL，依法操作，用硫代硫酸钠标准溶液（0.1021mol/L）滴定至该溶液无色时，消耗 15.29mL；取上述滴定后的溶液，以曙红为指示剂，用硝酸银溶液（0.1043mol/L）滴定至沉淀由黄色转变为玫瑰红色时，消耗 23.06mL。试问该样品是否符合含碘（I_2）应为 18～22g/L；含碘化钾（KI）应为 13.5～16.5g/L 的规定？

(9) 称取基准物质 $K_2Cr_2O_7$ 0.1236g 标定 $Na_2S_2O_3$ 溶液。首先用稀 HCl 溶解后，加入过量的 KI，置于暗处 5min，待反应完毕后加入 80mL 水，用待标定的 $Na_2S_2O_3$ 溶液滴定，终点时消耗 V（$Na_2S_2O_3$）为 21.20mL，求 $Na_2S_2O_3$ 物质的

量浓度。

（10）检验某病人血液中的钙含量，取 2.00mL 血液稀释后，用 $(NH_4)_2C_2O_4$ 溶液处理，使 Ca^{2+} 生成 CaC_2O_4 沉淀，沉淀经过滤、洗涤后，溶解于强酸中，然后用浓度为 0.0500mol/L 的 $KMnO_4$ 溶液滴定，用去 1.20mL，试计算此血液中钙的含量，M_{Ca}=40.08g/mol 。

（11）在 pH＝10 的条件下，以铬黑 T 为指示剂，滴定 25.00mL 水样中的 Ca^{2+}、Mg^{2+} 总量，共用去 0.0100mol/L 的 EDTA 标准溶液 4.93mL，求此水样的总硬度。

（12）用配位滴定法测定产品中 $ZnCl_2$ 的含量，先准确称取样品 0.2500g 试样，溶于水后稀释到 250.0mL，在 pH＝6 的情况下，以二甲酚橙为指示剂，用 0.1024mol/L EDTA 标准溶液滴定，用去 17.61mL，求样品中 $ZnCl_2$ 的质量分数。

（13）取 100mL 某水样，调节 pH＝10，用铬黑 T 作指示剂，用去 0.100mol/L EDTA 标准溶液滴定至终点，用去 EDTA 标准溶液 28.66mL；另取 100mL 水样，调节 pH＝12，用钙指示剂，用去 EDTA 标准溶液 16.48mL，计算该水样的总硬度以及 Ca^{2+}、Mg^{2+} 含量（mg/L）。

（14）已知 $Mg(OH)_2$ 在 25℃时的溶度积为 1.2×10^{-11}，求其溶解度。

（15）已知 Ag_2CrO_4 的溶度积为 9.0×10^{-12}，AgCl 的溶度积为 1.8×10^{-10}，分别计算它们各自的溶解度。并解释为什么具有较小的溶度积的难溶盐反而有较大的溶解度。

（16）如果将 30.00mL $AgNO_3$ 溶液作用于 0.1173g NaCl，过量的 $AgNO_3$ 需用 3.20mL NH_4SCN 溶液去滴定（滴定 20.00mL $AgNO_3$ 溶液，需要 21.00mL NH_4SCN 溶液），计算：

① $AgNO_3$ 溶液的物质的量浓度。
② $AgNO_3$ 溶液对 NaCl 的滴定度。
③ NH_4SCN 溶液物质的量浓度。

（17）取含 NaCl 的溶液 20.00mL，加入 K_2CrO_4 作指示剂，用 0.1023mol/L $AgNO_3$ 标准溶液滴定，用去 27.00mL，求每升溶液中含 NaCl 的克数。

项目五 分光光度法

任务一 分光光度法的基本原理

【任务目标】

- 了解光的本质与溶液颜色的关系。
- 理解光的吸收曲线,掌握光的吸收定律。

一、光的选择性吸收与溶液颜色的关系

光是一种电磁波,常用频率和波长来描述。通常把人眼所能感觉到波长在 400~760nm 的光称为可见光。把人眼睛感觉不到波长小于 400nm 的光称为紫外光;大于 760nm 的光称红外光。可见光区的白光是由不同颜色的光按照一定强度比例混合而成的。不同波长的光呈不同的颜色,但各种有色光之间并没有严格的界限,而是由一种颜色逐渐过渡到另外一种颜色。

由不同波长的光组成的光称为复合光。白光属于复合光,如果让一束白光通过棱镜,就可色散为红、橙、黄、绿、青、蓝、紫 7 种颜色的光,这种现象称为光的色散。每种颜色的光都具有一定的波长范围,如表 5-1 所示。

只具有一种颜色的光称为单色光。两种适当颜色的单色光按照一定强度比例混合也可成为白光,这两种单色光称为互补色光。光的互补色如图 5-1 所示,直线相连的两种色光,如绿光和紫光、黄光和蓝光等均是互补色光。

表 5-1　　　　　　　　　不同波长光的颜色

波长/nm	颜色	波长/nm	颜色
620~760	红色	480~500	青色
590~620	橙色	430~480	蓝色
560~590	黄色	400~430	紫色
500~560	绿色		

物质的颜色正是由于物质对不同波长的光具有选择吸收作用而产生的。当一束白光通过一种溶液时，如果该溶液对各种颜色的光透过程度相同，则溶液无色透明。如果某些波长的光被溶液吸收，另一些波长的光不被吸收而透过溶液，溶液就呈现出透过光的颜色。也就是说，溶液呈现的是与它吸收光呈互补色的颜色。如硫酸铜由于吸收了黄光而呈现蓝色；高锰酸钾溶液由于吸收了绿光而呈现紫色。

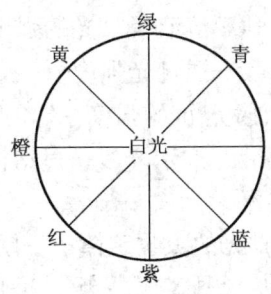

图 5-1　光的互补色示意图

二、光的吸收曲线

光的吸收曲线又称吸收光谱，它是在溶液浓度一定的条件下，以吸光度（A）为纵坐标，以相应的波长（λ）为横坐标，所绘制的曲线。例如高锰酸钾溶液对不同波长光选择吸收的情况如图 5-2 所示。说明高锰酸钾溶液对波长 525nm 附近的黄绿光的吸收最强，它所对应的波长称为最大吸收波长，用 λ_{max} 表示。而对紫色光和红色光则吸收很少，故高锰酸钾溶液显紫色。如果溶液浓度不同，吸光度（A）也不同，但吸收曲线形状相同，它们的最大吸收波长是不变的。因此，吸收曲线在实际应用中非常重要，是吸光光度法选择测定波长的重要依据。

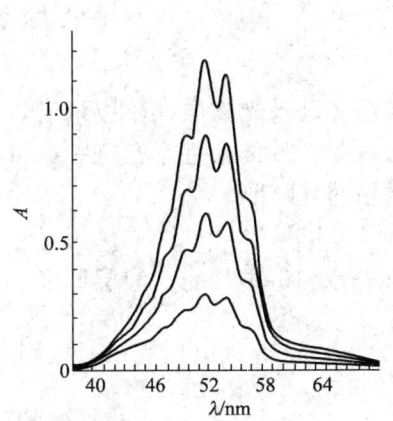

图 5-2　$KMnO_4$ 吸收光谱

在定量分析中，吸收曲线可提供选择测定的适当波长，一般以灵敏度大的 λ_{max} 作为测定波长。

三、光的吸收定律

（一）透光率（T）和吸光度（A）

当一束平行并具有一定波长的单色光透过均匀、非散射的溶液后，有一部分光被吸收，另一部分光透过溶液，透过光的强度就要减弱。即：

$$I_0 = I_a + I_t$$

式中　I_0——入射光的强度

　　　I_a——溶液吸收光的强度

　　　I_t——透过光强度

当入射光 I_0 的强度一定时，溶液吸收光的强度 I_a 越大，则溶液透过光的强度 I_t 越小，用 I_t/I_0 表示光线透过溶液的能力，称为透光率，用符号 T 表示，其数值可用小数或百分数表示。

（二）光的吸收定律——朗伯-比耳定律

朗伯-比耳定律：当一束平行的单色光通过均匀、无散射现象的溶液时，在单色光强度、溶液的温度等条件不变的情况下，溶液吸光度与溶液的浓度及液层厚度的乘积成正比。

$$A = Ecl = \lg \frac{1}{T}$$

式中　E——吸光系数，L/(mol·cm)

　　　c——溶液的浓度，mol/L

　　　l——液层厚度，cm

（三）吸光系数

朗伯-比耳定律中的 E 为吸光系数，物理意义是吸光物质在单位浓度、单位液层厚度时的吸光度。在一定条件下，吸光系数是物质的特性常数之一，可作为定性鉴别的重要依据。吸光系数的表示方法常用的有两种。

1. 摩尔吸光系数

摩尔吸光系数是指波长一定时，溶液的浓度为 1mol/L 时，液层厚度为 1cm 的吸光度，单位为 L/(mol·cm)，用 ε 表示。

$$\varepsilon = \frac{A}{cl}$$

2. 百分吸光系数

百分吸光系数是指波长一定时，溶液浓度为 1%（g/100mL），液层厚度为 1cm 的吸光度，单位为 mL/(g·cm)，用 $E_{1cm}^{1\%}$ 表示。

$$E_{1cm}^{1\%} = \frac{A}{cl}$$

$E_{1cm}^{1\%}$ 和 ε 可以通过下式换算：

$$E_{1cm}^{1\%}=\frac{\varepsilon\times 10}{M}$$

式中　M——吸光物质的摩尔质量，g/mol

例 5-1　Fe^{2+} 浓度为 5.0×10^{-4} g/100mL 的溶液，与 1，10-邻二氮杂菲反应，生成橙红色配位化合物。该配位化合物在波长 508nm，比色皿厚度 2cm 时，测得 $A=0.19$。计算 1，10-邻二氮杂菲亚铁的 $E_{1cm}^{1\%}$ 和 ε。

解：已知铁的相对原子质量为 55.85，根据朗伯-比耳定律：

$$E_{1cm}^{1\%}=\frac{A}{cl}=\frac{0.19}{5.0\times10^{-4}\text{g/100mL}\times 2\text{cm}}=19\text{L/(g}\cdot\text{cm)}$$

$$\varepsilon=\frac{ME_{1cm}^{1\%}}{10}=\frac{55.85\text{g/mol}\times 19\text{L/(g}\cdot\text{cm)}}{10}=106.12\text{L/(mol}\cdot\text{cm)}$$

对于多组分体系，吸光度具有加和性，即如果各种吸光物质之间没有相互作用，这时体系的总吸光度等于各组分吸光度之和。

$$A_{总}=A_1+A_2+A_3+\cdots+A_n$$

朗伯-比耳定律不仅适用于可见光区的单色光，也适用于紫外和红外光区的单色光。不仅适用于有色溶液，也适用于无色溶液及气体和固体的非散射均匀体系。它要求入射光为单色光，溶液为一定浓度范围的稀溶液。

任务二　定量分析方法

【任务目标】

- 了解显色反应和显色剂的选择。
- 学会工作曲线的绘制和使用，知道一些分光光度法的应用。

一、显色反应和显色条件的选择

（一）显色反应和显色剂

利用分光光度法进行分析，首先要用适当的试剂把被测组分转变成有色化合物，然后进行比色和光度测定。将待测组分转变成有色化合物的反应称为显色反应，与待测组分反应生成有色化合物的试剂称为显色剂。显色反应主要有氧化还原反应和配位反应，而以配位反应应用最广。显色剂有无机物和有机物两大类，其中有机显色剂应用较广泛。

在实际分析中，同一待测组分可与多种显色剂发生显色反应，生成不同的有色物质。为了保证测定的灵敏度和准确度，获得理想的分析结果，在分析时对显色反应有如下要求。

（1）显色反应生成的有色化合物，应有较高的稳定性。使有色物质的颜色有足够的稳定时间,以便于比色测定。

(2) 显色反应的灵敏度要高,要求生成有色化合物的摩尔吸光系数要足够大（ε 为 $10^3 \sim 10^5$）。因摩尔吸光系数越大,有色化合物的颜色愈深,显色反应也就愈灵敏,愈有利于微量组分的测定。

(3) 显色反应的产物组成恒定,化学性质稳定,符合一定的化学式。

(4) 显色反应生成的有色化合物与显色剂之间的颜色差别要大。它们最大的吸收波长之差应在 60nm 以上。

(5) 显色反应的条件易于控制。

(二) 显色条件的选择

显色反应和一般的化学反应一样,存在着化学平衡,为了使显色反应完全和稳定,就需要考虑影响显色反应的因素,以便能控制适当的条件,得到准确的结果。选择显色反应条件应该从以下几方面考虑。

1. 显色剂的用量

显色反应一般可用下式表示：

$$M + R \rightleftharpoons MR$$

待测组分　显色剂　有色配位化合物

根据平衡移动原理,增加显色剂的用量,能提高显色反应的完全程度。但过量显色剂的加入,有时会引起副反应的发生,偏离光的吸收定律,从而影响测定结果的准确度。因此要严格控制显色剂的用量,在实际工作中,显色剂的用量是通过实验来确定的。

2. 溶液的酸度

溶液的酸度对显色反应的影响是多方面的,能影响金属离子存在的状态、显色剂的浓度和颜色,影响生成有色化合物的组成、颜色和稳定性等。所以显色反应通常必须在合适的酸度下进行,在实际分析中,常采用缓冲溶液来控制溶液的酸度。

3. 显色时间

不同的显色反应速度差别很大,颜色达到最大程度所需的时间不同。适宜的比色时间可以通过实验来确定。其方法是：在一定温度下,作吸光度和时间的关系曲线,曲线平直部分对应的时间就是最适宜的显色时间。

4. 温度

一般显色反应可在室温下完成,但有些反应需在低温下进行,较高温度下易分解,而有些反应需加热到一定温度才能进行。显色反应的温度同样是通过实验来确定的。

(三) 测量条件的选择

1. 波长的选择

要根据吸收光谱曲线选择波长为 λ_{max} 的光作为入射光,在此波长下,溶液对光的吸收程度最大。另外，在此波长处的一个较小范围内，吸光度变化不大，不会造成对朗伯-比耳定律的偏离，可使测定结果有较高的灵敏度和准确度。

2. 选择适当的吸光度读数范围

读数范围控制在吸光度 0.8～0.1（紫外分光光度法吸光度为 0.7～0.3），透光率控制在 8%～20%，误差较小，准确较高。

3. 选择适当的参比（空白）溶液

选与样品溶液相同的溶剂为空白溶液，在具体测定时通常以蒸馏水为空白溶液。

二、分光光度法

分光光度法是利用分光光度计来进行测定的。即通过调节单色器，选择合适单色光的波长（λ），测量有色溶液的吸光度（A），测量溶液的吸光度后，可用下面的任意一种测试方法，求出溶液的浓度。

1. 标准曲线法

标准曲线法，又称工作曲线法，是分光光度法中最经典的方法，对仪器要求不高，简便易行，尤其适合大批量样品的定量分析。

其方法是：先配制一系列标准有色溶液，用最大吸收波长的单色光分别测出它们的吸光度。然后以浓度（c）为横坐标，吸光度（A）为纵坐标，绘制曲线，即标准曲线或工作曲线，如图 5-3、图 5-4 所示。在测定被测物质溶液的浓度时，用与绘制标准曲线相同的操作方法和条件测出该溶液的吸光度，再从标准曲线上查出相应的浓度或含量。

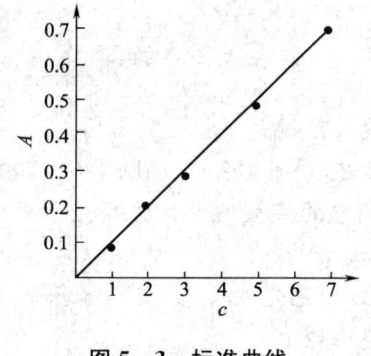

图 5-3　标准曲线

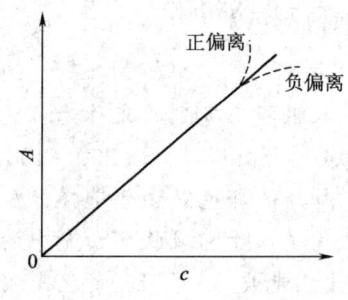

图 5-4　标准曲线弯头现象

2. 标准对照法或比较法

标准对照法又称比较法，根据朗伯-比耳定律，在入射光波长一定和液层厚度相同的条件下，溶液的吸光度与其浓度成正比。

即

$$A_{标} = E_1 c_{标} l$$

$$A_{测} = E_2 c_{测} l$$

由于标准溶液与被测溶液的性质一致,温度一致,入射光的波长一致,故:

$$E_1 = E_2$$

则

$$A_{标}/A_{测} = c_{标}/c_{测}$$

$$c_{测} = c_{标} \times A_{测}/A_{标}$$

需要说明的是,运用上述关系式进行计算时,只有当 $c_{测}$ 和 $c_{标}$ 相接近时,结果才是可靠的,否则将有较大的误差。

3. 分光光度法的特点

(1) 由于入射光是纯度较高的单色光,因此,分光光度法可以得到十分精确的吸收光谱曲线。

(2) 由于可任意选取某种波长的单色光,故在一定条件下,可利用吸光度的加和性,同时测定溶液中两种或两种以上的组分。

(3) 由于入射光波长范围的扩大,许多无色物质,只要它们在紫外或红外区域内有吸收峰,都可用分光光度法进行测定。

三、分光光度法的应用

《中国药典》(2010版) 应用实例——水杨酸二乙胺乳膏的含量测定。

操作方法:取本品适量(约相当于水杨酸二乙胺20mg),精密称定,置烧杯中,加乙醇约 20mL,搅拌使水杨酸二乙胺溶解,置 100mL 容量瓶中,用乙醇稀释至刻度,摇匀,采用紫外-可见分光光度法,在 297nm 的波长处测定吸光度,按水杨酸二乙胺($C_{11}H_{17}NO_3$)的吸收系数($E_{1cm}^{1\%}$)为 186 计算,即得。

【项目测试】

1. 选择题

(1) 人眼能感觉到的光称为可见光,其波长范围是(   )。

A. 400~780nm   B. 200~400nm   C. 200~600nm   D. 400~700μm

(2) 物质的颜色是由于选择性吸收了白光中的某些波长的光所致。硫酸铜溶液呈现蓝色是由于它吸收了白光中的(   )。

A. 蓝色光波   B. 黄色光波   C. 红色光波   D. 绿色光波

(3) 目视比色法中,常用的标准系列法是比较(   )。

A. 透过溶液后的吸收光强度   B. 透过溶液后的光强度
C. 入射光的强度   D. 一定厚度溶液的颜色深浅

(4) 有甲、乙两个不同浓度的同一有色物质的溶液,用同样厚的比色皿,在同一波长下测得的吸光度分别为:甲 0.20;乙 0.30。若甲的浓度为 4.0×10^{-4} mol/L,则乙的浓度为(   )。

A. 6.0×10^{-4} mol/L 　　　　　　B. 2.0×10^{-4} mol/L
C. 4.0×10^{-4} mol/L 　　　　　　D. 1.0×10^{-4} mol/L

2. 问答题

(1) 什么是分光光度法？它有何特点？

(2) 光吸收定律的内容是什么？

(3) 物质对光选择吸收的本质是什么？

(4) 分光光度法对显色反应的基本要求是什么？

(5) 标准系列法如何进行？它的优缺点是什么？

3. 计算题

利用生成丁二酮肟镍分光光度法测定镍。标准镍溶液浓度为 $10\mu g/mL$。为了绘制工作曲线，吸收标准溶液于 100mL 容量瓶中，加入有关试剂后定容至刻度，测得下列数据：

标准镍溶液体积/mL	0.0	2.0	4.0	6.0	8.0	10.0
吸光度	0.0	0.120	0.234	0.350	0.460	0.590

测定含镍矿渣中 Ni 的含量。称取试样 0.6261g，经分解后转移入 100mL 容量瓶中，定容，吸取 2.0mL 试液置于 100mL 容量瓶中，在与工作曲线相同条件下显色，测得溶液的吸光度 A 值 0.300，试求矿渣中镍的质量分数。

项目六 烃

烃是最简单的有机化合物。分子中仅由碳和氢两种元素组成,也称为碳氢化合物。根据烃分子中碳架的不同,可将烃分为链烃和环烃。链烃又可分为饱和链烃和不饱和链烃。例如,

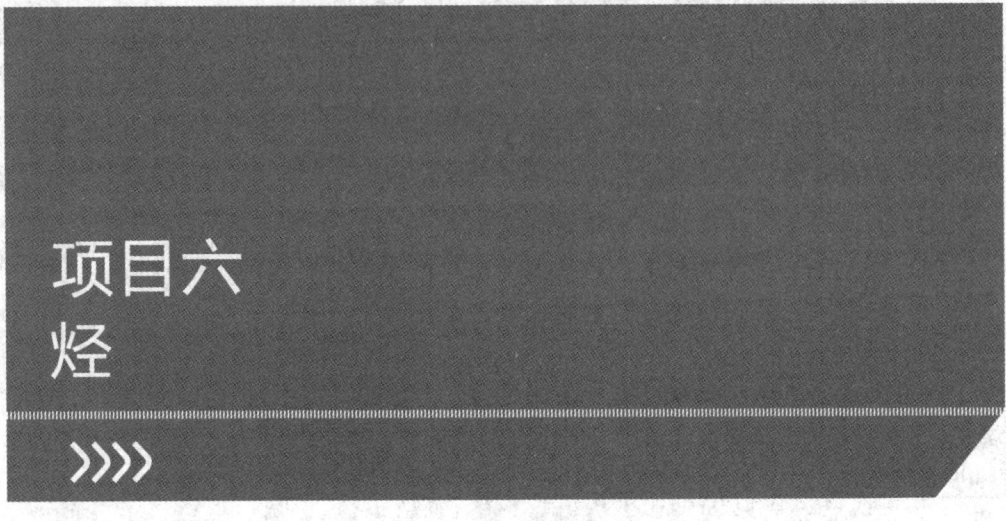

任务一 链 烃

【任务目标】

- 了解链烃的分类及各类链烃的分子结构特征;理解同系物的概念和同分异构现象。
- 掌握饱和链烃和不饱和链烃的典型性质。
- 会各类链烃的命名或写出它们结构式。

一、有机化合物的概述

(一) 有机化合物和有机化学

有机化合物简称有机物。最初有机物的意思是指有"生命力"之物,如淀

粉、纤维素、蛋白质、油脂等，它们只能来自动植物体。后来经过人工的方法合成了这些化合物，如1854年柏赛罗合成了油脂，因此有"生命力"的说法已不确切了。

根据有机物的分子组成都含有碳原子，所以把含碳的化合物称作有机物，此外还含有氢，因此又把碳氢化合物称作有机物。但碳的氧化物（CO、CO_2）、金属碳化物（CaC_2）、碳酸（H_2CO_3）及碳酸盐除外，因为它们在结构和性质上更与无机物相近。这样，有机物相对确切的定义为碳氢化合物及其衍生物。有机化学则是研究有机物的组成、结构、性质及其变化规律的科学。

（二）有机化合物的特性

1. 有机化合物性质特性

（1）组成有机化合物的元素种类虽少，但有机化合物的数目繁多。

（2）大多数有机化合物难溶于水，易溶于有机溶剂。

（3）一般有机物热稳定性较差，受热易分解，易燃烧。

（4）大多数有机物是非电解质，熔点、沸点都较低；几乎都是电的不良导体。

（5）有机物之间反应较复杂，速率较慢，产物复杂，常常伴有副反应。

有机化合物的特点是相对于无机物而言的，但严格说有机物和无机物在性质上的区别并不是绝对的。例如，酒精易溶于水，四氯化碳不仅不燃烧而且还可以灭火。

2. 有机化合物结构特性

（1）碳、碳之间可以连接成链状或环状。

$CH_3-CH_2-CH_3$ $H_2C\begin{array}{c}CH_2\\ \diagup\diagdown\\ \end{array}CH_2$ $CH_3-CH_2-CH_2-CH_3$ $\begin{array}{c}CH_2-CH_2\\ |\qquad|\\ CH_2-CH_2\end{array}$

（2）碳、碳之间可以连接成单键、双键或叁键。

CH_3-CH_3 $CH_2=CH_2$ $CH\equiv CH$

（3）碳原子还可以与O、N、S、P、X（卤素）相互结合，形成链状或环状化合物。

$CH_3-CH_2-O-CH_2-CH_3$ $\begin{array}{c}O\\ \diagup\diagdown\\ H_2C-CH_2\\ |\qquad|\\ H_2C-CH_2\end{array}$

（4）同分异构现象

例如，分子式为C_2H_6O的有机物有两种结构：

$\begin{array}{c}\text{H}\quad\text{H}\\ |\quad\;\;|\\ \text{H}-\text{C}-\text{C}-\text{OH}\\ |\quad\;\;|\\ \text{H}\quad\text{H}\end{array}$ $\begin{array}{c}\text{H}\qquad\text{H}\\ |\qquad\;\;|\\ \text{H}-\text{C}-\text{O}-\text{C}-\text{H}\\ |\qquad\;\;|\\ \text{H}\qquad\text{H}\end{array}$

(三) 有机化合物的分类

1. 按碳链分类

根据有机化合物分子中碳架的不同，把有机物分为链状化合物和环状化合物两大类。

（1）链状化合物　也称脂肪族化合物，这类化合物分子中碳碳之间，可以连接成单键、双键或叁键，链状结构中可以带支链。例如，

$$CH_3-CH_2-CH-CH_3 \qquad CH_3-CH=CH-CH_3 \qquad CH\equiv C-CH-CH_3$$
$$\qquad\qquad\quad |\qquad\qquad\qquad\qquad\qquad\qquad\qquad\qquad\qquad\quad |$$
$$\qquad\qquad\quad CH_3\qquad\qquad\qquad\qquad\qquad\qquad\qquad\qquad\quad CH_3$$

（2）环状化合物　这类化合物原子之间相互结合成闭合的环状结构。又可根据构成环的原子是否含有杂原子（O、S、N）分为碳环化合物和杂环化合物两类，碳环化合物又可分为脂环族化合物和芳香环族化合物。例如，

脂环族化合物

环丁烷　　甲基环戊烷　　环己烯　　环己醇

芳香环族化合物

苯　　萘　　蒽

杂环化合物

吡咯　　呋喃　　噻吩　　吡啶

2. 按官能团分类

所谓官能团是指决定一类化合物主要化学性质的原子或原子团。有机化学反应一般发生在官能团上，所以同一官能团的有机化合物一般具有相同或相似的化学性质。表6-1所示为有机化合物按官能团分类。

表6-1　　　　　　　　　　有机化合物按官能团分类

官能团结构	官能团名称	化合物类别	实例
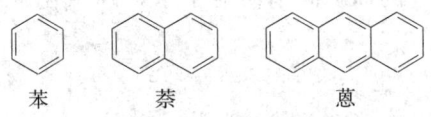	碳碳单键	烷烃	CH_3-CH_3
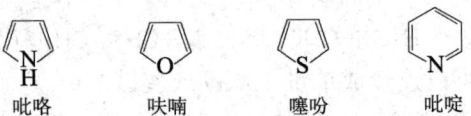	碳碳双键	烯烃	$\begin{array}{c}H\\|\\C\\||\\C\\|\\H\end{array}\ \begin{array}{c}H\\|\\\\\\\\|\\H\end{array}$

88

续表

官能团结构	官能团名称	化合物类别	实例
—C≡C—	碳碳叁键	炔烃	H—C≡C—H
—X (F、Cl、Br、I)	卤素	卤代烃	CH_3CH_2—Cl
—OH	醇羟基	醇	CH_3CH_2—OH
—OH	酚羟基	酚	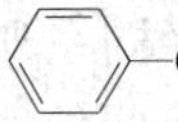 C₆H₅—OH
—C—O—C—	醚键	醚	CH_3CH_2—O—CH_2CH_3
—CHO	醛基	醛	CH_3—CHO
—CO—	酮基	酮	CH_3—CO—CH_3
—COOH	羧基	羧酸	CH_3—COOH
—COO—R	酯基	酯	CH_3—COO—C_2H_5
—CO—N	酰胺基	酰胺	CH_3—CO—NH_2
—NO_2	硝基	硝基化合物	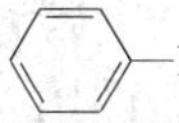 C₆H₅—NO_2
—NH_2	氨基	胺	CH_3—NH_2

二、饱和链烃

(一) 烷烃的分子结构

1. 烷烃的结构通式、同系物

分子中碳碳原子之间都以单键相结合，其余的价键都被氢原子所饱和的链烃，称为饱和链烃，又称烷烃。例如，

结构式

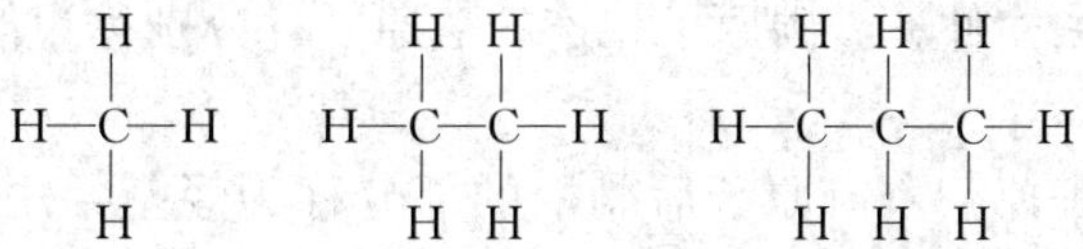

$$\begin{array}{ccc} H & H\;H & H\;H\;H \\ | & |\;\;| & |\;\;|\;\;| \\ H-C-H & H-C-C-H & H-C-C-C-H \\ | & |\;\;| & |\;\;|\;\;| \\ H & H\;H & H\;H\;H \end{array}$$

分子式　　　　CH_4　　　　　　C_2H_6　　　　　　C_3H_8

　　　　　　　甲烷　　　　　　　乙烷　　　　　　　丙烷

上述结构式可以看出，从甲烷开始，每增加一个碳原子就增加两个氢原子。因此，烷烃同系物的结构通式为：C_nH_{2n+2}。在相邻的两个烷烃分子之间，总是相差一个"—CH_2—"原子团。通常，把结构相似、在分子组成上相差一个或若干个"—CH_2—"原子团的一系列化合物称为同系列，同系列中的化合物互称为同系物。

2. 同分异构现象

在烷烃同系列中，从丁烷开始，分子中原子的连接顺序和方式有所不同，例如，丁烷有两种连接方式：

$$CH_3—CH_2—CH_2—CH_3 \qquad CH_3—CH—CH_3$$
$$\qquad\qquad\qquad\qquad\qquad\qquad\qquad |$$
$$\qquad\qquad\qquad\qquad\qquad\qquad\qquad CH_3$$

戊烷有三种连接方式：

$$CH_3—CH_2—CH_2—CH_2—CH_3 \qquad CH_3—CH—CH_2—CH_3 \qquad CH_3—\overset{\overset{\displaystyle CH_3}{|}}{\underset{\underset{\displaystyle CH_3}{|}}{C}}—CH_3$$

这种具有相同的分子式，但具有不同结构的化合物互称同分异构体，产生同分异构体的现象称为同分异构现象。在烷烃中，随着碳原子数的增多，同分异构体的数目也增多，例如己烷（C_6H_{14}）有 5 种，庚烷（C_7H_{16}）有 9 种。烷烃的同分异构现象是由于分子中碳原子的骨架（碳链）不同引起的，这种构造异构又称为碳架（碳链）异构。

3. 烷烃中碳原子和氢原子的类型

烷烃分子中的碳原子，根据它们直接相连的碳原子数目可分为四类，其中，只与一个碳原子直接相连的称为伯碳原子或第一碳原子（1°）；与两个碳原子直接相连的称为仲碳原子或第二碳原子（2°）；与三个碳原子直接相连的称为叔碳原子或第三碳原子（3°）；与四个碳原子直接相连的称为季碳原子或第四碳原子（4°）。例如，

$$\overset{1°}{C}H_3—\overset{3°}{C}H—\overset{2°}{C}H_2—\overset{4°}{C}—\overset{1°}{C}H_3$$

分子中与伯、仲、叔碳原子相连的氢原子，分别称为伯、仲、叔氢原子。

4. 烃基

烃分子中去掉一个氢原子后剩下的部分称为烃基，用"—R"表示。如果烷烃分子中去掉一个氢原子后剩下的部分，就称为烷基，用"—C_nH_{2n+1}"表示。烷基的名称由相应的烷烃命名。例如，

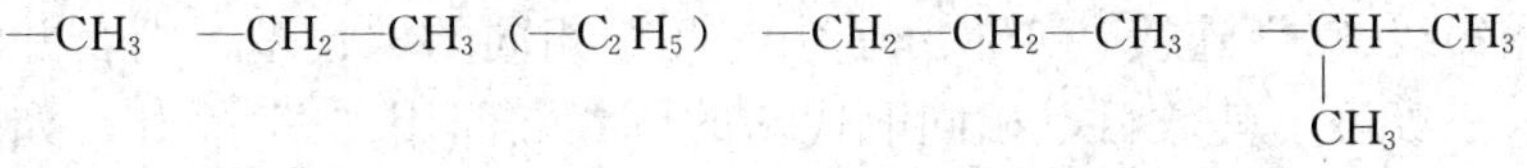

—CH₃　　—CH₂—CH₃（—C₂H₅）　　—CH₂—CH₂—CH₃　　—CH—CH₃
　　　　　　　　　　　　　　　　　　　　　　　　　　　　　　　　｜
　　　　　　　　　　　　　　　　　　　　　　　　　　　　　　　　CH₃

　　甲基　　　　　　　乙基　　　　　　　　　　丙基　　　　　　　异丙基

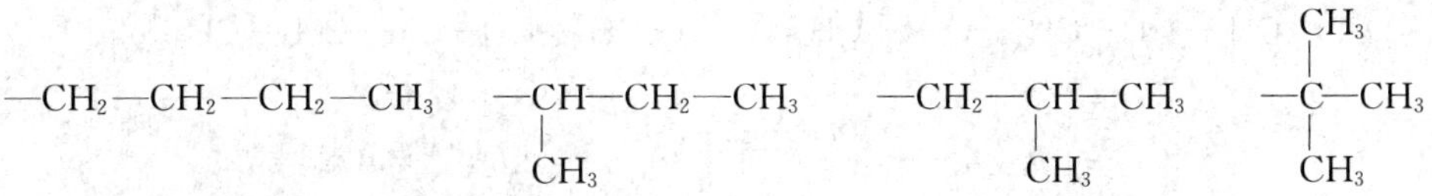

　　　　　　　　　　　　　　　　　　　　　　　　　　　　　　　　　CH₃
　　　　　　　　　　　　　　　　　　　　　　　　　　　　　　　　　｜
—CH₂—CH₂—CH₂—CH₃　　—CH—CH₂—CH₃　　—CH₂—CH—CH₃　　—C—CH₃
　　　　　　　　　　　　｜　　　　　　　　　　　　｜　　　　　　　｜
　　　　　　　　　　　　CH₃　　　　　　　　　　　CH₃　　　　　　CH₃

　　正丁基　　　　　　　仲丁基　　　　　　　　异丁基　　　　　　叔丁基

（二）烷烃的命名

1. 普通命名法

普通命名法又称习惯命名法。命名原则：是根据分子中碳原子数目命名为"某烷"。分子中碳原子数在 10 个以下的，依次用天干命名为甲、乙、丙、丁、戊、己、庚、辛、壬、癸烷，碳原子数在 10 个以上的则用汉文数字十一、十二⋯⋯烷等来表示。对于直链烷烃，则在名称前冠以"正"字，对于有支链的烷烃，如在链端第二个碳原子上连有一个甲基支链没有其他支链的，则在名称前冠以"异"字；如在链端第二个碳原子上连有两个甲基支链没有其他支链的，则在名称前冠以"新"字。例如：

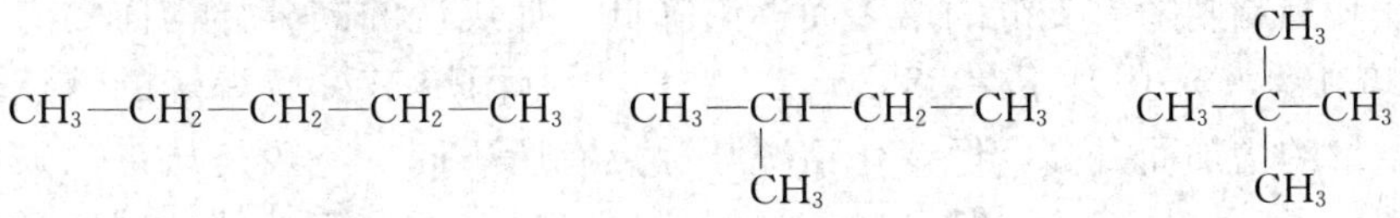

　　　　　　　　　　　　　　　　　　　　　　　　　　　　　　　　CH₃
　　　　　　　　　　　　　　　　　　　　　　　　　　　　　　　　　｜
CH₃—CH₂—CH₂—CH₂—CH₃　　CH₃—CH—CH₂—CH₃　　CH₃—C—CH₃
　　　　　　　　　　　　　　　　　　｜　　　　　　　　　　　　　｜
　　　　　　　　　　　　　　　　　　CH₃　　　　　　　　　　　　CH₃

　　正戊烷　　　　　　　　　　异戊烷　　　　　　　　　　新戊烷

这种命名法只适用于结构比较简单的烷烃，对于结构较为复杂的烷烃的命名，则需要采用系统命名法。

2. 系统命名法

直链烷烃与普通命名法相同，命名为"某烷"，但不用"正"字。例如，

CH₃—CH₂—CH₂—CH₂—CH₃　　　　CH₃—CH₂—CH₂—CH₂—CH₂—CH₃

　　戊烷　　　　　　　　　　　　　　　　己烷

对于有支链的烷烃，按以下原则命名：

（1）选择主链　在分子中选择含碳原子数最多的碳链作主链，根据主链所含碳原子数目命名为"某烷"。主链以外的支链（或侧链）称为取代基。如果分子中有两个含同数碳原子的碳链时，则选择含取代基较多的为主链。

（2）给主链编号　从离取代基近的一端开始，用阿拉伯数字给主链上的碳原子编号。取代基的位置就是它所连接的主链碳原子的编号数，如果主链有两种可能时，则选择使取代基的号数之和为最小的编号方法。

（3）命名　命名时，取代基的位置和名称依次写在主链名称的前面，位置与

名称之间用短线"-"连接。如果分子中有几个相同的取代基,则合并起来用汉文数字二、三等表示其数目,相同取代基的位置之间用","隔开;如果分子中取代基不同,则将简单的取代基写在前面,复杂的取代基写在后面。

$$CH_3-CH-CH_2-CH_2-CH_3$$
$$\quad\quad\ |$$
$$\quad\quad CH_3$$
2-甲基戊烷

$$CH_3-CH-CH-CH_2-CH_3$$
$$\quad\quad |\quad\ |$$
$$\quad CH_3\ CH_3$$
2,3-二甲基戊烷

$$\quad\quad\ CH_3$$
$$\quad\quad\ \ |$$
$$CH_3-C-CH-CH_2-CH_2-CH_3$$
$$\quad\ |$$
$$\ CH_3\ C_2H_5$$
2,2-甲基-3-乙基己烷

$$\quad\quad\quad CH_3$$
$$\quad\quad\quad\ \ |$$
$$CH_3-CH_2-C-CH-CH_2-CH_3$$
$$\quad\quad\quad |\quad |$$
$$\quad\ CH_3\ CH_2-CH_3$$
3,3-二甲基-4-乙基己烷

(三) 烷烃的性质

1. 物理性质

直链烷烃的熔点、沸点都随着分子中碳原子数目的增加,呈现规律性的变化。在常温常压下,含1~4个碳原子的烷烃是气体,含5~17个碳原子的烷烃是液体,18个碳原子以上的烷烃是固体。随着分子中碳原子数(或相对分子质量)的增加,直链烷烃的沸点逐渐升高。但对于相对分子质量相同的烷烃的同分异构体来说,其沸点则随着支链的增多而逐渐降低,如戊烷的同分异构体的沸点分别为戊烷36.1℃,2-甲基丁烷28℃,2,2-二甲基丙烷10℃。烷烃的熔点也随相对分子质量的增加而升高,但变化情况与沸点有所不同。一般是从奇数碳原子变到偶数碳原子(如从C_5H_{12}到C_6H_{14}),熔点升高得多些;而从偶数碳原子变到奇数碳原子(如C_6H_{14}到C_7H_{16}),熔点升高得少些。可见,烷烃熔点的高低除与相对分子质量有关外,还与分子的对称性有关。

烷烃是非极性或仅有很弱的极性,所以难溶于水,易溶于氯仿和四氯化碳等有机溶剂。一些烷烃的物理常数见表6-2。

表6-2　　　　　　　　　一些烷烃的物理常数

名称	分子式	熔点/℃	沸点/℃	相对密度(d_4^{20})
甲烷	CH_4	-182.5	-161.5	
乙烷	C_2H_6	-183.2	-88.6	
丙烷	C_3H_8	-187.7	-42.1	
丁烷	C_4H_{10}	-138.3	-0.5	
戊烷	C_5H_{12}	-129.7	36.1	0.626
2-甲基丁烷	C_5H_{12}	-160	28	0.621
2,2-二甲基丙烷	C_5H_{12}	-20	10	

续表

名称	分子式	熔点/℃	沸点/℃	相对密度（d_4^{20}）
己烷	C_6H_{14}	-95	69	0.659
庚烷	C_7H_{16}	-90.6	98.4	0.684
癸烷	$C_{10}H_{22}$	-29.7	174.1	0.7300
十八烷	$C_{18}H_{38}$	28.0	308.0	0.7776

2. 化学性质

烷烃分子中的 C—C 键和 C—H 键是结合比较牢固的 σ 键。因此，烷烃的化学性质比较稳定，在一般情况下，不与强酸、强碱、强氧化剂等发生反应。但在一定条件下，烷烃也可以发生某些化学反应。

（1）氧化反应　烷烃在空气或氧气中燃烧，都能生成二氧化碳和水，同时放出大量的热。

$$CnH_{2n+2} + \frac{3n+1}{2}O_2 \xrightarrow{点燃} nCO_2 + (n+1)H_2O + Q$$

（2）取代反应　有机物分子中的某些原子或原子团被其他原子或原子团所代替的反应，称为取代反应。若烷烃分子中的氢原子被卤素原子所取代，这样的反应就称为卤代反应。

在室温和黑暗条件下，烷烃与卤素不发生反应。但在光照或加热的条件下，烷烃可与卤素发生剧烈的反应。例如，

$$CH_4 + Cl_2 \xrightarrow{光照} CH_3Cl + HCl$$
$$CH_3Cl + Cl_2 \xrightarrow{光照} CH_2Cl_2 + HCl$$
$$CH_2Cl_2 + Cl_2 \xrightarrow{光照} CHCl_3 + HCl$$
$$CHCl_3 + Cl_2 \xrightarrow{光照} CCl_4 + HCl$$

反应中，甲烷分子中的氢原子逐步被氯原子所取代，生成一氯甲烷（CH_3Cl）、二氯甲烷（CH_2Cl_2）、三氯甲烷（$CHCl_3$），直至生成四氯化碳（CCl_4）。甲烷的氯代反应是连锁反应，一旦发生就很难控制停留在某个中间阶段，所以反应产物是氯化氢和各种氯代烷的混合物。

在烷烃的卤代反应中，共价键发生均裂生成游离基，所以烷烃的卤代反应属于游离基反应。其卤素的反应速率：$F_2 > Cl_2 > Br_2 > I_2$。

烷烃因碳原子上氢原子类型的不同，其卤代反应的难易程度也不相同，其氢原子的活性顺序为：叔氢＞仲氢＞伯氢。例如丙烷和丙烷以上的烷烃发生一元氯代时，生成的氯代烷一般是两种或两种以上的异构体。

$$CH_3CH_2CH_3 + Cl_2 \xrightarrow[25℃]{光照} CH_3CH_2CH_2-Cl + CH_3CHCH_3$$
$$\underset{43\%}{} \quad \underset{57\%}{\overset{|}{Cl}}$$

$$CH_3-\underset{\underset{CH_3}{|}}{\overset{\overset{CH_3}{|}}{C}}-H + Cl_2 \longrightarrow CH_3-\underset{\underset{CH_3}{|}}{\overset{\overset{CH_3}{|}}{C}}-Cl + CH_3-\underset{\underset{CH_2Cl}{|}}{\overset{\overset{CH_3}{|}}{C}}-H$$
$$\underset{64\%}{} \quad \underset{36\%}{}$$

(3) 裂解反应　在高温下，烷烃分子发生裂解生成小分子化合物的反应称为裂解（裂化）反应。裂解反应是一个很复杂的反应。在裂解过程中，发生了C—C键和C—H键的断裂，生成相对分子质量较小的烷烃、烯烃和氢等。例如：

$$CH_3CH_2CH_2CH_3 \xrightarrow{\sim 500℃} \begin{cases} CH_3CH_2CH=CH_2 + H_2 \\ CH_3CH=CHCH_3 + H_2 \\ CH_3CH_3 + CH_3CH_3 \\ CH_4 + H_2C=CHCH_3 \end{cases}$$

（四）重要的烷烃

1. 甲烷

甲烷俗称沼气或坑气，是天然气的主要成分。甲烷是无色无味的气体，易溶于酒精、乙醚等有机溶剂，微溶于水，沸点-164℃。甲烷易燃烧，生成二氧化碳和水，并放出大量的热，因此富含甲烷的天然气和沼气是优良的气体燃料。但当甲烷与空气混合时（甲烷占5.3%～14%体积），遇明火时就会发生爆炸，这就要求煤矿坑道要通风良好，家用煤气或沼气要小心，谨防泄露发生爆炸。甲烷燃烧不充分则会产生浓厚的黑烟，此黑烟即为碳的微细颗粒，俗称炭黑，可做墨汁、黑色颜料或橡胶的填料。

$$CH_4 + 2O_2 \xrightarrow{点燃} CO_2 + 2H_2O + 890kJ/mol$$
$$CH_4 + O_2 \xrightarrow{不完全燃烧} 2H_2O + C（炭黑）$$

2. 石油醚

石油醚属于小分子烷烃，一般含有5～6个碳原子的烷烃混合物，其中还含有少量的不饱和烃，沸点与烷烃相近蒸馏无法分离。石油醚是无色透明液体，从石油分馏制得，具有乙醚气味故称石油醚。石油醚主要用作分离和提纯的溶剂，医药、农药萃取淋洗剂，还可作为油脂的提取剂，是良好的非极性有机溶剂。它的沸点范围在30～90℃，极易挥发和燃烧，所以使用和存放时都要特别注意。

三、不饱和链烃

(一) 烯烃

1. 烯烃的分子结构

分子中含有碳碳双键（C=C）的不饱和链烃称为烯烃。在烯烃分子中，由于含有一个碳碳双键，它较相应的烷烃少两个氢原子，所以烯烃的结构通式是 C_nH_{2n}（$n \geq 2$）。乙烯是分子组成最简单的烯烃，也是烯烃最典型的代表。图 6-1 是乙烯的分子模型。

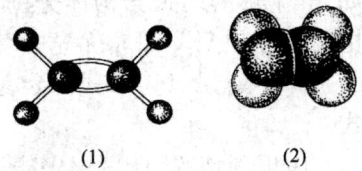

图 6-1　乙烯的分子模型
(1) 球棍模型　(2) 比例模型

与烷烃相比，烯烃分子中由于含有 C=C 键，所以烯烃的同分异构现象比相应的烷烃要复杂得多，不仅有碳链异构，还有双键位置异构。例如，丁烯有三个异构体。

$$H_2C=CH-CH_2-CH_3 \quad CH_3-CH=CH-CH_3 \quad H_2C=C-CH_3$$
$$\qquad\qquad\qquad\qquad\qquad\qquad\qquad\qquad\qquad\qquad\qquad\quad |$$
$$\qquad\qquad\qquad\qquad\qquad\qquad\qquad\qquad\qquad\qquad\qquad CH_3$$
$$\quad(1)\qquad\qquad\qquad\qquad(2)\qquad\qquad\qquad\qquad(3)$$

(1)、(3) 属于碳链异构，(1)、(2) 属于双键位置异构。(2)、(3) 既属于碳链异构又属于双键位置异构。除此之外，异构体 (2)（2-丁烯）还有顺反异构现象。

顺-2-丁烯　　　　　反-2-丁烯

2. 烯烃的命名

烯烃的系统命名法与烷烃相似，不同的是要注明双键的位置，其命名原则如下。

(1) 选择主链　选含有碳碳双键在内的最长碳链作为主链，根据主链上碳原子数目称为"某烯"。

(2) 给主链编号　从离双键近的一端开始给主链碳原子编号。

(3) 命名　用较小的位号表示双键的位置，写在"某烯"的前面。例如，丁烯的三个异构体分别是 (1) 1-丁烯、(2) 2-丁烯、(3) 2-甲基丙烯。再如，

$$H_2C=CH-CH_2-CH_2-CH_3 \qquad CH_3-CH=CH-CH_2-CH_3$$
$$\qquad\qquad 1\text{-戊烯}\qquad\qquad\qquad\qquad\qquad 2\text{-戊烯}$$

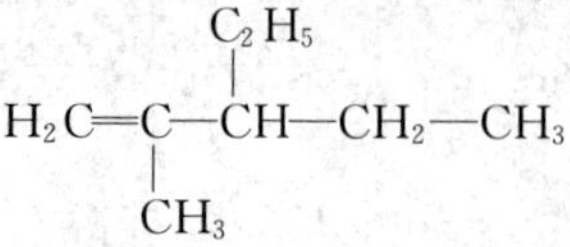

$$\text{H}_2\text{C}=\underset{\underset{\text{CH}_3}{|}}{\overset{\overset{\text{C}_2\text{H}_5}{|}}{\text{C}}}-\text{CH}-\text{CH}_2-\text{CH}_3 \qquad \text{CH}_3-\underset{\underset{\text{CH}_3}{|}}{\text{CH}}-\underset{\underset{\text{C}_2\text{H}_5}{|}}{\text{CH}}-\text{C}=\text{CH}-\text{CH}_3$$

2-甲基-3-乙基-1-戊烯 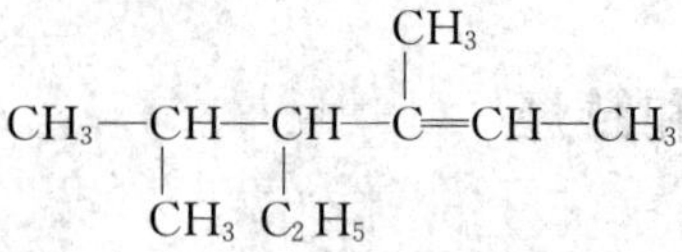   3,5-二甲基-4-乙基-2-己烯

对于有顺反异构现象的烯烃，通常采用顺反和 Z/E 两种命名方法。顺反命名法是把双键两端相同基团在同侧的称为顺式，相同基团在异侧的称为反式。例如 2-丁烯的两种异构体分别命名为：顺-2-丁烯和反-2-丁烯。Z/E 命名法则把"次序规则"中较优先的基团在同侧的为 Z 型，在异侧的为 E 型。需要注意的是，不能误以为 Z 式一定是顺反命名中的顺式，E 式一定是顺反命名中的反式。

次序规则是按照优先次序排列原子或基团的规定，主要内容如下：

① 把与双键碳原子直接相连的原子按原子序数大小排列，原子序数越大的越优先，排在前面。例如，几种常见原子的次序为：

$$\text{I} > \text{Br} > \text{Cl} > \text{F} > \text{O} > \text{N} > \text{C} > \text{H}$$

② 若与双键碳原子直接相连的原子的原子序数相同，则依次比较第二个原子的原子序数，如此依次类推，直到比较出大小为止。例如，常见烷基的次序为：

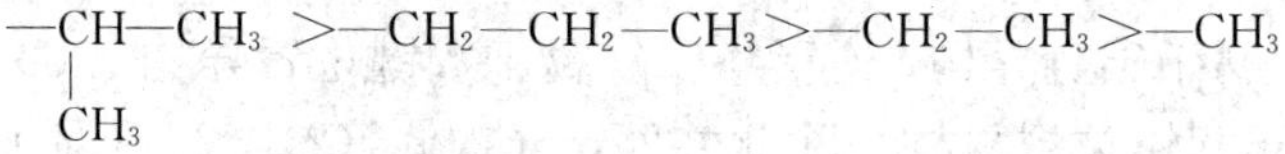

$$-\underset{\underset{\text{CH}_3}{|}}{\text{CH}}-\text{CH}_3 > -\text{CH}_2-\text{CH}_2-\text{CH}_3 > -\text{CH}_2-\text{CH}_3 > -\text{CH}_3$$

常见的含双键或叁键的基团的大小顺序为：

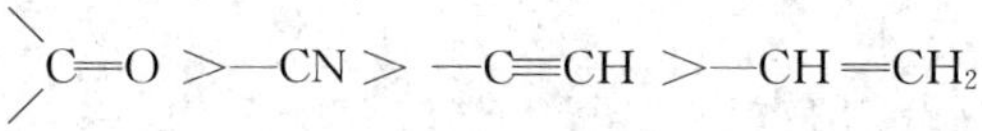

$$\diagup\text{C}=\text{O} > -\text{CN} > -\text{C}\equiv\text{CH} > -\text{CH}=\text{CH}_2$$

例如，

$$\underset{\text{CH}_3\text{CH}_2}{\overset{\text{H}}{\diagdown}}\text{C}=\text{C}\underset{\text{CH}_2\text{CH}_3}{\overset{\text{H}}{\diagup}} \qquad \underset{\text{CH}_3\text{CH}_2}{\overset{\text{CH}_3\text{CH}_2\text{CH}_2}{\diagdown}}\text{C}=\text{C}\underset{\text{CH}_2\text{CH}_3}{\overset{\text{H}}{\diagup}}$$

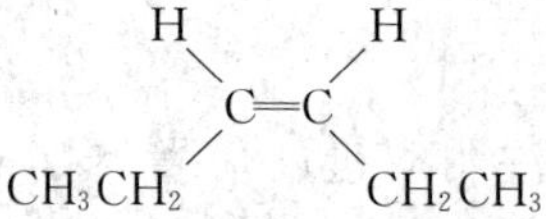

顺-3-己烯或（Z）-3-己烯 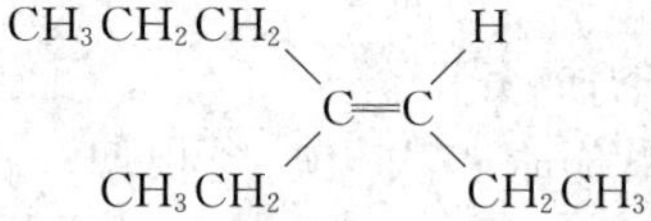   顺-4-乙基-3-庚烯或（E）-4-乙基-3-庚烯

3. 烯烃的性质

（1）物理性质　烯烃的物理性质变化规律与烷烃相似，其熔点、沸点和相对密度等也随着相对分子质量的增加而呈现规律性的变化，直链烯烃的沸点比支链异构体的略高，双键在链端的比在中间的异构体略高，顺式的异构体比反式的异构体略高，但反式的熔点略高于顺式的异构体。烯烃几乎不溶于水，而易溶于有机溶剂。密度都小于1。表 6-3 列出了一些烯烃的物理常数。

（2）化学性质　烯烃分子碳碳双键中的 π 键不稳定，很容易断裂，所以，烯烃的化学性质比较活泼，容易发生加成、氧化等化学反应。

表 6-3　　　　　　　　　　　一些烯烃的物理常数

名　称	结构简式	熔点 /℃	沸点 /℃	相对密度 (d_4^{20})
乙烯	$H_2C=CH_2$	-169	-102	0.570
丙烯	$CH_3CH=CH_2$	-185	-48	0.610
1-丁烯	$CH_3CH_2CH=CH_2$	-130	-6.5	0.625
1-己烯	$CH_3CH_2CH_2CH_2CH=CH_2$	-138	63.5	0.675
1-辛烯	$CH_3(CH_2)_5CH=CH_2$	-104	122.5	0.716

① 加成反应：有机物分子中的 π 键断裂，试剂的两部分分别加到两个不饱和碳原子上，生成新物质的反应称为加成反应。

催化加氢：烯烃在催化剂（Ni、Pd、Pt）存在下能与氢发生加成反应，生成相应的烷烃。

$$H_2C=CH_2 + H_2 \xrightarrow{Ni} CH_3-CH_3$$

$$R-CH=CH-CH_3 + H_2 \xrightarrow{Ni} R-CH_2-CH_2-CH_3$$

加卤素：烯烃与卤素（如氯、溴）在室温下，很容易发生加成反应。如将乙烯通入溴水或溴的四氯化碳溶液中，迅速生成 1，2-二溴乙烷，溴水会立即褪色。此反应可用来检验烯烃。例如，

$$H_2C=CH_2 + Br_2 \xrightarrow{CCl_4} \underset{\underset{Br}{|}}{CH_2}-\underset{\underset{Br}{|}}{CH_2}$$

$$R-CH=CH-CH_3 + Br_2 \xrightarrow{CCl_4} R-\underset{\underset{Br}{|}}{CH}-\underset{\underset{Br}{|}}{CH}-CH_3$$

加卤化氢：烯烃能与卤化氢（HCl、HBr、HI）发生加成反应，生成一卤代烷。例如，

$$H_2C=CH_2 + HBr \longrightarrow CH_3-\underset{\underset{Br}{|}}{CH_2}$$

溴乙烷

乙烯与溴化氢加成时，只生成一种产物，但不对称烯烃与卤化氢加成时，生成的卤代烷可能有两种产物。例如：

$$H_2C=CH-CH_3 + HBr \longrightarrow CH_3-\underset{\underset{Br}{|}}{CH}-CH_3 + \underset{\underset{Br}{|}}{CH_2}-CH_2-CH_3$$

　　　　　　　　　　　　　　　　　2-溴丙烷（80%）　1-溴丙烷（20%）

实验发现，生成的产物主要是 2-溴丙烷。1869 年俄国化学家马尔科夫尼科

夫,根据实验结果总结出一条经验规则:不对称烯烃与极性试剂(卤化氢、水、氨等)加成时,极性试剂分子中的氢原子(带正电部分)主要加在C=C双键含氢较多的碳原子上,卤原子(带负电部分)则加在含氢较少的碳原子上,这个规则称为马尔科夫尼科夫规则,简称马氏规则。

马氏规则可用诱导效应来解释:实验证明,与不饱和碳原子相连的甲基或烷基与氢相比,甲基或烷基是推斥电子的基团,所以在丙烯分子中,甲基将双键上一对流动性较大的P电子推向箭头所指方向。

$$H_2\underset{1}{C}=\underset{2}{CH}-\underset{3}{CH_3}$$

从而使得 C_1 上的电子云密度较高,而使 C_2 上的电子云密度较低,所以和卤化氢加成时,H^+ 必然加到电子云密度较高的 C_1 上。

诱导效应的特点是电子云可沿着碳链传递,其作用是随着距离的增加而迅速下降,一般到第四个键影响就很小了。

诱导效应一般以 C—H 键中氢的电负性为标准,取代原子或基团的电负性大于氢,则电子云偏向该原子或基团,该原子或基团为吸电子基,其引起的诱导效应为吸电子诱导效应,反之,取代原子或基团的电负性小于氢,则电子云偏向碳原子,该原子或基团为推斥电子基,其引起的诱导效应为斥电子诱导效应。

常见的原子或基团的电负性顺序:

—F>—Cl>—Br>—I>—OCH$_3$>—OH>—C$_6$H$_5$>—CH=CH$_2$>—H>—CH$_3$>—C$_2$H$_5$>—CH(CH$_3$)$_2$>—C(CH$_3$)$_3$

加水:烯烃与水在硫酸或磷酸的催化下,可发生加成反应生成醇。例如,

$$H_2C=CH_2 + H_2O \xrightarrow[\Delta/压力]{H_3PO_4} CH_3-CH_2-OH$$
乙醇

不对称烯烃与水加成产物符合马氏规则。例如:

$$H_2C=CH-CH_3 + H_2O \xrightarrow[\Delta/压力]{H_3PO_4} CH_3-\underset{\underset{OH}{|}}{CH}-CH_3$$
2-丙醇

② 氧化反应:烯烃很容易被高锰酸钾等氧化剂氧化。冷稀碱性高锰酸钾溶液就能把烯烃氧化,生成二元醇。烯烃与酸性高锰酸钾溶液反应时,双键断裂,生成羧酸或酮类化合物,同时高锰酸钾溶液紫色褪去,因此,利用这一反应也可用来检验不饱和键的存在。例如,

$$H_2C=CH_2 \xrightarrow[H_2O/OH^-]{KMnO_4} \underset{\underset{OH}{|}}{CH_2}-\underset{\underset{OH}{|}}{CH_2}$$

$$CH_3-CH-CH_3 \xrightarrow{KMnO_4 / H^+} CH_3-COOH + CH_3-\overset{O}{\overset{\|}{C}}-CH_3$$
$$\quad\quad\quad |$$
$$\quad\quad CH_3$$

$$H_2C=CH-\underset{CH_3}{\overset{|}{CH}}-CH_3 \xrightarrow{KMnO_4 / H^+} CO_2 + HOOC-\underset{}{\overset{CH_3}{\overset{|}{CH}}}-CH_3$$

由于烯烃的结构不同经氧化后生成的产物也不同，所以可根据烯烃的氧化产物推断原来烯烃的结构。

③ 聚合反应：在一定条件下，由小分子化合物互相加成，生成大分子化合物的反应称为聚合反应。例如，乙烯在一定条件下，可发生聚合反应生成聚乙烯。

$$nH_2C=CH_2 \xrightarrow{温度/压力} \pm CH_2-CH_2 \pm_n$$
$$\quad\quad\quad\quad\quad\quad\quad\quad 聚乙烯$$

聚乙烯是一种性能优良、用途广泛的塑料，为白色、无味、无毒的固体。聚乙烯应用广泛，可加工成为各种形状的聚乙烯塑料制品，还具有良好的电绝缘性能。

4. 重要的烯烃——乙烯

乙烯是烯烃的代表性物质，也是烯烃中最简单的化合物，它是无色稍带甜味的气体。微溶于水，易溶于四氯化碳等有机溶剂。

(二) 二烯烃

分子中含有两个碳碳双键的不饱和链烃，称为二烯烃，它比相应的烯烃少两个氢原子，其结构通式是 C_nH_{2n-2}。

1. 二烯烃的分类与命名

根据二烯烃分子中两个双键位置的不同，可将二烯烃分为三类：

(1) 累积二烯烃 分子中两个碳碳双键连接在同一个碳原子上（—C=C=C—）的二烯烃称为累积二烯烃。例如：

$$H_2C=C=CH_2$$
丙二烯

(2) 孤立二烯烃 分子中两个碳碳双键被两个或两个以上的单键隔开的二烯烃称为孤立二烯烃。例如，

$$H_2C=CH-CH_2-CH=CH_2$$
1，4-戊二烯

(3) 共轭二烯烃 分子中两个碳碳双键被一个单键隔开的，也就是双键与单键交替，这样的二烯烃称为共轭二烯烃。例如：

$$H_2C=CH-CH=CH_2$$
1，3-丁二烯

共轭二烯烃的命名与烯烃相似，但编号时应使两个双键的位置最小。例如，

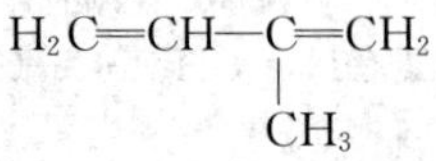
H2C═CH—C═CH2
CH3

2-甲基-1，3-丁二烯

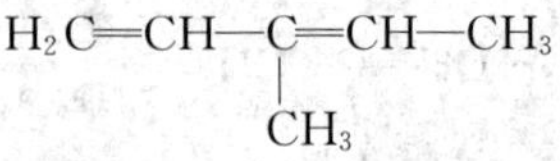
H2C═CH—C═CH—CH3
CH3

3-甲基-1，3-戊二烯

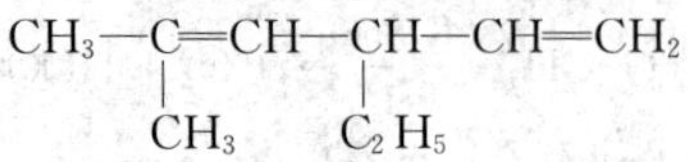
CH3—C═CH—CH—CH═CH2
CH3
C2H5

5-甲基-3-乙基-1，4-己二烯

2. 共轭二烯烃的结构和性质

以1，3-丁二烯为例说明共轭二烯烃的结构。在1，3-丁二烯分子中，C═C键长为0.137nm，C—C键长为0.146nm；分别比烯烃（C═C键长为0.134nm）长，比烷烃（C—C键长为0.154nm）短。说明这类分子中，C═C键和C—C键的键长趋于平均化，这是因为分子中的每个碳原子均采取的sp^2杂化，相邻碳原子各以一个sp^2杂化轨道结合形成3个C—C σ键，其余的sp^2杂化轨道分别与氢原子结合，分子中所有原子都处于同一平面上。每个碳原子剩余的未杂化的p轨道垂直于分子所在的平面并互相平行，从侧面重叠形成一个大化学键称为大π键或称共轭π键，如图6-2（1）所示。共轭π键的π电子云不再局限于某两个原子之间，而为整个共轭体系所共有，结果使共轭体系的电子云密度趋于平均化，键长趋于平均化，体系能量降低，体系更加稳定。这种由于形成共轭体系而引起分子性质改变的效应称为共轭效应。

共轭体系除1，3-丁二烯分子中的π-π共轭，还有p-π共轭和超共轭两类。

p-π共轭体系是由p轨道和π键形成的共轭体系，例如，氯乙烯分子中，氯原子具有孤对电子的p轨道与π键的p轨道平行，构成p-π共轭体系，如图6-2（2）所示。

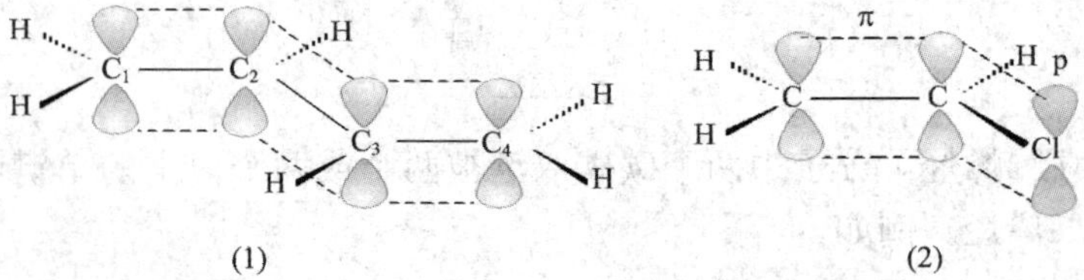
H
H
C1
C2
H
C3
C4
H
H
H
(1)
π
H
H
C
C
H
p
Cl
(2)

图6-2　共轭体系

（1）1，3-丁二烯分子中的π-π共轭（大π键）　（2）氯乙烯分子中的p-π共轭

由于共轭效应的影响，共轭二烯烃具有特殊的性质。如1，3-丁二烯与Br_2的加成反应：

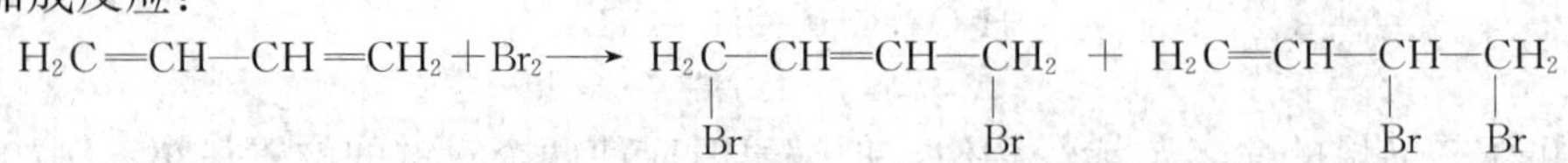
H2C═CH—CH═CH2+Br2 ⟶ H2C—CH═CH—CH2 + H2C═CH—CH—CH2
Br
Br
Br
Br

反应生成两种产物,一种是 1,2 -加成产物,另一种是 1,4 -加成产物。这两种加成同时发生,两种产物的比例与反应时的温度及溶剂的极性有关。一般,低温和非极性溶剂有利于 1,2 -加成,较高的温度和极性溶剂有利于 1,4 -加成。1,4 -加成是共轭烯烃的特殊反应。

此外,在一定条件下,共轭二烯烃和某些含有 C═C 键、C≡C 键的化合物作用能生成环状化合物,这类反应称为双烯合成反应,又称狄尔斯-阿尔德反应。该反应在有机合成中具有重要意义。

$$\diagup\diagdown + \underset{CH_2}{\overset{CH_2}{\|}} \xrightarrow[90MPa]{165℃} \bigcirc$$
环己烯

$$\diagup\diagdown + \text{顺丁烯二酸酐} \xrightarrow{100℃} \text{3-环己烯二酸酐}$$

(三) 炔烃

1. 炔烃的分子结构和命名

(1) 炔烃的分子结构 分子中含有碳碳叁键(C≡C)的不饱和链烃称为炔烃。C≡C 键是炔烃的官能团。在炔烃分子中,由于含有一个碳碳叁键,它较相应的烯烃少两个氢原子,所以炔烃的结构通式是 C_nH_{2n-2} ($n \geqslant 2$),与二烯烃结构通式相同。

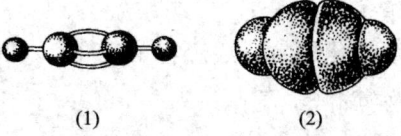

图 6-3 乙炔的分子结构模型
(1) 球棍模型 (2) 比例模型

乙炔是最简单的炔烃,也是炔烃的代表性物质。图 6-3 是乙炔的分子结构模型。

炔烃的同分异构现象与烯烃相似,既有碳链异构,也有叁键位置异构。但与烯烃不同的是,炔烃没有顺反异构体。

$$CH≡C-CH_2-CH_2-CH_3 \qquad CH_3-C≡C-CH_2-CH_3 \qquad CH≡C-CH_2-\underset{\underset{CH_3}{|}}{CH}-CH_3$$

1-戊炔   2-戊炔   4-甲基-1-戊炔

(2) 炔烃的命名 炔烃的系统命名与烯烃相似,只需将"烯"字改成"炔"字,同时注明叁键的位置即可。例如:

$$CH≡C-CH_2-CH_3 \qquad CH_3-C≡C-CH_3 \qquad CH_3-C≡C-\underset{\underset{CH_3}{|}}{CH}-\underset{\underset{CH_3}{|}}{CH}-CH_3$$

1-丁炔   2-丁炔   4,5-二甲基-2-己炔

2. 炔烃的性质

(1) 物理性质 炔烃的物理性质与烯烃相似,也是随着相对分子质量的增加呈现规律性的变化。如,炔烃的熔点、沸点和相对密度等都随炔烃相对分子质量

的增加而增大。炔烃的熔点、沸点比相应的烯烃稍高,相对密度稍大。一些炔烃的物理常数见表6-4。

表6-4　　　　　　　　　　一些炔烃的物理常数

名　称	结构简式	熔点/℃	沸点/℃	相对密度（d_4^{20}）
乙　炔	HC≡CH	-81.8	-83.4	0.618（沸点时）
丙　炔	$CH_3C≡CH$	-101.5	-23.3	0.671（沸点时）
1-丁炔	$CH_3CH_2C≡CH$	-125.7	8.1	0.668（沸点时）
1-戊炔	$CH_3CH_2CH_2C≡CH$	-90	40.2	0.6901
2-戊炔	$CH_3CH_2C≡CCH_3$	-101	56.1	0.713（17.2℃）
1-己炔	$CH_3(CH_2)_3C≡CH$	-131.9	71.3	0.7155

(2) 化学性质　炔烃分子的C≡C键中有两个不稳定的π键,其性质与烯烃相似,都能发生加成、氧化和聚合反应,但同时也具有自身特殊的性质。

① 加成反应

催化加氢:炔烃在Ni、Pt、Pd等催化剂作用下,与氢加成生成相应的烯烃或烷烃。

$$CH≡CH \xrightarrow{H_2}{Ni} CH_2=CH_2 \xrightarrow{H_2}{Ni} CH_3-CH_3$$

$$CH≡C-CH_3 \xrightarrow{H_2}{Ni} H_2C=CH-CH_3 \xrightarrow{H_2}{Ni} CH_3-CH_2-CH_3$$

加卤素:

$$CH≡CH \xrightarrow{Br_2} \underset{\underset{Br}{|}}{\overset{\overset{Br}{|}}{CH}}=CH \xrightarrow{Br_2} \underset{\underset{Br}{|}\underset{Br}{|}}{\overset{\overset{Br}{|}\overset{Br}{|}}{CH-CH}}$$

加卤化氢:例如,乙炔与氯化氢加成生成氯乙烯,氯乙烯再与氯化氢进一步加成生成1,1-二氯乙烷。

$$CH≡CH + HCl \xrightarrow{HgCl_2} CH_2=\underset{\underset{Cl}{|}}{CH} \xrightarrow[HgCl_2]{HCl} CH_3-CHCl_2$$

不对称炔烃与卤化氢加成符合马氏规则。

$$CH≡C-CH_3 \xrightarrow{HBr} H_2C=\underset{\underset{Br}{|}}{C}-CH_3 \xrightarrow{HBr} CH_3-\underset{\underset{Br}{|}}{\overset{\overset{Br}{|}}{C}}-CH_3$$

加水:炔烃在硫酸汞和硫酸的催化下,能与水发生加成反应生成醛或酮。

$$CH\equiv CH + H_2O \xrightarrow{HgSO_4/H^+} \underset{OH}{H_2C=CH} \xrightarrow{重排} CH_3-\underset{O}{\overset{\parallel}{C}}-H$$
乙烯醇　　　　乙醛

$$CH\equiv C-CH_3 + H_2O \xrightarrow{HgSO_4/H^+} \underset{OH}{H_2C=C-CH_3} \xrightarrow{重排} CH_3-\underset{O}{\overset{\parallel}{C}}-CH_3$$
丙烯醇　　　　丙酮

② 氧化反应：炔烃不仅能燃烧生成 CO_2 和 H_2O，并伴有大量的浓烟，而且还能与高锰酸钾等氧化剂发生氧化反应，使溶液的紫色褪去。

$$CH\equiv CH \xrightarrow{KMnO_4/H^+} 2CO_2\uparrow + H_2O$$

$$CH\equiv C-CH_3 \xrightarrow{KMnO_4/H^+} CO_2\uparrow + CH_3-COOH$$

$$R-C\equiv C-R' \xrightarrow{KMnO_4/H^+} R-COOH + R'-COOH$$

与烯烃相似，分子结构不同的炔烃，氧化产物也不相同。因此，可根据炔烃氧化产物的结构，推断炔烃分子中叁键的位置及炔烃的结构。

③ 聚合反应：炔烃在不同条件下可聚合生成不同的产物，但不能像烯烃那样聚合成高分子化合物。例如：

$$CH\equiv CH + CH\equiv CH \xrightarrow[NH_4Cl]{HgCl_2} H_2C=CH-C\equiv CH$$
乙烯基乙炔

$$3CH\equiv CH \xrightarrow{450\sim500℃} 苯$$

④ 金属炔化物的生成：与叁键（—C≡CH）相连的氢原子具有特殊的活泼性，可被某些金属离子取代生成金属炔化物。例如，乙炔与银氨溶液或氯化亚铜溶液作用，分别生成白色的乙炔银和砖红色的乙炔化亚铜。该反应可用来鉴别 C≡C 键在链端的炔烃。

$$HC\equiv CH + Ag(NH_3)_2NO_3 \longrightarrow Ag-C\equiv C-Ag\downarrow$$
硝酸银氨溶液　　　　乙炔银（白色）

$$R-C\equiv CH + Ag(NH_3)_2NO_3 \longrightarrow R-C\equiv C-Ag\downarrow$$
炔化银

$$R-C\equiv CH + Cu(NH_3)_2Cl \longrightarrow R-C\equiv C-Cu\downarrow$$
氯化亚铜氨溶液　　乙炔亚铜（棕红色）

上述反应中生成的金属炔化物湿润时比较稳定，干燥状态受热或撞击容易发生爆炸生成金属和碳。因此，实验结束后，对生成的金属炔化物应加硝酸使其分解，以防发生危险。

（四）萜类化合物

萜类化合物广泛分布于动植物界，是概括所有异戊二烯的聚合物以及它们衍生物的总称。可把它们看成是由若干个含五个碳原子的异戊二烯单位组成的。

$$H_2C=\underset{\underset{CH_3}{|}}{C}-CH=CH_2 \qquad (头)C-\underset{\underset{C}{|}}{C}-C-C(尾)$$

$$\text{异戊二烯} \qquad\qquad\qquad \text{异戊二烯单位}$$

萜类化合物可看成由若干个异戊二烯单位以头尾相连接而成的，这种结构特点称为萜类化合物的异戊二烯规律。若干个异戊二烯单位可连接成链，也可连接成环。常根据分子中异戊二烯的单位数目分为：

单萜　　　　两个异戊二烯单位　　　C_{10}
倍半萜　　　三个异戊二烯单位　　　C_{15}
二萜　　　　四个异戊二烯单位　　　C_{20}
三萜　　　　六个异戊二烯单位　　　C_{30}
四萜　　　　八个异戊二烯单位　　　C_{40}

还可根据各萜分子结构中碳环的有无和数目的多少，进一步分为链萜、单环萜、双环萜、三环萜等。

1. 单萜

单萜类化合物可看成是由两个异戊二烯单位聚合成的化合物及其衍生物，典型单萜分子式为：$C_{10}H_{16}$。可形成链状单萜、单环单萜、双环单萜等。

（1）链状单萜　较重要的是一些含氧衍生物，如萜醇、萜醛等。

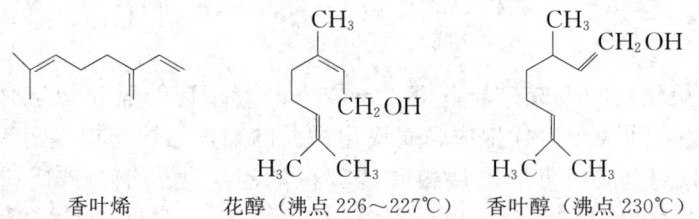

香叶烯　　　花醇（沸点 226～227℃）　　　香叶醇（沸点 230℃）

香叶醇又称"牻牛儿醇"，与橙花醇互为顺反异构体，常共存于同一挥发油中。香叶醇是香叶油、玫瑰油、柠檬草油和香茅油等的主要成分，具有似玫瑰的香气，沸点为 229～230℃。

（2）环状单萜　是由链状单萜环化作用衍变而来的。

①单环单萜：由于环化的方式不同，产生不同的结构类型，有对-薄荷烷型、环香叶烷型和酚酮型等，常见的是对-薄荷烷型。

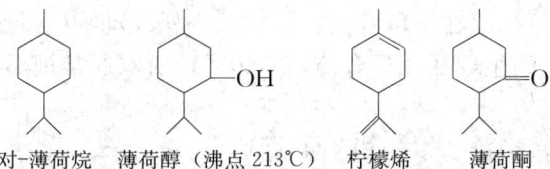

对-薄荷烷　薄荷醇（沸点213℃）　柠檬烯　薄荷酮

A. 薄荷醇：俗称薄荷脑，是由薄荷的茎和叶经水蒸气蒸馏所得的薄荷油的主要成分，具有薄荷香气，有杀菌和防腐作用，并有微弱的镇痛、止痒作用。广泛用于医药、化妆品及食品工业中，如制造糖果、牙膏和清凉油等。

B. 柠檬烯：广泛存在于柑属柠檬、橘和柑等果皮的挥发油中，具有镇咳、祛痰、抗菌等活性。

②双环单萜：其结构类型有15种以上，常见的有6种，其中4种可看成是由薄荷烷在不同位置之间进一步环化而成的。例如，

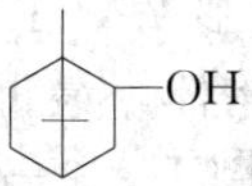

冰片（莰醇）(熔点：208℃，沸点212℃) 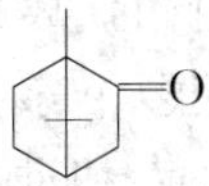　樟脑（莰酮）(熔点：179℃，沸点209℃)

A. 冰片：又称龙脑、樟醇等，为白色片状结晶，具有似胡椒又似薄荷的香气，有升华性。冰片不但有发汗、兴奋、镇静和防止虫蛀等作用，还具有显著的抗缺氧功能，它和苏合香脂配合制成苏冰滴丸，在医药上代替冠心苏合丸治疗冠心病、心绞痛。

B. 樟脑：又称樟酮，主要存在于樟树中，中国台湾地区和日本是樟树的主产地，樟脑为无色闪光结晶体，易升华，有愉快香味，难溶于水，易溶于有机溶剂，樟脑主要用于驱虫剂、医药及化妆品工业。

2. 倍半萜

倍半萜是由三个异戊二烯单位构成的聚合体，含15个碳原子的化合物。例如，金合欢醇和山道年属倍半萜。

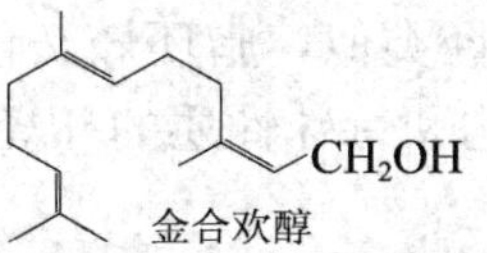

金合欢醇 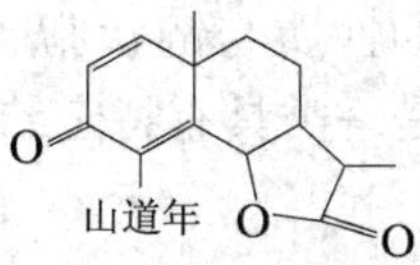　山道年

金合欢醇也称法呢醇，为无色黏稠液体，沸点125℃，有铃兰香气，存在于玫瑰油、金合欢油及橙花油等中，但含量很低，是一种珍贵的香料，用于配制高档香精。

山道年是由山道年药蕾中提取出的无色结晶，熔点170℃，不溶于水，易溶于有机溶剂。曾是医药上常用的驱蛔虫药，其作用是使蛔虫麻痹而排出体外，有毒。

3. 二萜和四萜

（1）二萜　二萜是由四个异戊二烯单位构成，含20个碳原子的化合物。比

较重要的有维生素 A，存在于鱼肝油、蛋黄、牛奶及动物的肝脏中。维生素 A 有 A_1 和 A_2 两种，A_2 的生理活性只有 A_1 的 40%，所以通常把 A_1 称为维生素 A。

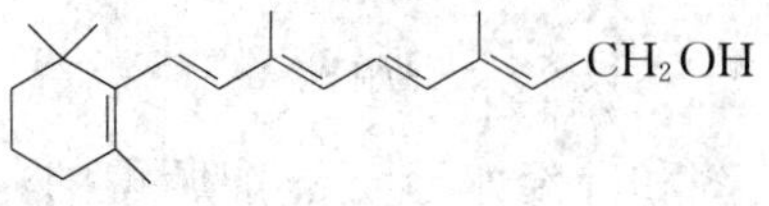

维生素 A_1 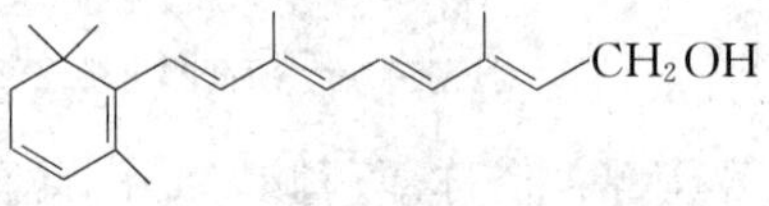　　　　　　　　　　维生素 A_2

维生素 A 是淡黄色结晶，熔点 64℃，不溶于水，易溶于有机溶剂，它的化学性质比较活泼，受紫外线照射则失去活性，在空气中易被氧化。

维生素 A 为哺乳动物正常生长和发育所必需的物质，如果体内缺乏则影响生长和发育，并引起眼角膜硬化症，初期症状就是夜盲。

（2）四萜　四萜是由 8 个异戊二烯组成的链状脂溶性色素，其分子中存在一系列的共轭双键发色团，故具有颜色。广泛存在于植物界，主要以苷和酯的形式存在，最重要的是胡萝卜素类。胡萝卜素有多种异构体，最重要的是 β-胡萝卜素，其活性最强。在人和动物的肝脏或肠道酶的作用下，β-胡萝卜素分子可断裂，转化成两分子维生素 A，所以又把胡萝卜素称为维生素 A 原。

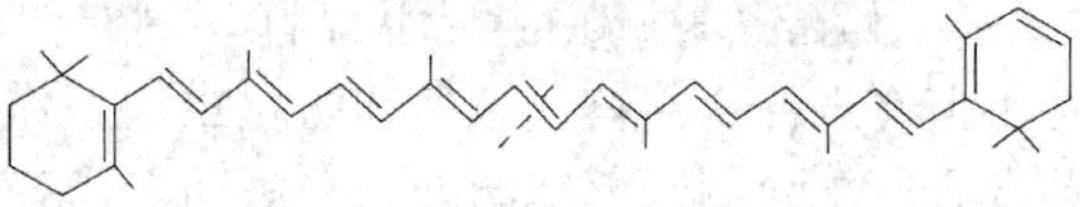

β-胡萝卜素

任务二　环　　烃

具有环状结构的碳氢化合物称为环烃。根据分子中碳环结构和性质的不同，环烃又可分为脂环烃和芳香环烃两大类。脂环烃可以看作是链状脂肪烃首尾相连的碳环烃类，其结构和性质与链状脂肪烃类似，脂环烃又包括环烷烃、环烯烃、环炔烃等。芳香环烃是一类具有特定结构和特殊性质的环烃。本任务主要介绍环烷烃和芳香环烃。

【任务目标】

- 掌握环烷烃和苯的结构特点；掌握苯的结构和单环芳香环烃的命名方法。
- 掌握环烷烃和单环芳香环烃的化学性质；能理解苯环上取代基的定位规律并会应用。
- 知道芳香环烃的分类和常见稠环芳香环烃的结构。

一、环烷烃

环烷烃是指分子中碳碳原子之间都以单键相连的环烃。分子中只含有一个碳环的环烷烃称为单环环烷烃。单环环烷烃的结构通式为 C_nH_{2n}（$n \geqslant 3$），与含同数碳原子的烯烃互为官能团异构。

（一）环烷烃的分类与命名

1. 分类

根据环烷烃分子中所含碳环数目的不同，可将其分为单环脂环烃、二环脂环烃、多环脂环烃。

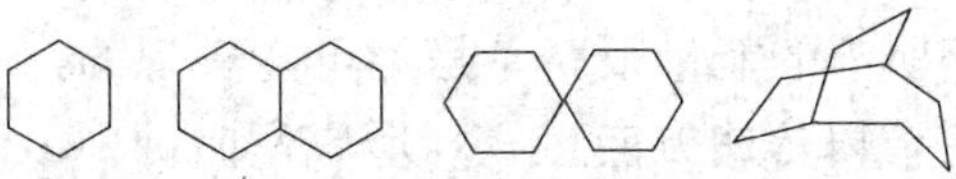

环己烷　　十氢化萘　　螺[5,5]十一烷　　二环[3,2,2]壬烷

在单环环烷烃中，根据构成环的碳原子数目不同，又可将环烷烃分为小环（3～4）环烷烃、普通环（5～7）环烷烃、中环（8～12）环烷烃和大环（12个以上）环烷烃。

2. 命名

环烷烃的命名与烷烃相似，即按照构成环的碳原子数目，命名为"环某烷"。例如，

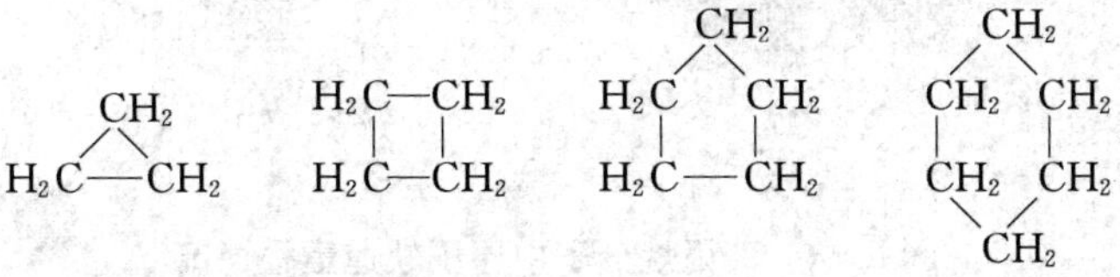

环丙烷　　环丁烷　　环戊烷　　环己烷

如果环上有支链时，一般把环作为母体，支链作为取代基。若环上连有多个取代基时，需对环上的碳原子进行编号。编号时，从连有较小取代基的碳原子开始，并使各取代基的编号尽可能小。例如，

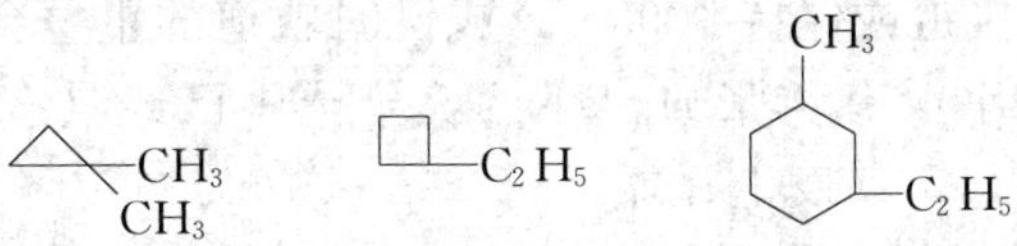

1,1-二甲基环丙烷　　乙基环丁烷　　1-甲基-3-乙基环己烷

当脂环上连有两个或多个取代基时，还有顺反异构。命名是假定环中碳原子在一个平面上，两个取代基在环平面同侧的称为顺式，在异侧的为反式。例如，

顺-1,3-二甲基环戊烷　　反-1,3-二甲基环戊烷

(二) 环烷烃的结构和性质

1. 环烷烃的结构

环烷烃分子中构成环的碳原子都是 sp^3 杂化。sp^3 杂化轨道之间的夹角（键角）是 109.5°。在形成环丙烷时不能按正常的 sp^3 杂化轨道沿对称轴方向重叠成键，因为环丙烷的三个碳原子在同一个平面上形成正三角形，正三角形键角应该是 60°。将两个 sp^3 杂化轨道对称轴间的夹角由 109.5°压缩到 60°才能实现最大程度的重叠，但这种压缩所需的能量很高，是不可能实现的，所以只能将杂化轨道间的夹角压缩到 105.5°，以弯曲方向重叠，形成弯曲键。由于这种弯曲重叠，重叠程度较小，键的稳定性差，通常称为分子内存在张力，这种张力是由于键角的偏差引起的，所以称为角张力。故环丙烷不稳定，容易开环。环丙烷分子中原子轨道重叠见图6-4。

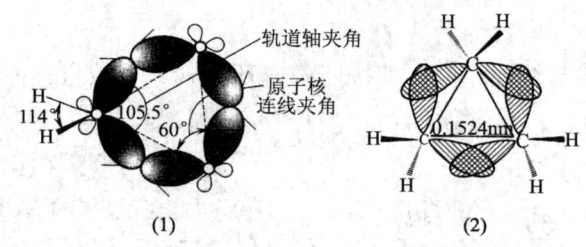

图6-4　环丙烷分子中原子轨道重叠情况

(1) 环丙烷中 sp^3 杂化轨道弯曲重叠成键　(2) 环丙烷中各种键的分布

环丁烷的成环碳原子不在同一平面上，但成环碳原子也以与环丙烷相似的方式形成弯曲键，只是轨道重叠的程度较大，键的弯曲程度较小，角张力比环丙烷小，所以环丁烷比环丙烷稳定些。环戊烷和环己烷的成环碳原子也不在一个平面上，使碳碳键的键角接近或保持 109.5°，成键时轨道的重叠会接近或达到最大重叠，环戊烷分子中几乎没有角张力，环己烷分子中已经具有与烷烃类似的稳定性，所以都比较稳定，不易发生开环。

2. 环烷烃的性质

(1) 物理性质　常温下，环丙烷、环丁烷为气体，环戊烷以上为液体或固体。环烷烃的沸点和熔点都比相应的烷烃高，相对密度也比相应的烷烃高，但仍小于1。环烷烃易溶于有机溶剂，不溶于水。表6-5列出一些常见环烷烃的物理常数。

表 6-5　　　　　　　　　　一些常见环烷烃的物理常数

名 称	熔点/℃	沸点/℃	相对密度（d_4^{20}）
环丙烷	-128	-33	0.72（-79℃）
环丁烷	-80	-12	0.70（0℃）
环戊烷	-94	49	0.75
环己烷	7	81	0.78
环庚烷	-12	118	0.81
环己烯	—	83	—

（2）化学性质　环丙烷、环丁烷分子中由于 C—C 间电子云重叠程度较小，所以 C—C 键不如开链烃中的 C—C 键稳定，容易开环，发生加成反应，与烯烃的性质相似；环戊烷、环己烷及更高级的环烷烃较稳定，化学性质与烷烃相似，难于加成，但能发生取代反应。

① 加成反应：环烷烃中的小环环烷烃，尤其是环丙烷，易开环发生加成反应。环戊烷和环己烷相对稳定，不易开环。

加氢：在催化剂的作用下，环烷烃可开环加氢生成相应的烷烃。例如，

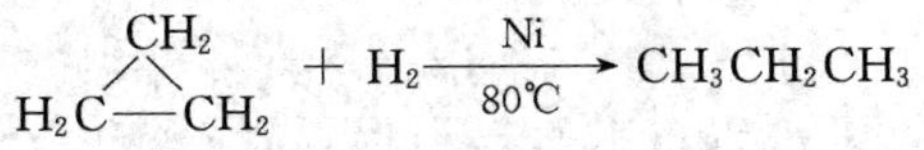

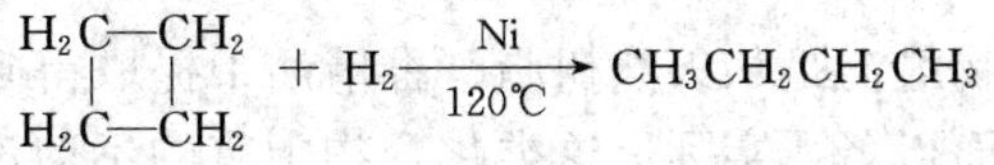

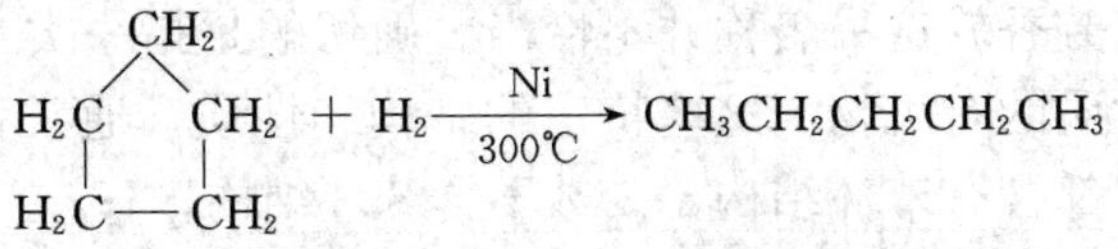

$$\text{环丙烷} + H_2 \xrightarrow[80℃]{Ni} CH_3CH_2CH_3$$

$$\text{环丁烷} + H_2 \xrightarrow[120℃]{Ni} CH_3CH_2CH_2CH_3$$

$$\text{环戊烷} + H_2 \xrightarrow[300℃]{Ni} CH_3CH_2CH_2CH_2CH_3$$

加卤素：环丙烷在常温下就可以与卤素发生加成反应，而环丁烷在加热条件下才能与卤素发生加成反应。例如，

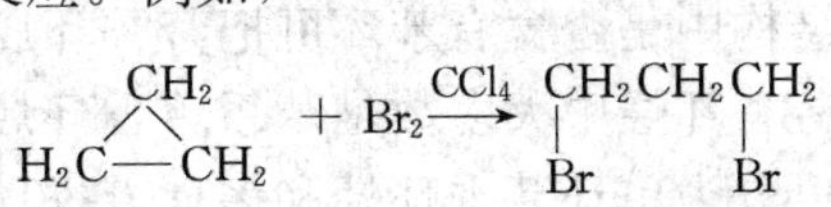

$$\text{环丙烷} + Br_2 \xrightarrow{CCl_4} \underset{Br}{CH_2}\text{—}CH_2\text{—}\underset{Br}{CH_2}$$
1,3-二溴丙烷

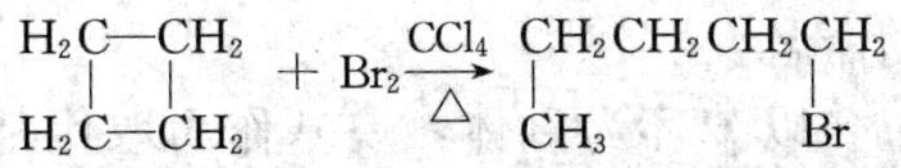

$$\text{甲基环丙烷} + Br_2 \xrightarrow[\triangle]{CCl_4} \underset{CH_3}{CH_2}\text{—}CH_2\text{—}CH_2\text{—}\underset{Br}{CH_2}$$
1,4-二溴丁烷

环戊烷、环己烷及更高级的环烷烃性质和烷烃相似，与溴不发生加成反应，而是在光照下发生取代反应。

加卤化氢：环丙烷在常温下即可与卤化氢发生加成反应，环丙烷的烷基衍生

物与卤化氢加成时，符合马氏规则。例如，

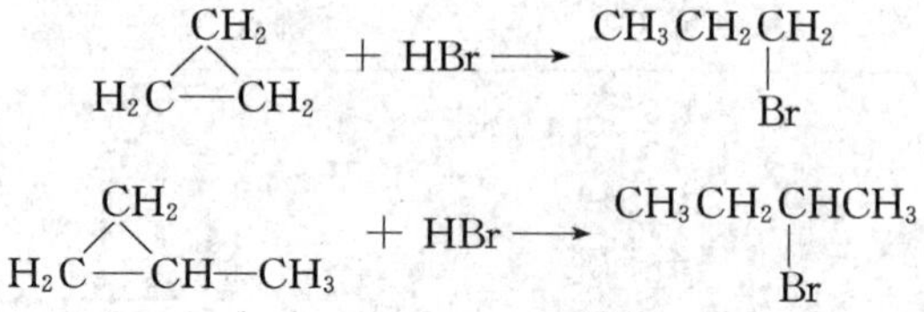

$$\underset{H_2C-CH_2}{\overset{CH_2}{\triangle}} + HBr \longrightarrow CH_3CH_2\underset{Br}{CH_2}$$

$$\underset{H_2C-CH-CH_3}{\overset{CH_2}{\triangle}} + HBr \longrightarrow CH_3CH_2\underset{Br}{CH}CH_3$$

环丙烷、环丁烷虽然易开环发生加成反应，但常温下不与高锰酸钾溶液作用，因此，可用高锰酸钾溶液来区别环烷烃与烯烃。

② 取代反应：环烷烃在光照或加热的条件下可以发生卤代反应，生成相应的卤代物。例如，

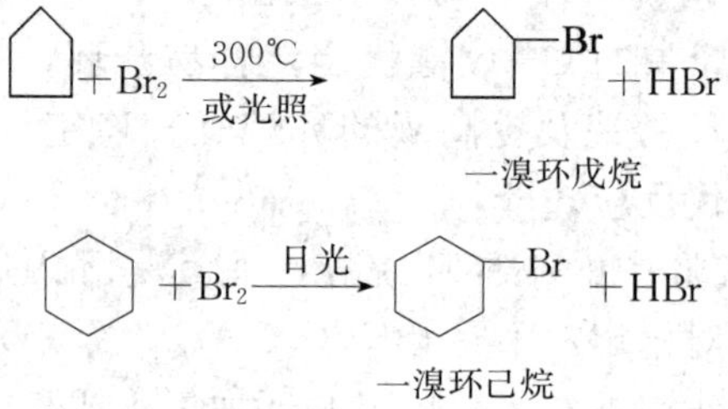

$$\bigcirc\!\!-\!\!\text{pentagon} + Br_2 \xrightarrow{300℃\text{或光照}} \text{pentagon-Br} + HBr$$

一溴环戊烷

$$\bigcirc + Br_2 \xrightarrow{\text{日光}} \bigcirc\!\!-\!\!Br + HBr$$

一溴环己烷

二、芳香环烃

由于芳香族化合物最初是从天然树脂、香精油中提取得到的含苯环的具有芳香气味的物质，因此而得名，实际上这类化合物中有的不但没有香味，反而还有难闻的气味，所以芳香族这一名称并不恰当。确切的是指一类具有特定的环状结构和特定的化学性质的有机物。这些特定的结构和性质，通常称为芳香性。大多数芳香环烃分子中都含有苯环结构，少数不含苯环结构。

（一）芳香环烃的分类与命名

1. 分类

根据芳香环烃分子结构中是否含有苯环可把芳香环烃分为苯系芳香环烃和非苯系芳香环烃两大类。芳香环烃中大多数是苯系芳香环烃。苯系芳香环烃按分子中所含苯环数目的多少可分为单环芳香环烃和多环芳香环烃；多环芳香环烃又根据苯环的连接方式不同分为稠环、联苯、多苯代脂肪烃三类。

2. 单环芳香环烃的命名

简单的烷基苯的命名以苯环为母体，烷基作为取代基，称为"某烷基苯"，"基"字可以省略。例如，

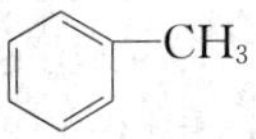

甲苯 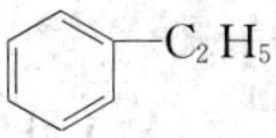　　　　乙苯 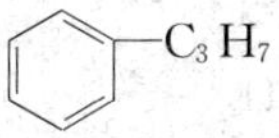　　　　丙苯 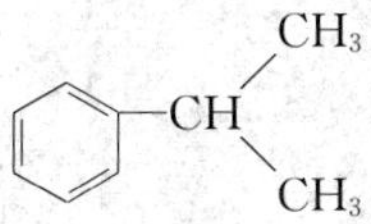　　　　异丙苯

若苯环上连有两个或两个以上相同的取代基时，取代基的位置、数目、名称依次写在母体名称之前。给苯环编号时，应使取代基的位置之和为最小。也可用"邻、间、对"来表示两个相同取代基在苯环上的相对位置；用"连、偏、均"来表示三个相同取代基在苯环上的相对位置。例如，

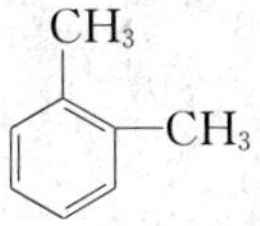

1,2-二甲苯（邻二甲苯） 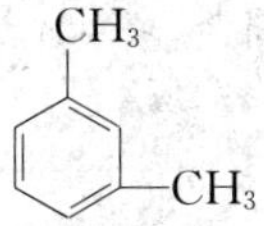　1,3-二甲苯（间二甲苯） 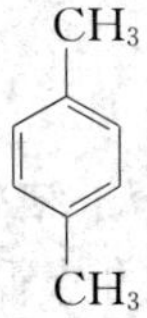　1,4-二甲苯（对二甲苯）

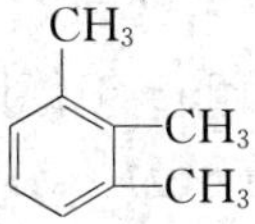

1,2,3-三甲苯（连三甲苯） 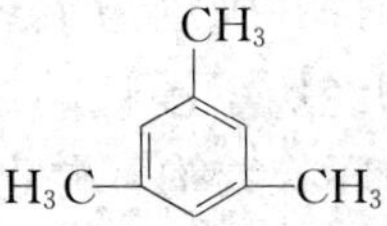　1,3,5-三甲苯（均三甲苯） 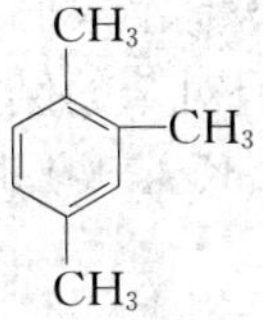　1,2,4-三甲苯（偏三甲苯）

如果苯环上连接两个以上不同的取代基，编号时从最小取代基所连的苯环碳原子开始。例如，

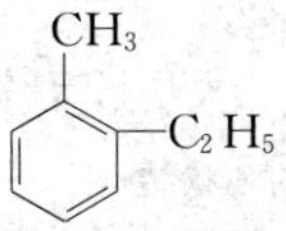

1-甲基-2-乙基苯（邻甲乙苯） 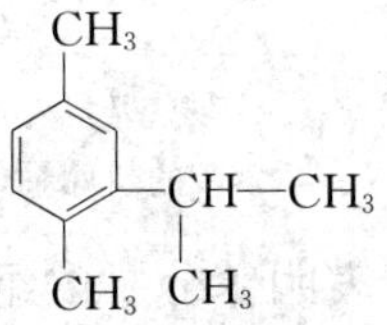　　1,4-二甲基-2-异丙基苯

较复杂的烷基苯或苯环上的取代基为不饱和烃基时，常把苯环作为取代基来命名。例如，

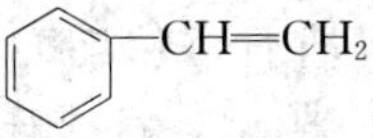

苯乙烯 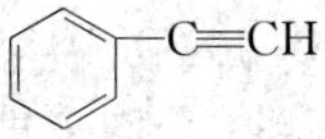　　　苯乙炔 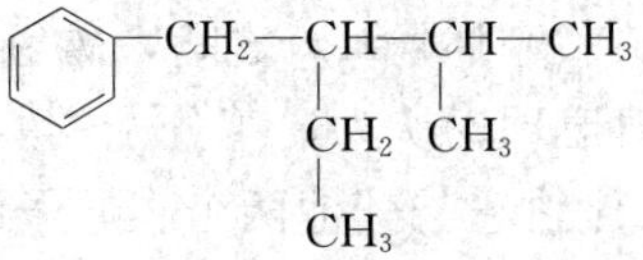　　　2-甲基-3-乙基-4-苯基丁烷

多环芳香环烃中，多苯代脂肪烃命名时以链烃作母体，苯环作取代基。例如，

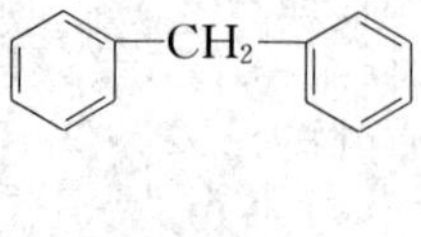

二苯甲烷 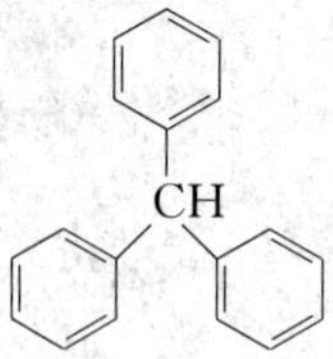　　　　　三苯甲烷

稠环芳香环烃一般有特殊的名称。例如，

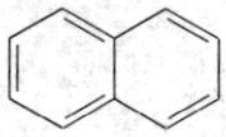

萘 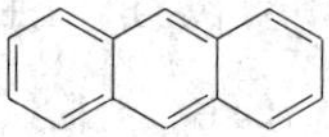　　　　蒽 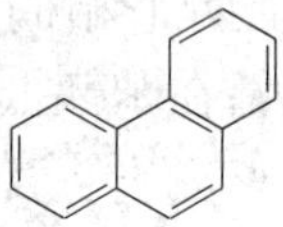　　　　菲

（二）苯的分子结构

苯是最简单的芳香环烃，也是最典型的代表物。苯及苯的同系物统称单环芳香环烃，苯的同系物的结构通式为 C_nH_{2n-6}（$n \geqslant 6$）。

早在1825年人们就得到了苯，并确定为碳氢化合物，C∶H＝1∶1，分子式为 C_6H_6。但对苯的结构的研究却经历了漫长的过程，直到1865年德国化学家凯库勒（F. A. Kekulé）提出了苯的环状结构，并把苯的结构表示为：

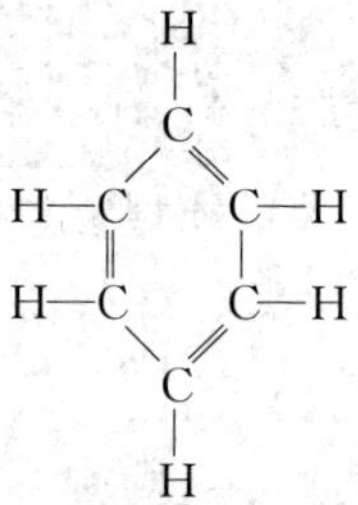

苯的凯库勒式　　　　苯的环状结构

凯库勒式只能表明苯分子的组成以及原子间的次序，根据凯库勒式，苯应具有烯烃的性质，但事实上苯分子特别稳定，不发生类似烯烃的加成反应，所以它不能确切地反映苯分子的真实结构。

现代物理方法证明，苯分子中的六个碳原子和六个氢原子都处在同一平面上，构成平面正六边形，碳碳键长均为0.14nm，介于碳碳单键键长（0.154nm）与双键键长（0.134nm）之间，碳氢键长均为0.108nm，所有键角均为120°。

杂化轨道理论认为，苯分子的六个碳原子均采取 sp^2 杂化，每个碳原子都用2个 sp^2 杂化轨道与其他两个碳原子沿对称轴方向重叠形成六个 C—C σ 键，同时每个碳原子各以一个 sp^2 杂化轨道分别与氢原子的1s轨道沿对称轴方向重叠形成六个 C—H σ 键，这些键都在同一平面上，键角均为120°，如图6-5所示。每个碳原子的未参与杂化的 p 轨道，都垂直于这个平面，并互相平行从侧面以肩并肩形式重叠，形成一个由六个 p 轨道组成的闭合大 π 键，如图6-6所示。大 π 键的电子云对称地分布在碳环平面的上下两侧，且平均分布于六个碳原子之间，使整个分子成为闭合的共轭体系，分子能量显著降低，如图6-7所示。因此，苯环具有高度的稳定性。

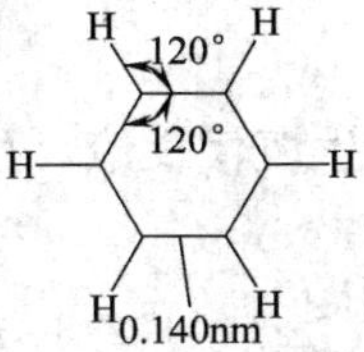

图6-5 苯分子的形状 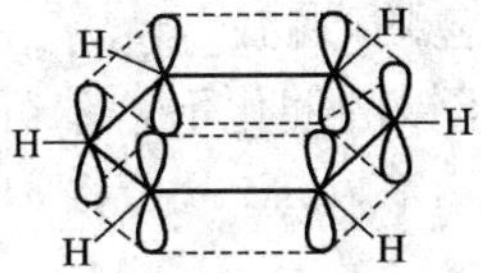　　图6-6 苯分子中的p轨道 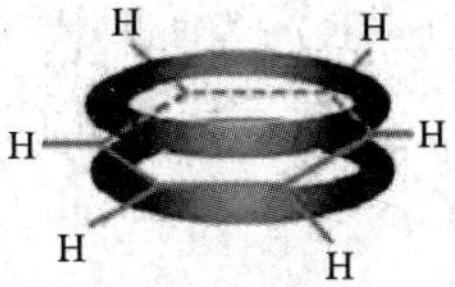　　图6-7 苯分子中的大π键

苯的凯库勒式目前仍沿用着，苯的分子结构表示为环状更具有真实性。

芳香环烃分子中去掉一个氢原子后剩余的基团称为芳基，可用"—Ar"来表示。常见的芳基有：

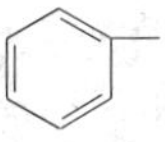

苯基 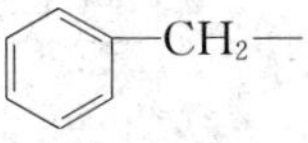　　苯甲基（苄基）

（三）苯及苯的同系物的性质

1. 物理性质

苯及苯的同系物多数为无色的液体，不溶于水，比水轻，易溶于石油醚、乙醇、四氯化碳等有机溶剂。苯及苯的同系物有特殊的气味，有毒，长期吸入它们的蒸气，会引起肝损伤，损坏神经系统和造血器官，并能导致白血病。表6-6列出了单环芳香环烃的物理常数。

表6-6　　　　　　　　单环芳香环烃的物理常数

名　称	熔点/℃	沸点/℃	相对密度（d_4^{20}）
苯	5.5	80.1	0.8765
甲苯	-95	110.6	0.8669
乙苯	-95	136.2	0.8670
正丙苯	-99.5	159.2	0.8620
异丙苯	-96	152.4	0.8618
间二甲苯	-47.9	139.1	0.8642
对二甲苯	13.3	138.4	0.8611
邻二甲苯	-25.2	144.4	0.8802（10℃）

2. 化学性质

苯的分子结构中不存在一般的C=C双键，所以它没有烯烃的典型性质，苯环相当稳定，不易发生氧化和加成反应，而易发生取代反应。这是芳香族化合物共有的特性，把它称作芳香性。

（1）取代反应 在一定条件下，苯环易受亲电试剂的进攻，发生亲电取代反应。苯环上的氢原子可以被卤原子（—X）、硝基（—NO_2）、磺酸基（—SO_3H）、烷基（—R）等所取代，生成相应的产物。

① 卤代反应：在铁或三卤化铁的催化下，苯可与卤素发生卤代反应，生成卤代苯。

$$\text{C}_6\text{H}_6 + \text{Cl}_2 \xrightarrow{\text{Fe 或 FeCl}_3} \text{C}_6\text{H}_5\text{Cl（氯苯）} + \text{HCl}$$

反应中也有一定量的邻位和对位的二卤代苯生成。

$$\text{C}_6\text{H}_5\text{Cl} + \text{Cl}_2 \xrightarrow{\text{Fe 或 FeCl}_3} \text{邻二氯苯} + \text{对二氯苯} + \text{HCl}$$

苯的同系物卤代比苯容易，同样条件甲苯卤代主要生成邻、对位取代产物。例如，

$$\text{C}_6\text{H}_5\text{CH}_3 + \text{Br}_2 \xrightarrow{\text{Fe 或 FeBr}_3} \text{邻溴甲苯} + \text{对溴甲苯} + \text{HBr}$$

若没有催化剂存在，在高温或光照条件下，苯的同系物的卤代反应不是发生在苯环上，而是发生在侧链上。例如，

$$\text{苯}-\text{CH}_3 \xrightarrow[\triangle \text{或光照}]{\text{Cl}_2} \text{氯化苄}(-\text{CH}_2\text{Cl}) \xrightarrow[\triangle \text{或光照}]{\text{Cl}_2} \text{苯二氯甲烷}(-\text{CHCl}_2) \xrightarrow[\triangle \text{或光照}]{\text{Cl}_2} \text{苯三氯甲烷}(-\text{CCl}_3)$$

② 硝化反应：苯与混酸（浓 HNO_3 和浓 H_2SO_4 的混合物）共热，苯环上的氢原子被硝基取代，生成硝基苯。这类反应称为硝化反应。

$$\text{C}_6\text{H}_6 + \text{HNO}_3(\text{浓}) \xrightarrow[50\sim 60℃]{\text{浓 H}_2\text{SO}_4} \text{C}_6\text{H}_5\text{NO}_2（\text{硝基苯}） + \text{H}_2\text{O}$$

硝基苯为淡黄色油状液体，有苦杏仁味，有毒。如果提高反应温度，并增加

硝酸的浓度，可得到间二硝基苯。

$$\text{C}_6\text{H}_5\text{NO}_2 + \text{HNO}_3(\text{浓}) \xrightarrow[90\sim100℃]{\text{浓 H}_2\text{SO}_4} \text{间二硝基苯} + \text{H}_2\text{O}$$

甲苯与混酸作用比苯容易，在30℃时即可以反应，生成邻硝基甲苯和对硝基甲苯，若进一步硝化可生成2,4,6-三硝基甲苯（俗称TNT，是一种烈性炸药）。

$$\text{C}_6\text{H}_5\text{CH}_3 + \text{HNO}_3 \xrightarrow[30℃]{\text{H}_2\text{SO}_4} \text{邻硝基甲苯} + \text{对硝基甲苯} \xrightarrow[100℃]{\text{HNO}_3\text{浓}/\text{H}_2\text{SO}_4\text{浓}} 2,4,6\text{-三硝基甲苯}$$

③ 磺化反应：苯与浓 H_2SO_4 或发烟硫酸共热，苯环上的氢原子被磺酸基取代，生成苯磺酸。这类反应称为磺化反应。

$$\text{C}_6\text{H}_6 + \text{H}_2\text{SO}_4(\text{浓}) \xrightarrow{70\sim80℃} \text{C}_6\text{H}_5\text{SO}_3\text{H}(\text{苯磺酸}) + \text{H}_2\text{O}$$

④ 烷基化和酰基化：在无水三氯化铝作用下，苯环上的氢原子可被烷基或酰基取代的反应称为付瑞德-克拉夫兹反应（Friedel - Crafts）。简称付克反应。例如，

$$\text{C}_6\text{H}_6 + \text{CH}_3\text{CH}_2\text{—Cl} \xrightarrow{\text{AlCl}_3} \text{C}_6\text{H}_5\text{CH}_2\text{CH}_3 + \text{HCl}$$

$$\text{C}_6\text{H}_6 + \text{CH}_3\text{COCl} \xrightarrow{\text{AlCl}_3} \text{C}_6\text{H}_5\text{COCH}_3(\text{苯乙酮}) + \text{HCl}$$

（2）氧化反应　苯不能被强氧化剂如高锰酸钾、重铬酸钾等氧化，而苯的同系物却能被氧化，氧化反应发生在侧链上，而且不管侧链多长，只要与苯环相连的碳原子上有氢原子，最终产物都是苯甲酸。

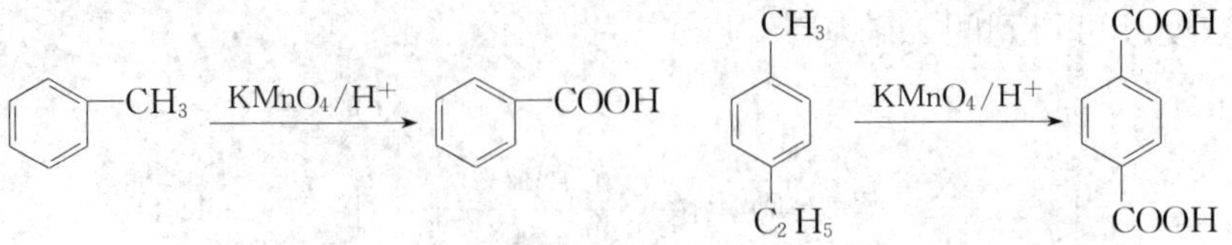

$$\underset{}{\bigodot}-CH_3 \xrightarrow{KMnO_4/H^+} \underset{苯甲酸}{\bigodot}-COOH \qquad \underset{C_2H_5}{\overset{CH_3}{\bigodot}} \xrightarrow{KMnO_4/H^+} \underset{对苯二甲酸}{\overset{COOH}{\underset{COOH}{\bigodot}}}$$

(3) 加成反应 苯环很稳定，但在特殊条件下，也能发生加成反应，如在铂、钯或镍等催化下，可与氢发生加成反应，生成环己烷。

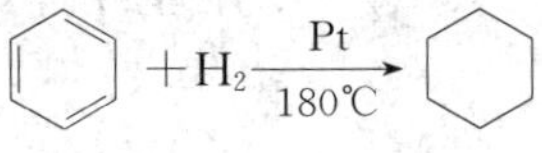

$$\bigodot + H_2 \xrightarrow[180℃]{Pt} \underset{环己烷}{\bigodot}$$

(四) 苯环上取代基的定位规律

当苯环上已有一个取代基，再向苯环引入第二个取代基时，第二个取代基进入苯环的位置和难易程度，主要由苯环上原有的取代基（定位基）决定，而与本身的性质无关，这一规律称为苯环上取代基的定位规律，定位基分为以下两类：

(1) 邻、对位定位基（第一类定位基） 如果苯环上已带有一个这类定位基时，再引入的第二个取代基，则主要进入它的邻位和对位。这类定位基使苯环电子云密度增大，尤其是邻、对位，而使苯环活化（致活），更容易进行取代反应（除卤素外）。例如，前面介绍的氯苯的氯代和甲苯的硝化等得到的都是邻、对位产物的混合物。

有的两个取代基是同一类，定位作用一致时，第三个取代基进入的位置主要由定位能力较强的定位基决定。例如，

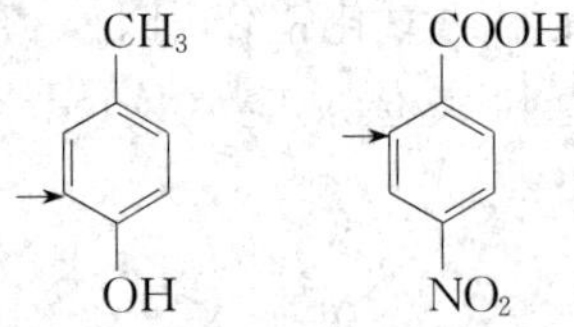

(2) 若苯环上原有的两个取代基不是同类时，第三个取代基进入的位置一般由邻、对位定位基决定。例如，

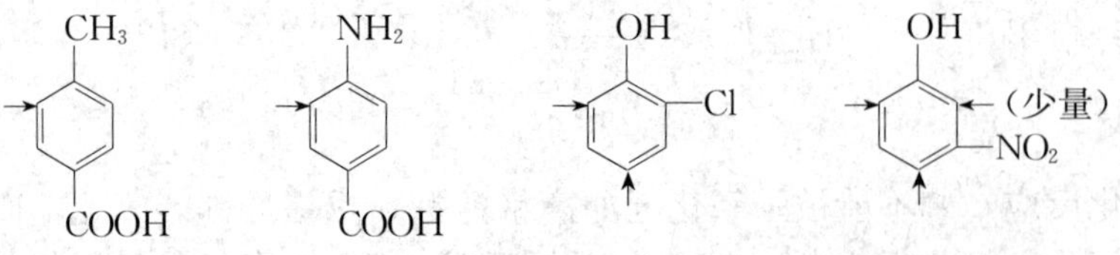

应用苯环上取代基的定位规律可以确定合理的合成路线。例如，由苯合成邻溴苯磺酸，应先卤代，再磺化。如果要是先磺化再卤代的话，则得到的是间溴苯磺酸。

$$\underset{}{\bigcirc} \xrightarrow[\text{Fe/FeBr}_3]{\text{Br}_2} \underset{}{\bigcirc}-\text{Br} \xrightarrow[\triangle]{\text{浓 H}_2\text{SO}_4} \text{HO}_3\text{S}-\underset{}{\bigcirc}-\text{Br}$$

$$\underset{}{\bigcirc} \xrightarrow[\triangle]{\text{浓 H}_2\text{SO}_4} \underset{}{\bigcirc}-\text{SO}_3\text{H} \xrightarrow[\text{Fe/FeBr}_3]{\text{Br}_2} \text{Br}-\underset{}{\bigcirc}-\text{SO}_3\text{H}$$

（五）重要的芳香环烃

1. 苯

苯是无色液体，具有特殊的芳香气味，熔点为 5.5℃，沸点为 80.1℃，有毒，易燃，微溶于水，溶于乙醇、乙醚、丙酮、四氯化碳等。

苯是最重要的基本有机化工原料之一，广泛用作合成树脂、塑料、合成纤维、橡胶、洗涤剂、染料、农药、医药和炸药等的原料。苯也作为溶剂、萃取剂和稀释剂。

2. 甲苯

甲苯是无色透明的液体，有类似苯的气味，熔点为 -95℃，沸点为 110.6℃，可燃，其蒸气有毒。甲苯不溶于水，溶于乙醇、苯、乙醚等。

甲苯作为化工原料，用于制造糖精、染料、药物和炸药等，并用作溶剂。

（六）稠环芳香环烃

稠环芳香环烃是指由两个或两个以上的苯环彼此共用两个相邻的碳原子连接起来的化合物。稠环芳香环烃都是固体，不溶于水，相对密度大于1，许多都有致癌作用。在稠环芳香环烃中，比较重要的是萘、蒽、菲，它们都是合成染料和药物的重要原料。其中，以萘最为重要，这类化合物各有其特殊的名称和编号方法。稠环芳香环烃大量存在于煤焦油中。

1. 萘

萘是无色有光泽的片状晶体，熔点为 80.29℃，沸点为 218℃，不溶于水，溶于乙醚、乙醇、苯等有机溶剂。萘在常温下具挥发性，易升华，有特殊的气味。

萘是最简单的稠环芳香环烃，是由两个苯环稠合而成的，分子式为 $C_{10}H_8$，其结构如下：

$$\begin{matrix} 8 & 1 \\ 7 & & 2 \\ 6 & & 3 \\ 5 & 4 \end{matrix}$$

萘分子中碳原子的编号是固定的，1、4、5、8 位称为 α 位，2、3、6、7 位称为 β 位。

萘是生产合成树脂、增塑剂、橡胶防老剂、农药、医药等的原料。以前常用的卫生球就是由它制成的，用来防蛀。因它对人体有毒，1993 年我国已经停止用它生产和销售。

2. 蒽

蒽是带有淡蓝色荧光的针状晶体,熔点为218℃,沸点为340℃,不溶于水,微溶于醇、醚,能溶于苯。其性质比较活泼,在空气中易被氧化,加热时升华。

蒽是由三个苯环稠合而成的,且三个苯环都在一个平面上,它的分子式为$C_{14}H_{10}$,其结构如下:

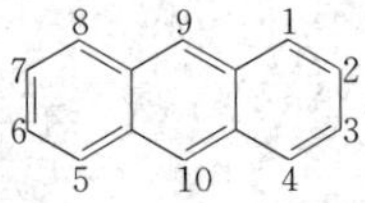

在蒽分子中,1、4、5、8位称为α位;2、3、6、7位称为β位;9、10位称为γ位。

蒽主要用于制造蒽醌和染料,也用作杀虫剂、杀菌剂、汽油阻凝剂等,还可用作发光材料。

3. 菲

菲是白色有光泽并发荧光的片状晶体,熔点为100℃,沸点为340℃,能升华。菲不溶于水,溶于乙醚、苯、四氯化碳等,溶液有蓝色的荧光。

菲也是由三个苯环稠而成的,且三个苯环不是处在一条直线上,而是形成了一个角度,菲的分子式为$C_{14}H_{10}$,与蒽互为同分异构体。其结构如下:

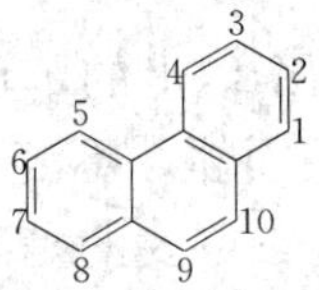

在菲分子中,α、β、γ位的规定与蒽相同。

菲可用于合成树脂、鞣料等,菲经氧化可生成菲醌。菲在高温高压下加氢可制多氢菲,是高级喷气式飞机的燃料。

【项目测试】

1. 选择题

(1) 下列各对物质,互为同系物的是(   )。

A. CH_4和C_4H_8 B. C_5H_{12}和C_5H_{10}

C. C_2H_6和C_6H_{14} D. C_3H_4和C_3H_8

(2) 烷烃互为同分异构体的依据是(   )。

A. 具有相似的化学性质 B. 具有相同的物理性质

C. 分子具有相同的空间结构 D. 分子式相同,但分子中碳原子结合方式不同

(3) 相对分子质量为72的饱和链烃的同分异构体有(   )。

A. 1种　　　　　B. 2种　　　　　C. 3种　　　　　D. 4种

(4) 下列说法中，正确的是（　　）。

A. 乙烯是不饱和烃，乙炔是饱和烃。

B. 乙烯能使高锰酸钾溶液和溴水褪色，乙炔则不能。

C. 乙烯分子中 C=C 键比乙烷分子中 C—C 键稳定，故乙烯在空气中不易燃烧。

D. 乙烯分子中各原子处在同一个平面上，甲烷分子则为正四面体结构。

(5) 乙烷中混有少量乙烯气体，欲除去乙烯可选用的试剂是（　　）。

A. 氢氧化钠溶液　　B. 水　　　　C. 溴水　　　　D. 碳酸钠溶液

(6) 下列有机物的命名正确的是（　　）。

A. 3，3-二甲基丁烷　　　　　　B. 2，2-二甲基丁烷

C. 2-乙基丁烷　　　　　　　　D. 2，3，3-三甲基丁烷

(7) 下列各类烃中，碳氢两元素的质量比为一定值的是（　　）。

A. 烷烃　　　　B. 烯烃　　　　C. 炔烃　　　　D. 二烯烃

2. 用系统命名法命名下列化合物

(1) $CH_3-CH-CH_2-CH-CH_3$
         $|$ $|$
        CH_3 CH_3

(2) $CH_3-CH-CH_2-CH-CH_2-CH_3$
         $|$ $|$
        CH_3 CH_2CH_3

(3) $CH_3-C-CH_2-CH-CH_3$, 其中中心碳上下各连 CH_3，右侧 CH 下连 CH_3

(4) $CH_3-C-CH_2-CH=CH_2$, 中心碳上下各连 CH_3

(5)
CH_3-CH_2＼   ／CH_3
           $C=C$
          ／   ＼
         H $CH-CH_3$
                    $|$
                   CH_3

(6) $CH≡C-CH-CH-CH_3$
              $|$ $|$
             CH_3 CH_3

(7) 环丁烷（正方形结构）

(8) 1-甲基-3-乙基环己烷结构

(9) 1,1-二甲基环丙烷结构

(10) 邻二甲苯结构

(11) 间位取代苯环，一边接 CH_3，一边接 $CH(CH_3)_2$ 类结构

(12) 苯环连 $CH=CH_2$（苯乙烯）

(13) 苯环—$CH_2-CH-CH_2-CH_3$
                     $|$
                    C_2H_5

3. 写出下列化合物的结构简式
(1) 2,2-二甲基丁烷　　　　　(2) 2-甲基-3-乙基戊烷
(3) 2,4,4-三甲基-2-戊烯　　　(4) 3-甲基-1-丁炔
(5) 1,1,2-三甲基环丙烷　　　 (6) 1-甲基-3-乙基环戊烷
(7) 1-甲基-3-异丙基环己烷　　(8) 对硝基苯甲酸
(9) 邻硝基乙苯

4. 写出下列反应的主要产物
(1) $H_2C=CH_2 + Br_2 \longrightarrow$
(2) $H_2C=CH-CH_3 + HBr \longrightarrow$
(3) $H_2C=CH-CH_3 \xrightarrow{KMnO_4/H^+}$
(4) $HC\equiv C-CH_3 + Ag(NH_3)_2NO_2 \longrightarrow$
(5) △-CH$_3$ + HBr $\longrightarrow$
(6) 苯-C$_2$H$_5$ + Br$_2$ $\xrightarrow{Fe/FeBr_3}$
(7) 苯-CH$_3$ + HNO$_3$(浓) $\xrightarrow{H_2SO_4(浓)}$
(8) 苯-CH$_3$ $\xrightarrow{KMnO_4/H^+}$

5. 用简单的化学方法鉴别下列各组化合物。
(1) 环丙烷和丙烯　　(2) 苯和甲苯　　(3) 丙烷和环丙烷
(4) 丙烷和丙烯　　　(5) 1-丁炔和2-丁炔

6. 选择正确的合成路线实现下列转化反应。
(1) 以苯为原料合成邻溴苯磺酸　　(2) 以甲苯为原料合成间氯苯甲酸

7. 推断题
(1) 分子式为 C_6H_{12} 的烃 A 和 B，分别用高锰酸钾的酸性溶液处理，其产物为：A 生成 $(CH_3)_2CHCOOH$ 和 CH_3COOH；B 生成 $(CH_3)_2CHCH_2COOH$、CO_2 和 H_2O。试推断 A、B 的结构简式，并写出有关的反应方程式。

(2) A、B 两种芳香环烃的分子式都是 C_9H_{12}，用酸性高锰酸钾溶液氧化时，A 生成二元酸；B 生成三元酸。A、B 分别硝化时，都生成一硝基化合物，且产物都有两种。试推断 A、B 的结构简式。

(3) 某不饱和烃 A，分子式为 C_8H_6，该化合物与硝酸银的氨溶液反应生成白色沉淀；在适当的催化剂作用下与氢反应后得 C_8H_{10}（B），B 用酸性高锰酸钾溶液氧化得到酸性化合物 $C_7H_6O_2$（C）。写出 A、B、C 的结构简式，并写出有关的反应方程式。

项目七 烃的衍生物

任务一 卤代烃

【任务目标】
- 了解卤代烃的结构、分类和命名。
- 理解消除反应的概念和扎依切夫规则,掌握卤代烃的主要化学性质。
- 学会不同结构卤代烃的鉴别方法,能够根据反应的特点和产物的结构,推测卤代烃的结构。

卤代烃可看成是烃分子中的氢原子被卤素原子取代后生成的衍生物,其结构通式是R—X,官能团是卤素原子(—X)。卤代烃是重要的烃的衍生物,在医药上是合成麻醉剂和防腐剂等的重要原料,还可用作灭火剂、溶剂等。

一、卤代烃分类和命名

(一) 卤代烃的分类

(1) 根据卤代烃分子中所含卤原子的不同,可将卤代烃分为氟卤代烃、氯卤代烃、溴卤代烃和碘卤代烃。例如,

$F_2C=CF_2$　　$CH_3CH_2—Cl$　　$CH_3CH_2—Br$　　$CH_3CH_2—I$
四氟乙烯　　　氯乙烷　　　　　溴乙烷　　　　　碘乙烷
(氟代烃)　　　(氯代烃)　　　　(溴代烃)　　　　(碘化烃)

(2) 根据卤代烃分子中烃基的不同,可将卤代烃分为脂肪族卤代烃(饱和卤代烃和不饱和卤代烃)、脂环卤代烃和芳香卤代烃。例如:

$CH_3CH_2CH_2-Cl$　　　$H_2C=CHCH_2-Cl$　　　$CH_3CH=CH-Cl$
氯丙烷　　　　　　　氯丙烯　　　　　　　丙烯氯
(饱和脂肪族卤代烃)　　　　(不饱和脂肪族卤代烃)

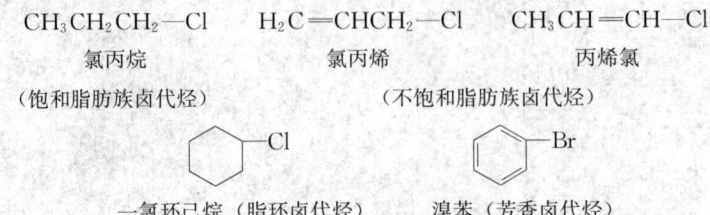

一氯环己烷(脂环卤代烃)　　　溴苯(芳香卤代烃)

(3) 根据卤代烃分子中所含卤素原子数目的不同,可将卤代烃分为一卤代烃、二卤代烃和多卤代烃。例如:

CH_3Cl　　　CH_2Cl_2　　　$CHCl_3$　　　CCl_4
一氯甲烷　　二氯甲烷　　三氯甲烷　　四氯化碳
(一卤代烃)　　(二卤代烃)　　(多卤代烃)

(4) 根据卤代烃分子中卤素原子所连碳原子的类型的不同,可将卤代烃分为伯卤代烃(一级卤代烃 1°)、仲卤代烃(二级卤代烃 2°)和叔卤代烃(三级卤代烃 3°)。例如,

$CH_3CH_2CH_2CH_2-Cl$　　　CH_3CHCH_3 下 Cl　　　2-甲基-2-氯丙烷结构
1-氯丁烷　　　　2-氯丁烷　　　　2-甲基-2-氯丙烷
(伯卤代烃)　　　(仲卤代烃)　　　(叔卤代烃)

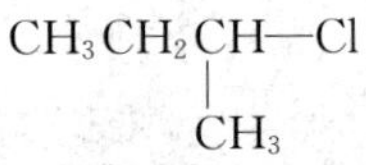

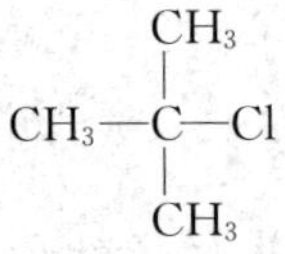

一般将上述几种分类方法结合使用,例如,氯乙烷即为饱和的一元氯代烃。

(二) 卤代烃的命名

简单卤代烃,常用卤素加烃基的名称把卤代烃命名为"卤某烃"。例如:

CH_3CH_2-Cl　　　$H_2C=CH-Cl$　　　氯苯结构
氯乙烷　　　　　氯乙烯　　　　　　氯苯

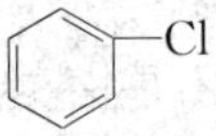

复杂的卤代烃,则把卤原子作为取代基,用系统命名法进行命名。命名原则和相应烃类的命名相似。

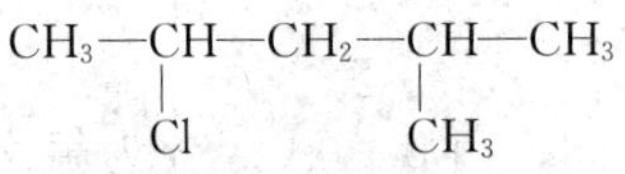

2-甲基-4-氯戊烷 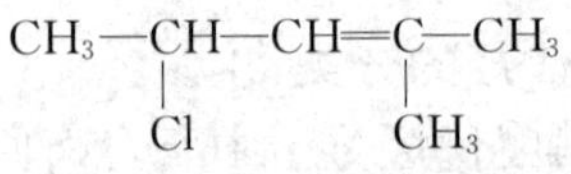　　　　2-甲基-4-氯-2-丁烯

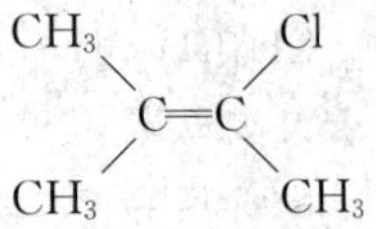

2-甲基-3-氯-2-丁烯 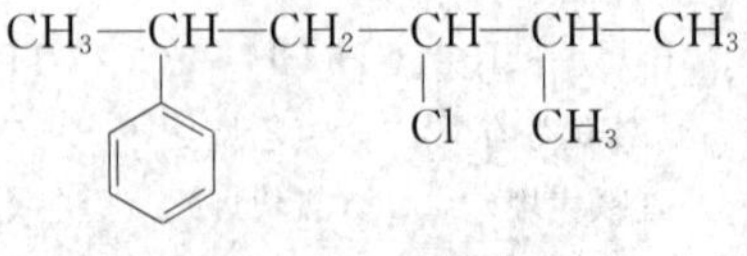　　　　2-甲基-5-苯基-3-氯己烷

122

有些多卤代烃常用俗名或商品名。例如，$CHCl_3$ 称为氯仿，CCl_2F_2 称为氟利昂-12等。

二、卤代烃的性质

（一）物理性质

常温常压下，除氯甲烷、溴甲烷等少数卤代烃为气体外，一般大多为液体。它们都不溶于水，易溶于有机溶剂，能以任意比例与烃类混溶，并能溶解许多非极性或弱极性有机物，因此像二氯甲烷、氯仿、四氯化碳等是常用的溶剂。除少数氯代烷外，卤代烃的相对密度均大于1。一卤代烃的熔点、沸点随分子中碳原子数的增加而升高。烃基相同时，卤代烃的沸点按碘代烷、溴代烷、氯代烷、氟代烷的顺序依次降低。在异构体中，支链越多，沸点越低。表7-1列出了部分一卤代烃的物理常数。

表7-1　　　　　　　　　　一卤代烃的物理常数

烃基 （—R）	氯代烃		溴代烃		碘代烃	
	沸点/℃	相对密度 (d_4^{20})	沸点/℃	相对密度 (d_4^{20})	沸点/℃	相对密度 (d_4^{20})
—CH_3	-24.2		3.6		42.4	2.279
—CH_2CH_3	12.3		38.4	1.440	72.3	1.933
—$CH_2CH_2CH_3$	46.6	0.890	71.0	1.335	102.5	1.747
—$CH(CH_3)_2$	34.8	0.859	59.4	1.310	89.5	1.705
—$CH(CH_3)CH_2CH_3$	68.3	0.871	91.2	1.258	120	1.595
—$CH_2CH(CH_3)_2$	68.8	0.875	91.4	1.261	121	1.605
—$C(CH_3)_3$	50.7	0.840	73.1	1.222	100℃分解	—
—$(CH_2)_4CH_3$	108	0.883	130	1.223	157	1.517

（二）化学性质

卤代烷烃分子中，所有的化学键都是 σ 键，所以卤代烷的性质比较稳定，但由于卤原子的电负性较强，使C—X（F、Cl、Br、I）键有较大的极性，在一定条件下，C—X键易断裂。断裂方式有两种，一种是卤素原子被其他原子或基团取代，生成其他类化合物；另一种是卤素原子与 β-H原子一起消去卤化氢生成烯烃。

1. 取代反应

（1）水解反应　卤代烃与氢氧化钠（或氢氧化钾）的水溶液共热，卤素原子

被羟基取代生成醇。例如，

$$R-X + NaOH \xrightarrow[\triangle]{H_2O} R-OH + NaX$$

$$C_2H_5-Cl + NaOH \xrightarrow[\triangle]{H_2O} C_2H_5-OH + NaCl$$

（2）醇解反应　伯卤代烷与醇钠作用时，卤原子被烷氧基取代生成醚。此反应称为威廉森（Williamson）反应，这是制备混合醚的常用方法。

$$R-X + NaOR' \longrightarrow R-OR' + NaX$$

$$CH_3CH_2CH_2-Cl + NaOC_2H_5 \longrightarrow CH_3CH_2CH_2-OC_2H_5 + NaCl$$

叔卤代烷与醇钠作用不能制得醚，而是发生消除反应生成烯烃。

（3）氰解反应　卤代烃与氰化钠（或氰化钾）在醇溶液中反应生成腈，腈又可发生水解生成羧酸。在有机合成中，通常利用此反应来增长碳链。例如，

$$C_2H_5-Br + NaCN \xrightarrow[\triangle]{乙醇} C_2H_5-CN + NaBr$$

$$C_2H_5-CN + H_2O \xrightarrow{H^+} C_2H_5-COOH$$

产物腈可转化成胺、酰胺和羧酸，在合成纤维工业中有重要的用途。

（4）氨解反应　卤代烃与氨的醇溶液或液氨反应，卤原子被氨基（—NH_2）取代生成胺。例如，

$$CH_3CH_2CH_2-Cl + NH_3 \xrightarrow[\triangle]{乙醇} CH_3CH_2CH_2-NH_2 + HCl$$

（5）与硝酸银反应　卤代烃与硝酸银的醇溶液作用生成硝酸烷基酯和卤化银沉淀。例如，

$$R-X + AgNO_3 \xrightarrow{乙醇} R-ONO_2 + AgX\downarrow$$
硝酸烷基酯

结构不同的卤代烃与硝酸银的醇溶液反应的难易程度不同。烯丙型卤代烃、苄卤、叔卤代烃在常温下就能与硝酸银作用，伯卤代烃和仲卤代烃在加热条件下才能反应，而乙烯型卤代烃、卤苯与硝酸银不反应。因此该反应常用于鉴别结构不同的卤代烃。

结构不同的卤代烃与硝酸银的醇溶液反应由易到难的顺序为：

$$CH_2=CH-CH_2X、ArCH_2X、R_3CX > R_2CHX > RX$$

卤原子不同的卤代烷反应活性是：碘代烷＞溴代烷＞氯代烷。

2. 消除反应

有机物分子中脱去一个小分子（如 H_2O、HX、NH_3 等）生成不饱和化合物

的反应,称为消除反应。卤代烷与氢氧化钠(或氢氧化钾)的醇溶液共热,分子内脱去一分子卤化氢而生成烯烃。例如,

$$R-\underset{H}{\overset{}{C}}H-\underset{Cl}{\overset{}{C}}H_2 + NaOH \xrightarrow[\triangle]{乙醇} R-CH=CH_2 + NaCl + H_2O$$

结构不对称的仲卤代烃和叔卤代烃,在发生消除反应时可生成不同的产物。例如,

$$CH_3-\underset{H}{\overset{}{C}}H-\underset{Cl}{\overset{}{C}}H-\underset{H}{\overset{}{C}}H_2 + NaOH \xrightarrow[\triangle]{乙醇} CH_3-\underset{H}{\overset{}{C}}H-CH=CH_2 + CH_3-CH=\underset{H}{\overset{}{C}}H-CH_3$$

1-丁烯 (19%)   2-丁烯 (81%)

$$CH_3-CH_2-\underset{Br}{\overset{CH_3}{\underset{|}{C}}}-CH_3 + NaOH \xrightarrow[\triangle]{乙醇} CH_3-CH=\underset{}{\overset{CH_3}{\underset{|}{C}}}-CH_3 + CH_3-CH_2-\underset{}{\overset{CH_3}{\underset{|}{C}}}=CH_2$$

2-甲基-2-丁烯 (71%)   2-甲基-1-丁烯 (29%)

由此可以看出,不对称的仲卤代烃和叔卤代烃在发生消除反应时,总是消去含氢较少的 β-碳原子上的氢,生成的主要产物是双键碳原子上连有较多烃基的烯烃,这一规律称为扎依切夫(A. M. Saytzeff)规律。

三、重要的卤代烃

1. 三氯甲烷

三氯甲烷又称氯仿,是无色液体,微溶于水,能与多种有机溶剂混溶,沸点为 61.2℃。纯净的氯仿有强烈的麻醉作用,可以作牲畜外科手术的麻醉剂,也是良好的有机溶剂。三氯甲烷在光照下能被空气中的氧氧化生成毒性很强的光气,光气吸入肺中会引起肺水肿,因此,氯仿要保存在棕色瓶中,使用前需用硝酸银溶液进行检查。

2. 四氯化碳

四氯化碳,化学名称四氯甲烷,是无色液体,沸点为 76.8℃,微溶于水,能溶解脂肪、油漆、树脂等多种有机物,是良好的有机溶剂,主要用作溶剂、萃取剂和灭火剂,也可用作干洗剂。四氯化碳密度大,易挥发,不导电,不燃烧,其蒸气比空气重,覆盖在燃烧的物体上能使之隔绝空气而灭火,所以特别适宜于扑灭油类着火。但用四氯化碳灭火时,也会产生光气,因此要注意空气流通,以防中毒。

3. 氯乙烯和聚氯乙烯

氯乙烯常温下是气体,主要用于制备聚氯乙烯。

$$n\text{H}_2\text{C}=\underset{\text{Cl}}{\text{CH}} \longrightarrow \underset{\text{Cl}}{[\text{H}_2\text{C}-\text{CH}]_n}$$

一般聚氯乙烯的平均聚合度 n 为 800～1400。聚氯乙烯是目前我国产量最大的一种塑料，添加不同量的增塑剂可制成硬聚氯乙烯及软聚氯乙烯，前者可制成管、薄板等，后者可制成薄膜或纤维，在工农业及日常生活中有广泛的用途。

任务二 ▶ 醇、酚、醚

醇、酚、醚都是烃的含氧衍生物。醇和酚是烃的羟基衍生物，醚则是由醇或酚制得的，故放在一起讨论。

【任务目标】

- 了解醇、酚、醚的结构、分类和命名。
- 掌握醇、酚、醚的主要化学性质。
- 学会不同结构醇的鉴别方法，能够根据反应的特点和产物的结构，推测醇的结构。

一、醇

脂肪烃或芳香环烃分子中侧链的氢原子被羟基（—OH）取代后的生成物称为醇（R—OH）。醇中的羟基又称醇羟基，醇羟基决定醇的主要特征，是醇的官能团。饱和一元醇的通式为：R—OH。

（一）醇的分类和命名

1. 醇的分类

（1）根据醇分子中烃基种类的不同，醇可分为脂肪醇、脂环醇和芳香醇。

CH$_3$CH$_2$OH　　H$_2$C=CH—CH$_2$OH　　⌬—OH　　⌬—CH$_2$OH

乙醇（饱和醇）　烯丙醇（不饱和醇）　环己醇（脂环醇） 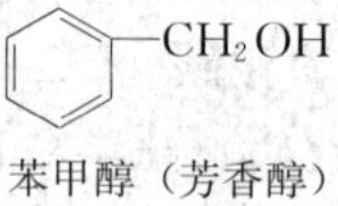　苯甲醇（芳香醇）

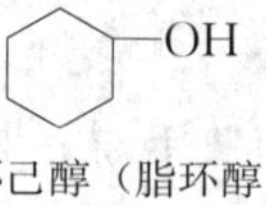

（2）根据醇分子中羟基直接相连的碳原子类型的不同，醇可分为伯醇、仲醇和叔醇。

CH$_3$CH$_2$CH$_2$CH$_2$—OH　　CH$_3$—CH—CH$_3$　　CH$_3$—C(CH$_3$)$_2$—OH
　　　　　　　　　　　　　　　　　　OH

1-丁醇（伯醇）　　2-丁醇（仲醇）　　2-甲基-2-丙醇（叔醇）

(3) 根据醇分子中羟基数目的不同，醇可分为一元醇、二元醇、多元醇。

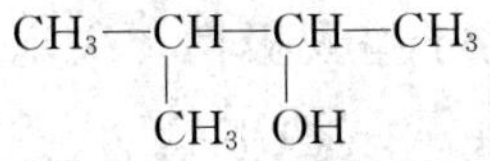

$CH_3-CH-CH-CH_3$　　CH_2-CH_2　　$CH_2-CH-CH_2$　　环己六醇
　　　$|$　　$|$　　　　　　$|$　　$|$　　　　　　　$|$　　$|$　　$|$
　　　CH_3 OH　　　　　OH OH　　　　　　OH OH OH

3-甲基-2-丁醇（一元醇） 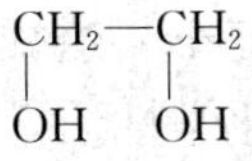　　乙二醇（二元醇） 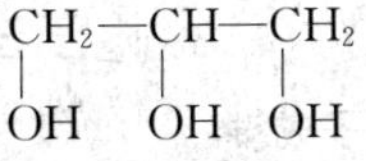　　　丙三醇 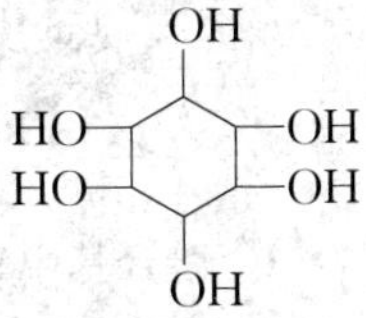　　　　环己六醇
　　　　　　　　　　　　　　　　　　　　　　　　（多元醇）

从丙醇开始出现同分异构现象，醇由于存在碳链异构和官能团的位置异构，所以醇的同分异构体比相应的烷烃多。例如，2-丁醇和2-甲基-2-丙醇属于碳链异构，1-丁醇与2-丁醇属于官能团位置异构。

2. 醇的命名

(1) 普通命名法　适用于结构简单的一元醇命名，即根据与羟基相连的烃基命名为"某醇"。

CH_3OH　　　CH_3CH_2OH　　　$CH_3CH=CH-OH$
　甲醇　　　　　　乙醇　　　　　　　　丙烯醇

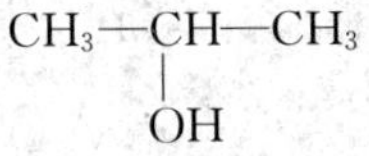

异丙醇 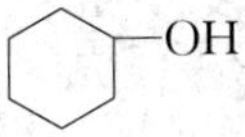　　　　环己醇 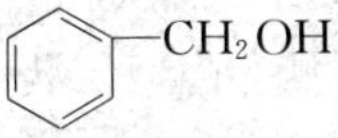　　　　苯甲醇

(2) 系统命名法　用于结构比较复杂的醇的命名，命名原则是：选择连有羟基的最长碳链为主链，不饱和醇应包含双键或叁键，多元醇应连有尽可能多的羟基。从离羟基最近的一端给主链碳原子编号，根据主链碳原子的数目称为"某醇"，羟基的位次用阿拉伯数字写在某醇前面，支链取代基的位次和名称加在醇名称的前面。

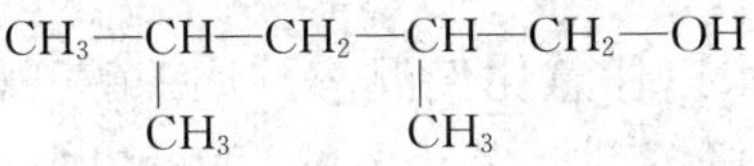

2,4-二甲基-1-戊醇 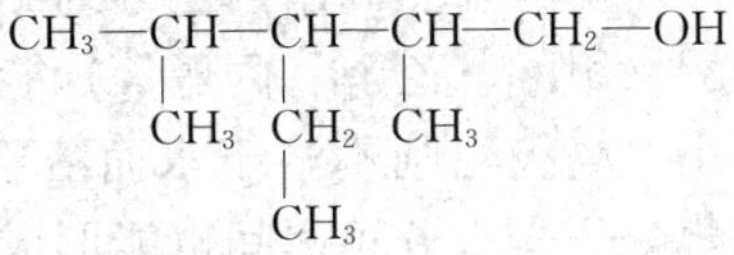　　　　2,4-二甲基-3-乙基-1-戊醇

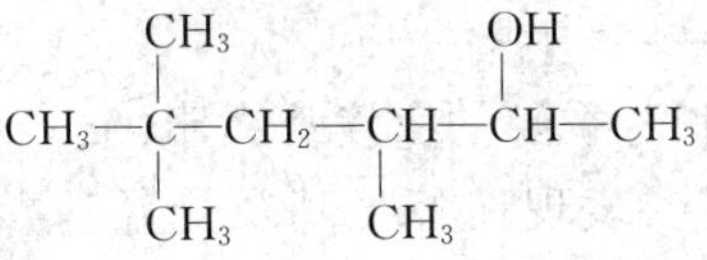

3,5,5-三甲基-2-己醇 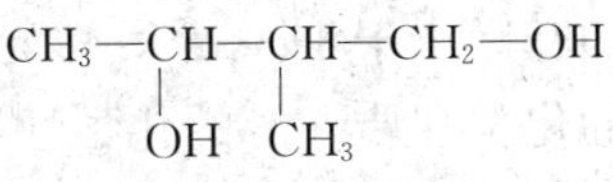　　　3-甲基-1,3-戊二醇

(二) 醇的结构和性质

1. 醇的结构

醇分子中羟基（—OH）上的氧原子采取 sp^3 杂化，其中，两个未共用的电子对各占一个 sp^3 杂化轨道，余下的两个 sp^3 杂化轨道上各有一个电子，分别与一

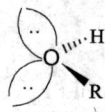

图 7-1 醇羟基中氧原子成键及未共用电子对

个碳原子和一个氢原子形成两个 σ 键。由于氧的电负性比碳强，所以在醇分子中，氧原子上的电子云密度较大，而与氧相连的碳原子和氢原子上电子云密度小，这样使分子呈现极性，决定了醇的物理和化学性质，如图 7-1 所示。

2. 醇的性质

（1）物理性质　十二个碳原子以下的饱和一元醇是无色液体，高级醇是蜡状固体；某些存在于花或果实中的醇，有特殊的香味，如苯乙醇有玫瑰香，可用于配制香精。

直链饱和一元醇的沸点随着碳原子数目的增加而有规律地变化。低级醇的沸点比相对分子质量相近的烷烃高得多，例如，甲醇（相对分子质量 32）的沸点 64.65℃，而乙烷（相对分子质量 30）的沸点 -88.6℃。例如，丙醇与乙二醇相对分子质量接近，但沸点却相差很大。这是因为醇分子之间可以通过氢键缔合起来，如图 7-2 所示。

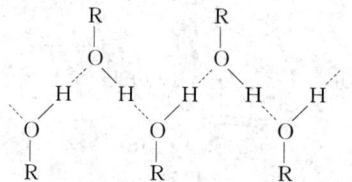

图 7-2　醇分子间的氢键

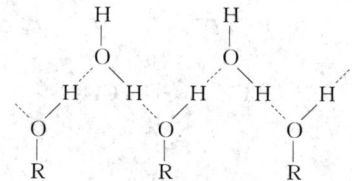

图 7-3　醇与水分子间的氢键

这样，使醇气化时，需要额外提供能量来破坏氢键的作用力，因此醇的沸点比相对分子质量相近的没有通过氢键缔合作用的其他化合物要高。此外羟基的数目增加，形成氢键的数目也增多，沸点会更高，例如乙二醇与丙三醇相对分子质量相近，但乙二醇沸点高出丙三醇约 100℃。

低级醇（甲醇、乙醇、丙醇等）能与水以任意比例混溶，从丁醇开始，溶解度显著减小；高级醇则不溶于水而溶于有机溶剂；多元醇的溶解度比一元醇大。这是因为醇分子与水分子之间也能形成氢键。醇分子中羟基数目增多，则溶解度增大，如图 7-3 所示。

某些醇的物理性质见表 7-2。

一元醇的密度小于 $1g/cm^3$，多元醇和芳香醇的密度都大于 $1g/cm^3$。

（2）醇的化学性质　醇的化学性质主要表现在醇羟基及受羟基影响而比较活泼的 α-氢原子和 β-氢原子上。

$$R-\overset{\beta}{C}H_2-\overset{\alpha}{C}H_2-O-H$$

与活泼金属反应 ↑

取代反应 ↓

表7-2 某些醇的物理性质

名称	结构简式	熔点/℃	沸点/℃	相对密度/g/cm³	溶解度/(g/100g 水)
甲醇	CH₃OH	-93.9	65	0.7914	∞
乙醇	CH₃CH₂OH	-117.3	78.5	0.7893	∞
丙醇	CH₃CH₂CH₂OH	-126.5	97.4	0.8035	∞
异丙醇	CH₃CH(OH)CH₃	-89.5	82.4	0.7855	∞
正丁醇	CH₃CH₂CH₂CH₂OH	-89.6	117.2	0.8098	7.9
正戊醇	CH₃CH₂CH₂CH₂CH₂OH	-79	137.3	0.8144	2.7
环己醇	⬡—OH	-25.1	161.1	0.9624	3.6
苯甲醇	⬡—CH₂OH	-15.3	205.3	1.0419	4
乙二醇	CH₂(OH)CH₂(OH)	-11.5	198	1.1088	∞
丙三醇	CH₂(OH)CH(OH)CH₂(OH)	20	290（分解）	1.2613	∞

① 与活泼金属的反应：醇与水相似，羟基上的氢原子比较活泼，能与活泼金属钾、钠、镁、铝等反应生成金属醇化物和氢气。

$$2R\text{—}OH + Na \longrightarrow 2R\text{—}ONa + H_2\uparrow$$
$$\text{醇钠}$$

醇与金属钠反应比水与金属钠的反应缓和得多，虽然低级醇反应仍然较激烈，但不燃烧、不爆炸，表明羟基上氢原子的活泼性比水中的氢弱。各类醇的反应活性为：

$$\text{甲醇} > \text{伯醇} > \text{仲醇} > \text{叔醇}$$

② 与氢卤酸反应：醇与氢卤酸作用，羟基被卤原子取代生成卤代烷和水，这是制备卤代烃的一种重要方法。

$$R\text{—}OH + HX \longrightarrow R\text{—}X + H_2O$$

其反应速率与氢卤酸的类型和醇的结构有关，氢卤酸活性次序分别是：HI>HBr>HCl。醇的活性次序是：叔醇>仲醇>伯醇>甲醇。例如，伯醇与浓盐酸作用必须有氯化锌存在并加热才能产生氯代烃。

$$CH_3CH_2CH_2OH + HCl（浓）\xrightarrow[\triangle]{ZnCl_2} CH_3CH_2CH_2Cl + H_2O$$
$$\text{氯丙烷}$$

利用醇和浓盐酸作用的快慢，可以鉴别伯、仲、叔醇，所用试剂为浓盐酸和无水氯化锌配成的溶液，称为卢卡斯（H.J. Lucas）试剂。低级一元醇（C_6以下）能溶于卢卡斯试剂中，而相应的氯代烷则不溶，根据溶液出现浑浊或分层的时间可以判断醇的反应活性。例如，

$$R_2-\underset{R_3}{\underset{|}{\overset{R_1}{\overset{|}{C}}}}-OH + HCl(浓) \xrightarrow{ZnCl_2} R_2-\underset{R_3}{\underset{|}{\overset{R_1}{\overset{|}{C}}}}-Cl + H_2O$$

很快变浑浊

$$R_2-\underset{}{\overset{R_1}{\overset{|}{C}H}}-OH + HCl(浓) \xrightarrow{ZnCl_2} R_2-\overset{R_1}{\overset{|}{C}H}-Cl + H_2O$$

数分钟后变浑浊

$$R-CH_2-OH + HCl(浓) \xrightarrow{ZnCl_2} 不反应$$

③ 酯化反应：醇与酸反应失去一分子水后生成相应的酯。醇与有机酸作用生成有机酸酯（羧酸酯）。

$$R-COOH + HO-R' \underset{\triangle}{\overset{浓 H_2SO_4}{\rightleftharpoons}} R-COO-R' + H_2O$$

羧酸酯

醇与无机酸作用生成无机酸酯。例如，醇与浓硝酸作用可得硝酸酯。

$$\begin{matrix}CH_2-OH\\|\\CH-OH\\|\\CH_2-OH\end{matrix} + 3HNO_3 \longrightarrow \begin{matrix}CH_2-O-NO_2\\|\\CH-O-NO_2\\|\\CH_2-O-NO_2\end{matrix} + 3H_2O$$

三硝酸甘油酯

醇与硫酸作用，它可以分别生成酸性酯或中性酯。与磷酸作用，可以生成3种类型的磷酸酯。

$$C_2H_5OH + HO-\underset{O}{\overset{O}{\overset{\|}{S}}}-OH \longrightarrow H_5C_2-O-\underset{O}{\overset{O}{\overset{\|}{S}}}-OH \xrightarrow{减压蒸馏} H_5C_2-O-\underset{O}{\overset{O}{\overset{\|}{S}}}-O-C_2H_5$$

硫酸氢乙酯　　　　　　硫酸二乙酯

$$C_2H_5OH + HO-\underset{OH}{\overset{O}{\overset{\|}{P}}}-OH \longrightarrow$$

$$\underset{\text{磷酸乙酯}}{\underset{OH}{\overset{O}{H_5C_2O-P-OH}}} \longrightarrow \underset{\text{磷酸二乙酯}}{\underset{OH}{\overset{O}{H_5C_2O-P-OC_2H_5}}} \longrightarrow \underset{\text{磷酸三乙酯}}{\underset{OC_2H_5}{\overset{O}{H_5C_2O-P-OC_2H_5}}}$$

④ 脱水反应：醇与浓硫酸共热可以发生脱水反应。脱水方式有两种，一种是分子内脱水生成烯烃，另一种是分子间脱水生成醚。

醇在较高温度下发生分子内脱水，这一反应属于消除反应，例如，醇在浓硫酸存在下，加热至一定温度，则脱水生成烯烃。

$$CH_3CH_2OH \xrightarrow[170℃]{浓 H_2SO_4} H_2C=CH_2 + H_2O$$

当醇分子中有不止一种 β 氢原子时，脱水方式按遵守扎依切夫规律进行，即脱去羟基和含氢较少的 β 碳上的氢原子，生成的主要产物是双键碳上连有较多烃基的烯烃。

$$CH_3-\underset{OH}{CH}-CH_2-CH_3 \xrightarrow[\triangle]{浓 H_2SO_4} \underset{65\%\sim80\%}{CH_3CH=CHCH_3} + H_2O$$

两分子醇在较低温度下发生分子间脱水生成醚。例如：

$$2CH_3CH_2OH \xrightarrow[140℃]{浓 H_2SO_4} \underset{\text{乙醚}}{CH_3CH_2-O-CH_2CH_3} + H_2O$$

仲醇和叔醇与浓硫酸共热的主要产物是烯。一般情况下，较高的温度有利于醇的分子内脱水成烯，较低的温度有利于醇的分子间脱水成醚。这说明控制反应条件的重要和有机反应的复杂性。

⑤ 氧化与脱氢反应：伯醇、仲醇能被重铬酸钾、高锰酸钾的酸性溶液氧化，生成与原来醇含有同数碳原子的醛或酮。

$$\underset{\text{伯醇}}{R-CH_2-OH} \xrightarrow{[O]} \underset{\text{醛}}{R-\overset{O}{\underset{|}{C}}-H} \xrightarrow{[O]} \underset{\text{羧酸}}{R-\overset{O}{\underset{|}{C}}-OH}$$

$$\underset{\text{仲醇}}{R-\underset{OH}{CH}-R'} \xrightarrow{[O]} \underset{\text{酮}}{R-\overset{O}{\underset{|}{C}}-R'}$$

伯醇、仲醇的蒸气在高温下，用催化剂（Cu）作用时可脱氢，生成醛或酮。伯醇、仲醇的氧化或脱氢都是发生在 α-氢上，伯醇先被氧化成醛，醛很容易继续被氧化成羧酸；仲醇则被氧化成酮。叔醇分子中没有 α-氢，一般很难被氧化。

(三）重要的醇和硫醇

1. 甲醇（CH_3OH）

甲醇最初是由木材干馏得到的，因此俗称木醇或木精。甲醇是无色易燃的液体，可与水以任意比例混溶，沸点为64.65℃，甲醇毒性很强，服入可使眼睛失明，甚至中毒致死。

甲醇是一种重要的合成原料，主要用来制备甲醛，还可作为溶剂。

2. 乙醇（C_2H_5OH）

乙醇俗称酒精，是无色易燃液体，有特殊气味。密度为$0.7893g/cm^3$，沸点为78.5℃，易挥发，可与水任意混溶。市售医用酒精体积分数一般不低于94.58%。乙醇也有毒，服入较多或长期服用，可使肝、心、脑等器官发生病变。

乙醇的用途很广，是重要的化工原料，医药上用作消毒剂、防腐剂，还可作燃料等。工业上主要采用发酵法和乙烯水化法制取乙醇。例如乙醇汽油中的乙醇主要是利用含淀粉的谷物、马铃薯或甘薯为原料发酵制得。

3. 丙三醇［$CH_2(OH)CH(OH)CH_2(OH)$］

丙三醇俗称甘油，为无色、无嗅、带有甜味的黏稠液体，沸点为290℃，可与水以任意比例混溶，其水溶液的凝固点很低。无水甘油具有强烈的吸湿性。甘油常用于制造化妆品、软化剂、抗生素发酵用营养剂、干燥剂等。

甘油具有微弱的酸性，能与新制的氢氧化铜反应，生成能溶于水的深蓝色甘油铜。

$$\begin{array}{c} CH_2-OH \\ | \\ CH-OH \\ | \\ CH_2-OH \end{array} + Cu(OH)_2 \longrightarrow \begin{array}{c} CH_2-O \\ | \quad\quad\;\; \diagdown \\ CH-O \quad\;\; Cu \\ | \quad\quad\;\; \diagup \\ CH_2-OH \end{array} + 3H_2O$$

甘油铜（深蓝色）

乙二醇也具有类似的性质，这个反应常用来鉴别多元醇。

甘油的另一重要用途是制备三硝酸甘油酯。三硝酸甘油酯俗称硝化甘油，它是一种无色或淡黄色的黏稠液体，在临床上用作扩张血管和缓解心绞痛的药物。三硝酸甘油酯及多元硝酸酯遇热或者撞击会猛烈分解发生爆炸，因此可用来制造炸药。

二、酚

芳环上的氢原子被羟基取代后的衍生物称为酚；酚中的羟基称为酚羟基，是酚的官能团。

（一）酚的分类和命名

根据酚分子中芳环的不同，可将酚分为苯酚、萘酚、蒽酚等；根据酚分子中羟基的数目又可将酚分为一元酚、二元酚、多元酚等。一元酚的通式为 Ar—OH。

酚命名时一般是在酚字前面加上芳环的名称作母体，再加上其他取代基的位次、数目和名称。有时也把羟基当作取代基来命名。例如，

苯酚　　β-萘酚　　γ-蒽酚

1-萘酚（α-萘酚）　1，2-苯二酚（邻苯二酚）　1，3-苯二酚（间苯二酚）　1，4-苯二酚（对苯二酚）

2-甲苯酚（邻甲苯酚）　1，3，5-苯三酚（均苯三酚）　4-羟基苯甲醛（对羟基苯甲醛）

（二）酚的结构和性质

1. 酚的结构

以苯酚为例：在苯酚分子中，酚羟基与苯环直接相连，酚羟基氧原子上的一对未共用电子对与苯环上的 π 电子构成 p-π 共轭，从而使 C—O 键比醇分子中的 C—O 键牢固，而 O—H 键比醇分子中的 O—H 键活泼，甚至在水溶液中能电离出 H^+ 而呈现一定的酸性。如图 7-4 所示。

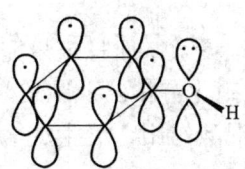

图 7-4　苯酚中 p-π 共轭

2. 酚的性质

常温下，除少数烷基酚（如甲苯酚）是液体外，多数酚是晶体。低级酚都有特殊的刺激性气味，有一定的挥发性，尤其对眼睛、呼吸道黏膜、皮肤等有强烈的刺激和腐蚀作用。由于酚类化合物分子间能形成氢键，所以酚的熔点、沸点都较高。酚的相对密度都大于 1。酚在水中有一定的溶解度，分子中羟基数目越多，溶解度越大。纯净的酚是无色的，但因易被氧化而显淡粉、暗红或更深的颜色。

（1）弱酸性　由于羟基氧原子上的电子云向苯环偏移，导致 O—H 键极性增大，使得 O—H 键易断裂，而离解出氢离子，使苯酚显弱酸性（pK_a=10.0）。

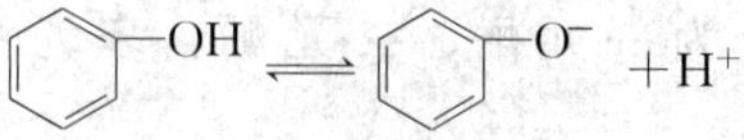

苯酚是很弱的酸,它能与氢氧化钠等强碱作用,生成苯酚钠而溶于水中。

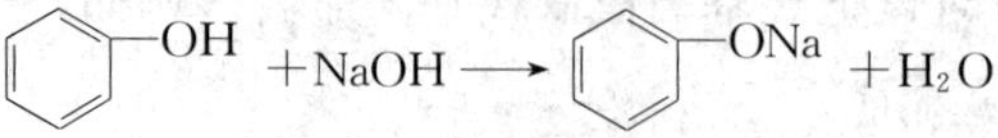

如果向苯酚钠的水溶液中通入 CO_2,可使苯酚重新游离出来。说明苯酚的酸性比碳酸还弱,其水溶液不足以使石蕊试纸变色。

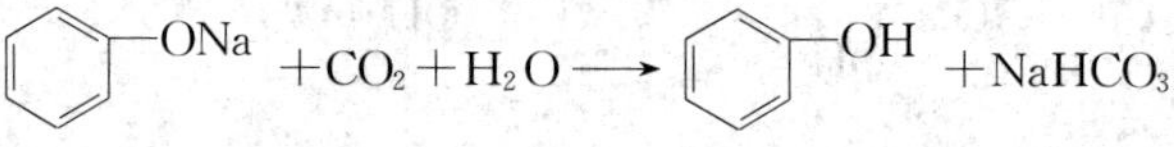

(2) 芳环上的取代反应　酚羟基是邻、对位定位基,对芳环具有活化作用,所以苯酚比苯更容易进行亲电取代反应。

① 卤代:苯酚与溴水在常温下迅速反应,立即生成2,4,6-三溴苯酚白色沉淀。

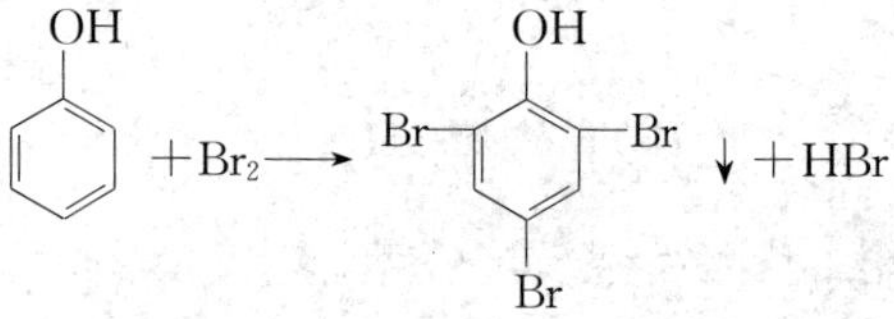

此反应很灵敏,而且定量完成,常用于苯酚的定性或定量测定。

② 硝化:常温下苯酚与稀硝酸作用生成邻硝基苯酚和对硝基苯酚的混合物。继续与混酸作用,可生成2,4,6-三硝基苯酚(俗称苦味酸)。

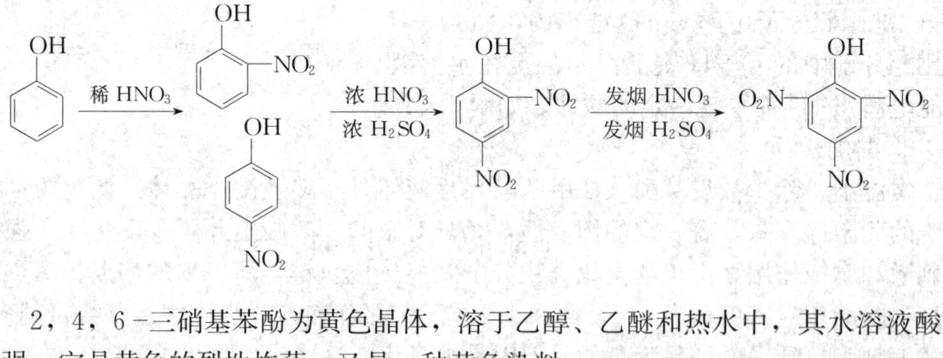

2,4,6-三硝基苯酚为黄色晶体,溶于乙醇、乙醚和热水中,其水溶液酸性很强。它是黄色的烈性炸药,又是一种黄色染料。

(3) 与三氯化铁的显色反应　多数酚都能与三氯化铁溶液反应生成紫、蓝、绿、棕等颜色的化合物。例如,苯酚与三氯化铁溶液作用显紫色,邻苯二酚与对苯二酚显绿色,甲苯酚遇三氯化铁呈蓝色。这种显色反应并不限于酚,具有烯醇

式 [—C=C—OH] 结构的脂肪族化合物也有这个反应。因此该反应可用来鉴别酚或具有类似烯醇式结构的化合物。

苯酚与三氯化铁溶液作用显紫色，可能因为生成了酚铁配离子：

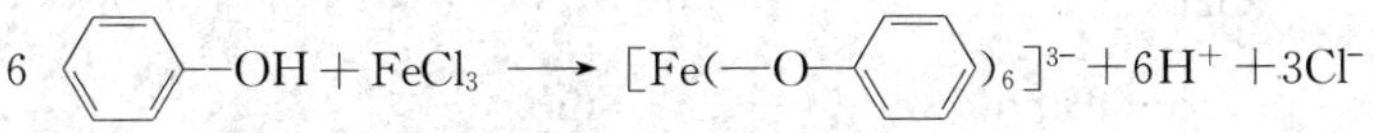

$$6\ C_6H_5{-}OH + FeCl_3 \longrightarrow [Fe({-}O{-}C_6H_5)_6]^{3-} + 6H^+ + 3Cl^-$$

（4）氧化反应　酚很容易被氧化，空气中的氧就能将酚氧化而生成有色物质，物质的颜色随着氧化程度的深化而逐渐加深，由无色而粉红色、红色直至深褐色。具有两个或两个以上羟基互为邻位或对位的多元酚更容易氧化。例如：

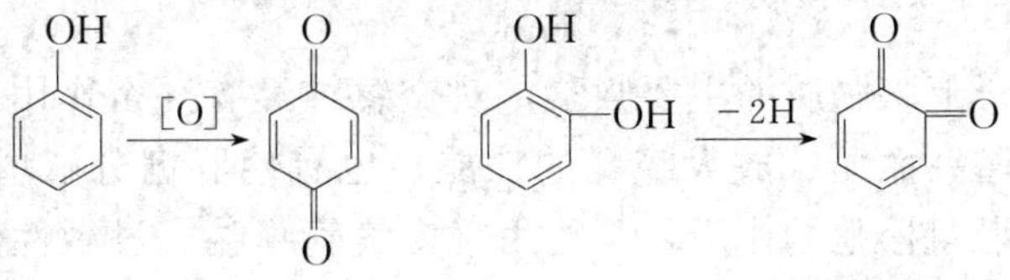

对苯醌（黄色）　　　邻苯醌（红色）

（三）重要的酚

1. 苯酚

苯酚俗称石炭酸，为无色结晶，具有特殊气味。密度为 $1.071g/cm^3$，熔点为 $43℃$，沸点为 $182℃$。露置空气中会被氧化逐渐变成粉红色、红色至棕色。在潮湿空气中，吸湿后，由结晶变成液体。有毒，有强腐蚀性。

苯酚室温下微溶于水，能溶于苯及碱性溶液，易溶于乙醇、乙醚、氯仿、甘油等有机溶剂中，难溶于石油醚。

苯酚主要用于生产酚醛树脂、双酚 A、己二酸、苯胺、水杨酸等，此外还可用作溶剂、试剂和消毒剂等，0.5%～3% 的苯酚溶液常用作消毒剂和防腐剂，因其有毒，现已不用。苯酚能凝固蛋白质，具有很强的杀菌能力，其浓溶液对皮肤有强烈的腐蚀性，使用时要特别小心。苯酚在合成纤维、合成橡胶、塑料、医药、农药、香料、染料以及涂料等方面具有广泛的应用。

2. 甲苯酚

甲苯酚是煤焦油中提炼出来的，实际上是邻甲苯酚、间甲苯酚、对甲苯酚三种异构体的混合物，三者沸点相近，难以分离。

甲苯酚的杀菌能力比苯酚强，医药上常用的消毒药水"煤酚皂溶液"就是 47%～53% 的甲苯酚的肥皂水溶液，俗称来苏儿。它对人有一定的毒性，一般家庭消毒、畜舍消毒时可稀释至 3%～5% 使用。

对甲苯酚主要应用于医药、农药、香料、感光材料和染料行业等领域。

3. 苯二酚

有邻苯二酚、间苯二酚、对苯二酚三种异构体，它们都是晶体，呈弱酸性，可溶于水、乙醇和乙醚中。

邻苯二酚又名儿茶酚，常以游离态或化合态存在于动植物体中，并具有强还原性，可用作显影剂。除间苯二酚外，都容易被氧化成醌。邻苯二酚重要的衍生物有：

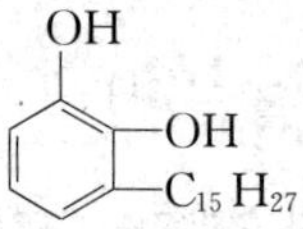

漆汁酚 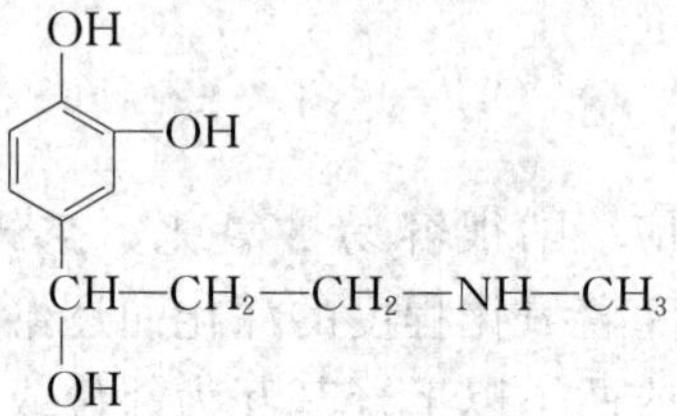　　　　　　　　　肾上腺素

肾上腺素是肾上腺髓质的主要激素，对交感神经有兴奋作用，有加速心脏跳动、收缩血管、增高血压、放大瞳孔的功能，也有使肝糖分解增加血糖的含量，以及使支气管平滑肌松弛的作用，一般用于支气管哮喘、过敏性休克及其他过敏性反应的急救。

三、醚

一个氧原子结合两个烃基的化合物称为醚（R—O—R′或R—O—Ar）。醚的官能团是醚键（C—O—C）。

（一）醚的分类和命名

1. 醚的分类

醚分子中两个烃基相同时称为简单醚，不同时称为混合醚，有一个或两个芳香环烃基的称为芳香醚，若烃基和氧原子连接成环，则为环醚。

C_2H_5—O—C_2H_5　　CH_3—O—C_2H_5　　苯—O—CH_3　　环氧乙烷

二乙醚（简单醚）　　甲乙醚（混合醚）　　苯甲醚（芳香醚） 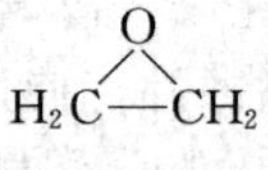　　环氧乙烷（环醚）

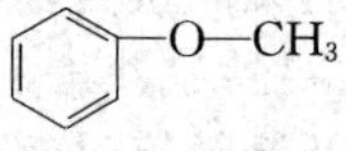

2. 醚的命名

醚可根据醚键所连接的烃基来命名。脂肪族简单醚中的"二"字也可以省略。混合醚命名时，将较小的烃基写在前面；芳香醚则将芳香环烃基写在前面。例如，

C_2H_5—O—C_2H_5　　苯—O—苯　　CH_3—O—$CH(CH_3)_2$　　苯—O—C_2H_5

乙醚　　　　　苯醚　　　　　甲异丙醚　　　　苯甲醚（茴香醚）

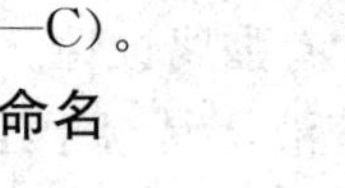

结构比较复杂的醚，采用系统命名法命名，将碳链较长的烃基作为母体，碳

链较短的烃基或芳烃基作为取代基,称为烃氧基(RO—或 ArO—)。环醚称为环氧某烷。例如,

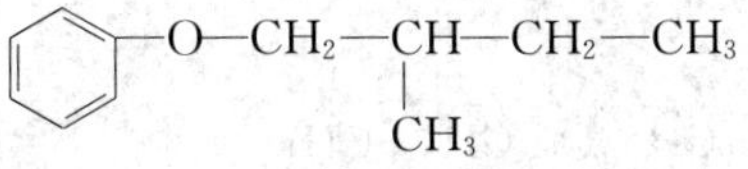

2-甲基-1-苯氧基丁烷　　　　4-甲氧基-1-戊烯　　　　环氧乙烷

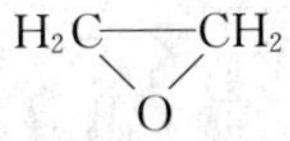

分子组成相同的醚和醇(酚)互为官能异构体。例如,甲醚和乙醇、乙醚和丁醇互为官能异构体。

(二) 醚的性质

大多数醚在室温下为液体,有香味。醚分子间不能形成氢键,沸点比相应的醇或酚低,与相对分子质量相当的烷烃很接近。例如,乙醚(相对分子质量 74)的沸点为 34.5℃,正丁醇的沸点为 117.2℃,正戊烷(相对分子质量 72)的沸点为 36.1℃。但是,较低级的醚分子与水分子间能形成氢键,所以醚在水中的溶解度与同数碳原子的醇相近。醚是良好的有机溶剂。

醚键与烃基碳原子以 σ 键结合,键较牢固,一般情况下与氧化剂、还原剂、活泼金属、碱、稀酸等不起反应,但由于醚分子的氧原子上有未共用电子对,具有一定的碱性,可与强酸发生一些化学反应。

1. 锌盐的生成

醚键氧原子有未共用电子对,能接受强酸(浓硫酸、浓盐酸等)中的 H^+ 而形成盐。

$$R-\ddot{O}-R' + HCl \longrightarrow [R-\overset{H}{\underset{..}{O}}-R']^+ Cl^-$$

锌盐仅在浓酸中才稳定,遇水就分解,醚即重新分离出来。

$$[R-\overset{H}{\underset{..}{O}}-R']^+ Cl^- \xrightarrow{H_2O} R-\ddot{O}-R' + HCl$$

2. 醚键的断裂

醚与浓的氢碘酸或氢溴酸共热,醚键断裂,生成醇和卤代烃(通常是混合醚中较小烷基生成卤代烃)。

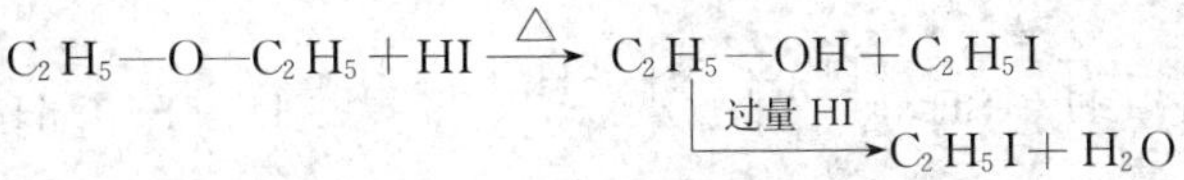

$$C_2H_5-O-C_2H_5 + HI \xrightarrow{\triangle} C_2H_5-OH + C_2H_5I \xrightarrow{\text{过量 HI}} C_2H_5I + H_2O$$

芳基烷基醚与 HI 酸反应时,总是烷氧键断裂,生成酚和卤代烷。二芳基醚在氢碘酸作用下,醚键不易断裂。

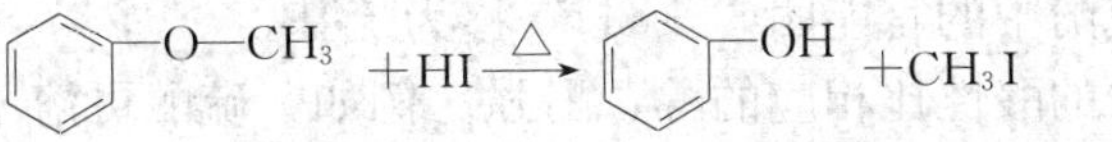

$$\text{C}_6\text{H}_5-\text{O}-\text{CH}_3 + HI \xrightarrow{\triangle} \text{C}_6\text{H}_5-\text{OH} + CH_3I$$

3. 过氧化物的生成

烷基醚在空气中久置，能被缓慢氧化，生成过氧化物，反应通常发生在 α-氢原子上。

$$CH_3-CH_2-O-CH_2-CH_3 \xrightarrow{O_2} CH_3-\underset{\underset{O-OH}{|}}{CH}-O-CH_2-CH_3$$

过氧化物的挥发性低，不稳定，在受热或受到摩擦时，易分解而发生强烈的爆炸。因此，醚类应尽量避免露置在空气中，一般应放在棕色瓶中避光保存。还可加入微量的抗氧化剂（如对苯二酚）以防止过氧化物的生成。

贮存过久的乙醚在使用前，特别是用作溶剂在蒸馏操作之前，必须检验是否含有过氧化物，并设法除去。可用5%的硫酸亚铁和硫氰化钾混合溶液与醚一起充分振荡，如有过氧化物存在，会将亚铁离子氧化生成铁离子，后者与硫氰根离子作用生成血红色的配离子：

$$过氧化物 + Fe^{2+} \longrightarrow Fe^{3+} \xrightarrow{SCN^-} \underset{血红色}{Fe(SCN)_6^{3-}}$$

这样可破坏过氧化物。常用的检验方法是用淀粉碘化钾试纸（或溶液），如有过氧化物，则试纸（或溶液）呈深蓝色。

（三）重要的醚和硫醇、硫酚、硫醚

1. 乙醚（$CH_3CH_2-O-CH_2CH_3$）

乙醚常温下是无色易挥发、有芳香刺激性气味的液体，沸点为34.5℃，微溶于水，易溶于有机溶剂。乙醚蒸气易燃、易爆，爆炸极限为1.9%~36%。使用时必须特别小心，远离火源。

乙醚可用作溶剂、麻醉剂、试剂、萃取剂。乙醚蒸气对人体有麻醉作用，当吸入含量为3.5%时，30~40min 就可失去知觉，所以，纯乙醚可用作外科手术时的麻醉剂。当浓度达7%~10%时，能引起呼吸系统和循环系统的麻痹，最后致死。

2. 硫醇、硫酚、硫醚

硫醇通式为：R—SH。巯基如果直接与芳环相连则称为硫酚。醚分子中的氧原子被硫原子代替后的生成物即为硫醚。

$$\underset{乙硫醇}{CH_3CH_2-SH} \qquad \underset{苯硫酚}{C_6H_5-SH} \qquad \underset{乙硫醚（或二乙基硫）}{C_2H_5-S-C_2H_5}$$

含硫有机物的命名与相应的醇、酚、醚相同，只是在母体名称前加一个硫字。在硫醇、硫酚中的官能团"—SH"称为巯基。

硫醇、硫酚的酸性比相应的醇、酚强。例如，硫醇可溶于氢氧化钠溶液中。

$$CH_3CH_2-SH + NaOH \longrightarrow CH_3CH_2-SNa + H_2O$$
乙硫醇钠

硫酚的酸性强于碳酸,可溶于碳酸氢钠溶液中。

硫醇、硫酚与重金属铅、汞、铜、砷等生成不溶于水的硫醇盐。例如,二巯基丙醇又称为巴尔,它能夺取已与肌体内酶结合的金属离子,形成稳定的配合物而从尿中排出。因此,含巯基的化合物常用作重金属盐类中毒的解毒剂。

$$\begin{matrix} CH_2-SH \\ CH-SH \\ CH_2-OH \end{matrix} \xrightarrow{Hg^{2+}} \begin{matrix} CH_2-S \\ CH \\ CH_2-OH \end{matrix} Hg\downarrow + 2H^+$$

二巯基丙醇

硫醇、硫酚都容易被氧化,碘、过氧化氢及空气中的氧都能将硫醇和硫酚氧化生成二硫化物,二硫化物又可被还原成原来的硫醇、硫酚。

$$R-SH \underset{[H]}{\overset{[O]}{\rightleftharpoons}} R-S-S-R$$
硫醇　　　二硫化物

二硫化物分子中的"—S—S—"键称为二硫键,它是决定蛋白质分子特殊空间结构的重要副键。

在强氧化剂(如硝酸)作用下,硫醇、硫酚也可以被氧化生成磺酸类化合物。

$$R-SH \xrightarrow{HNO_3} R-SO_2H \xrightarrow{HNO_3} R-SO_3H$$
　　　　　　烷基亚磺酸　　　烷基磺酸

磺酸可以看作是烃分子中一个氢原子被磺酸基取代的生成物,它们的性质与硫酸相似,在有机合成中常用作替代硫酸的酸性催化剂。

硫醚被氧化生成亚砜或砜。

$$CH_3-S-CH_3 \xrightarrow{浓 H_2SO_4} CH_3-\overset{O}{\overset{\|}{S}}-CH_3 \xrightarrow{发烟 HNO_3} CH_3-\overset{O}{\underset{\|}{\overset{\|}{S}}}-CH_3$$

甲硫醚　　　　　　二甲亚砜　　　　　　二甲砜

二甲亚砜(DMSO)是无色黏稠液体,熔点为18.5℃,沸点为189℃,可与水混溶,有吸湿性。它是一种常用的溶剂和试剂,有毒,能迅速透过皮肤对人的神经系统和血液造成危害。

二甲亚砜广泛用于医药,可作透皮促进剂,用于氢化可的松、氟美松、肤轻松、胰岛素、肝素、维生素类、水杨酸类等制剂,目前仅供外用。作溶剂和防冻剂,60%水溶液能降低冰点至-80℃。

任务三 醛、酮、醌

【任务目标】

- 了解醛、酮、醌的结构、分类；掌握醛、酮、醌的重要化学性质。
- 能正确地对醛、酮、醌的化合物进行命名或写出其结构式。
- 知道一些醛、酮、醌化合物及其衍生物在医药上的应用。

醛、酮、醌分子结构中都含有羰基（$>C=O$），它们统称为羰基化合物。羰基上连有一个氢原子的为醛（$\underset{H}{\diagdown}C=O$）（甲醛除外）；羰基所连的两个基团都是烃基的为酮（$\underset{R}{\overset{R}{\diagdown}}C=O$），所以将（$\underset{H}{\diagdown}C=O$）称为醛基，（$>C=O$）称为酮基。醛、酮的结构相似，因此化学性质相似，例如都能发生亲核加成反应、还原反应、α-H 的取代反应等；醌是一类特殊的不饱和环二酮，它兼有烯烃和酮的典型性质。

一、醛、酮

（一）醛、酮的分类和命名

1. 醛、酮的分类

按照烃基的不同，醛、酮可分为脂肪族醛、酮和芳香族醛、酮；对于脂肪族醛、酮，又按照烃基是否含有双键分为饱和醛、酮和不饱和醛、酮；按照分子中含有的羰基数可分为一元醛、酮和二元醛、酮及多元醛、酮等。

2. 醛、酮的命名

醛、酮系统命名法及命名原则：以包括羰基碳原子在内的最长碳链为主链，按照主链碳原子数称为"某醛"或"某酮"。主链碳原子的编号，醛是以羰基碳原子为 1 号碳，酮则以离羰基近的一端碳原子为 1 号碳。与官能团相连的碳也称为 α 碳，其他依次为 β、γ 等。例如，

$$CH_3\text{—}\underset{\underset{CH_3}{|}}{CH}\text{—}CHO \qquad CH_3\text{—}CH_2\text{—}\overset{\overset{O}{\|}}{C}\text{—}\underset{\underset{CH_3}{|}}{CH}\text{—}CH_3 \qquad CH_3\text{—}CH=CH\text{—}CHO$$

2-甲基丙醛（α-甲基丙醛） 　　　　5-甲基-3-己酮 　　　　2-丁烯醛（α,β-丁烯醛）

芳香醛酮通常将芳香基作为取代基来命名。许多醛常用俗名（如下括号中）例如，

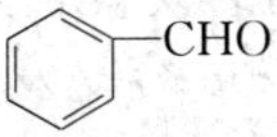

苯甲醛 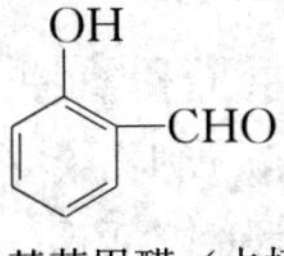　　邻羟基苯甲醛（水杨醛） 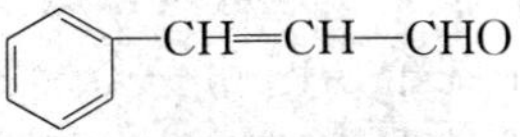　　4-苯基丁醛（肉桂醛）

醛、酮的普通命名法：脂肪醛与醇（或烷烃）相似，按所含碳原子数称为"某醛"。一元酮按照羰基所连的两个烃基来命名，称为"某某酮"。例如，

HCHO　　CH₃CHO　　CH₃—CH—CHO　　环己酮
　　　　　　　　　　　　　|
　　　　　　　　　　　　　CH₃

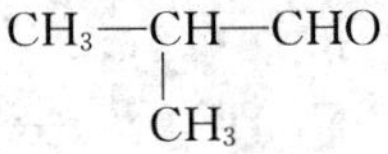

甲醛　　乙醛　　异丁醛 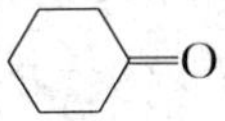　　环己酮

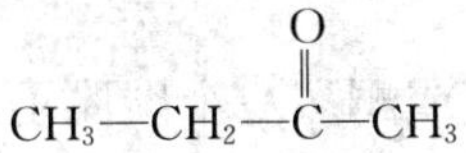

CH₃—CH₂—CO—CH₃　　苯甲酮（苯基-CO-CH₃）

甲乙酮 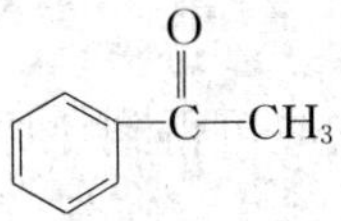　　苯甲酮

（二）醛、酮的结构和性质

1. 醛、酮的分子结构

醛和酮的官能团都是羰基（>C=O）。羰基是由碳、氧以双键结合，碳原子采取的是 sp^2 杂化，每个 sp^2 杂化轨道分别与氧原子和其他 2 个原子形成 3 个 σ 键，这 3 个 σ 键在同一个平面上。碳原子剩余的未参与杂化的 p 轨道与氧原子的 1 个 p 轨道从侧面重叠形成 1 个 π 键。因此，羰基碳氧双键是由 1 个 σ 键和 1 个 π 键组成。由于氧原子的电负性较强，所以碳氧之间的电子云偏向于氧原子，而使氧原子上的电子云密度增大，碳原子上的电子云密度减小，所以碳氧双键（C=O）与碳碳双键（C=C）相比是一个极性不饱和键。

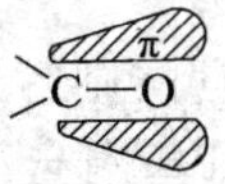

π 电子云偏向氧原子 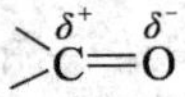　　极性双键

2. 醛、酮的物理性质

常温下，除甲醛是气体外，其他含 12 个碳原子以下的脂肪醛、酮均为液体，含 12 个碳原子以上的醛、酮和芳香醛、酮为固体（13 个碳的醛是液体）。低级醛具有强烈刺激性臭味；低级酮具有愉快的气味；中级醛、酮和一些芳香醛有特殊的香气，可用于化妆品和食用香精。

由于醛、酮不能形成分子间氢键，但其极性较强，分子间引力较大，所以醛、酮沸点比相应的醇低，却比相应的烷烃和醚高。羰基是亲水基，所以低级醛、酮能溶于水，含 5 个碳以上的醛、酮难溶于水；醛、酮都溶于有机溶剂。除

少数例外，脂肪族醛、酮密度小于1，芳香族醛、酮密度大于1。

3. 醛、酮的化学性质

醛、酮的官能团是羰基，羰基的碳原子和氧原子之间的碳氧双键与碳碳双键一样，也是由一个σ键和一个π键组成，所以羰基较活泼，容易发生加成反应。又由于羰基中的碳氧双键具有极性，α-H较活泼，所以也易发生一些反应。

(1) 加成反应

① 与氢氰酸加成：醛与氢氰酸反应生成既含有羟基又含有氰基的化合物（α-羟腈）。多数脂肪族酮也能发生此反应。

$$\underset{\text{醛（酮）}}{\overset{R}{\underset{(CH_3)H}{>}}C=O} + H-CN \rightleftharpoons \underset{\alpha\text{-羟腈}}{(CH_3)H-\overset{R}{\underset{CN}{\overset{|}{C}}}-CH_3}$$

α-羟腈经水解反应可得到比原来的醛或酮多一个碳原子的α-羟基酸。

$$CH_3CHO + HCN \longrightarrow CH_3-\overset{OH}{\underset{}{\overset{|}{C}H}}-CN \xrightarrow{\text{水解}} CH_3-\overset{OH}{\underset{}{\overset{|}{C}H}}-COOH$$

② 与醇加成：在干燥HCl作用下，一分子醛与一分子醇起加成反应生成半缩醛。半缩醛的羟基较活泼可与另一分子醇脱水缩合成为缩醛。

$$\overset{R}{\underset{H}{>}}C=O + HO-R' \xrightleftharpoons{HCl} \overset{R}{\underset{H}{\overset{|}{C}}}\overset{OH}{\underset{OR'}{}}$$

$$\overset{R}{\underset{H}{\overset{|}{C}}}\overset{OH}{\underset{OR'}{}} + HO-R' \xrightleftharpoons{HCl} \overset{R}{\underset{H}{\overset{|}{C}}}\overset{OR'}{\underset{OR'}{}} + H_2O$$

缩醛在碱性条件下是比较稳定的，但遇酸则容易水解成原来的醇和醛。

③ 与亚硫酸氢钠加成：醛、脂肪族甲基酮与过量的亚硫酸氢钠饱和溶液作用，生成羟基磺酸盐白色结晶。例如，

$$\underset{(CH_3)H}{\overset{R}{>}}C=O + NaHSO_3 \rightleftharpoons (CH_3)H-\overset{R}{\underset{OH}{\overset{|}{C}}}-SO_3Na\downarrow$$

α-羟基磺酸钠

$$\underset{H_3C}{\overset{H_3C}{>}}C=O + NaHSO_3 \rightleftharpoons CH_3-\overset{CH_3}{\underset{OH}{\overset{|}{C}}}-SO_3Na\downarrow$$

《中国药典》（2010 版）在检验维生素 C 注射液的含量时，就应用丙酮的这一性质作掩蔽剂，来除去加在维生素 C 中的抗氧化剂 $NaHSO_3$ 的干扰。

羟基磺酸盐不溶于亚硫酸氢钠的饱和溶液中，所以生成后即可分离出来。但羟基磺酸盐遇稀酸或稀碱又重新分解成原来的醛或酮。因此利用这些性质可以分离提纯醛和甲基酮。

$$R-\underset{OH}{\underset{|}{\overset{H(CH_3)}{\overset{|}{C}}}}-SO_3Na + HCl \longrightarrow R-\overset{O}{\overset{\|}{C}}-H(CH_3) + H_2O + SO_2\uparrow + NaCl$$

$$R-\underset{OH}{\underset{|}{\overset{H(CH_3)}{\overset{|}{C}}}}-SO_3Na + Na_2CO_3 \longrightarrow R-\overset{O}{\overset{\|}{C}}-H(CH_3) + H_2O + CO_2\uparrow + Na_2SO_3$$

④ 与格氏试剂加成：格氏试剂（RMgX）能与醛、酮发生加成反应，生成的产物经水解可得到醇。

$$\overset{}{\underset{}{C}}=O + RMgX \longrightarrow \overset{OMgX}{\underset{R}{\overset{|}{C}}} \xrightarrow{H_2O} \overset{OH}{\underset{R}{\overset{|}{C}}} + Mg\overset{OH}{\underset{X}{}}$$

$$CH_3CH_2MgBr + H-CHO \xrightarrow[\text{②}H^+/H_2O]{\text{①无水乙醚}} \underset{\text{伯醇}}{CH_3CH_2CH_2OH}$$
甲醛

$$CH_3CH_2MgBr + CH_3CHO \xrightarrow[\text{②}H^+/H_2O]{\text{①无水乙醚}} \underset{\text{仲醇}}{CH_3CH_2-\underset{CH_3}{\overset{|}{C}H}-OH}$$
乙醛

$$CH_3CH_2MgBr + CH_3-\underset{O}{\overset{\|}{C}}-CH_3 \xrightarrow[\text{②}H^+/H_2O]{\text{①无水乙醚}} CH_3CH_2-\underset{CH_3}{\overset{CH_3}{\overset{|}{\underset{|}{C}}}}-OH$$
丙酮　　　　　　　　　　　　　　叔醇

⑤ 与氨的衍生物加成：醛、酮与氨的衍生物先加成，产物再脱水生成含有碳氮双键（>C=N）的化合物，其反应过程可用通式表示如下：

$$\overset{}{\underset{}{C}}=O + H-\underset{H}{\overset{..}{N}}-G \longrightarrow \left[\overset{}{\underset{OH}{\overset{|}{C}}}-\underset{H}{\overset{|}{N}}-G\right] \xrightarrow{-H_2O} \overset{}{\underset{}{C}}=N-G$$

G 代表不同的取代基，H_2N-G 代表氨的衍生物，反应的结果是 >C=O 变成了 >C=N，生成了含有碳氮双键的化合物。例如，

$$\underset{(R')}{\overset{R}{C}}=O + H_2N-OH \longrightarrow \underset{(R')}{\overset{R}{C}}=N-OH$$
羟胺　　　　　　　　　　肟

$$\underset{(R')}{\overset{R}{C}}=O + H_2N-NH_2 \longrightarrow \underset{(R')}{\overset{R}{C}}=N-NH_2$$
肼　　　　　　　　　　腙

$$\underset{(R')}{\overset{R}{C}}=O + H_2N-NH-C_6H_5 \longrightarrow \underset{(R')}{\overset{R}{C}}=N-NH-C_6H_5$$
苯肼　　　　　　　　　　苯腙

$$\underset{(R')}{\overset{R}{C}}=O + H_2N-NH-C_6H_3(NO_2)_2 \longrightarrow \underset{(R')}{\overset{R}{C}}=N-NH-C_6H_3(NO_2)_2$$
2,4-二硝基苯肼　　　　　　2,4-二硝基苯腙

$$\underset{(R')}{\overset{R}{C}}=O + H_2N-NH-\underset{\overset{\|}{O}}{C}-NH_2 \longrightarrow \underset{(R')}{\overset{R}{C}}=N-NH-\underset{\overset{\|}{O}}{C}-NH_2$$
氨基脲　　　　　　　　　缩氨脲

氨的衍生物与醛酮的反应产物大多是晶体，具有固定的熔点，测定其熔点就可以初步推断它是由哪一种醛或酮所生成的。特别是2,4-二硝基苯肼，它几乎能与所有的醛、酮迅速发生反应，生成橙黄或橙红色的2,4-二硝基苯腙晶体，因此常用于鉴别醛、酮。此外，肟、腙等在稀酸作用下能够水解为原来的醛或酮，所以也可利用这一性质来分离和提纯醛、酮。

在药物分析中，常用这些氨的衍生物作为鉴定具有羰基结构的药物的试剂，所以把这些氨的衍生物称作羰基试剂。

(2) $\alpha-H$ 的反应　醛、酮分子中的 $\alpha-H$ 较活泼，具有 $\alpha-H$ 的醛酮可发生羟醛缩合反应和卤代反应。

① 羟醛缩合反应：在稀酸或稀碱的作用下，两分子的醛结合生成 β-羟基醛，该反应称为羟醛缩合反应。例如，

$$CH_3-\overset{H}{\underset{}{C}}=O + H-CH_2CHO \xrightarrow{H^+/OH^-} CH_3-\underset{OH}{\overset{}{CH}}-CH_2CHO$$
β-羟基丁醛

酮分子中羰基碳原子的正电性比醛弱,所以酮发生此反应只能得到少量的 β-羟基酮。β-羟基醛中的 α-H 更活泼,在稍微受热或酸的作用下,即失去一分子水生成 α、β-不饱和醛。

$$CH_3-CH-CH-CHO \xrightarrow{\triangle} CH_3CH=CHCHO$$
$$\quad\quad\quad |\quad\ |$$
$$\quad\quad\quad OH\ H$$

不含 α-H 的醛,不能发生羟醛缩合反应。但可与另一个含有 α-H 的醛发生不同分子间的羟醛缩合反应。例如:

$$C_6H_5-CHO + CH_3CHO \xrightarrow{H^+/OH^-} C_6H_5-CH-CH_2-CHO$$
$$\quad\quad\quad\quad\quad\quad\quad\quad\quad\quad\quad\quad\quad\quad |$$
$$\quad\quad\quad\quad\quad\quad\quad\quad\quad\quad\quad\quad\quad\quad OH$$

$$C_6H_5-CH-CH_2-CHO \xrightarrow{-H_2O} C_6H_5-CH=CH-CHO$$
$$\quad\quad\ \ |$$
$$\quad\quad\ \ OH \quad\quad\quad\quad\quad\quad\quad\quad\quad\quad\ \ 肉桂醛$$

② 卤代反应:在碱性溶液中,乙醛或甲基酮能与卤素作用,生成三卤代物。三卤代物在碱性条件下容易分解,形成三卤甲烷(卤仿),因此该反应又称卤仿反应。在卤仿反应中若卤素是碘,则称为碘仿反应。产物碘仿是不溶于水的黄色结晶。因此常用碘和氢氧化钠溶液来鉴别乙醛或甲基酮。

$$CH_3-\overset{O}{\overset{\|}{C}}-H(R) + I_2 + NaOH \longrightarrow CHI_3\downarrow + (R)H-\overset{O}{\overset{\|}{C}}-ONa + NaI + H_2O$$

由于 I_2 与 NaOH 歧化生成的 NaIO 具有氧化性,能将乙醇和具有 $CH_3-CH(OH)-$ 结构的醇氧化生成相应的乙醛和甲基酮,它们也可以发生碘仿反应,所以碘仿反应也可用来鉴别乙醇和具有 $CH_3-CH(OH)-$ 结构的醇。

(3) 氧化和还原反应

① 氧化反应:醛羰基上连有氢,很容易被氧化成羧酸;酮的羰基上没有氢,很难被氧化。因此可用一些能氧化醛,但不能氧化酮的弱氧化剂来鉴别脂肪族醛、酮。常用的弱氧化剂有托伦试剂(硝酸银的氨溶液)和斐林试剂(A 液:硫酸铜溶液,B 液:酒石酸钾钠的氢氧化钠溶液)。如果在洁净的试管中让醛与托伦试剂作用,则 Ag^+ 将醛氧化成羧酸,自身被还原成金属银附着在试管壁上,形成光亮的银镜,因此该反应也称为银镜反应。

$$(Ar)R-CHO + 2Ag(NH_3)_2OH \xrightarrow[\triangle]{OH^-} (Ar)R-COONH_4 + 2Ag\downarrow + H_2O + 3NH_3\uparrow$$

醛与新制的氢氧化铜作用时,Cu^{2+} 将醛氧化成羧酸,自身被还原成砖红色的 Cu_2O 沉淀。

$$RCHO + 2Cu(OH)_2 \xrightarrow{\triangle} RCOOH + Cu_2O\downarrow + 2H_2O$$

芳香醛能发生银镜反应，但不能发生斐林反应，因此，可用此性质来鉴别脂肪醛与芳香醛。

② 还原反应：在铂、钯、镍等催化剂下，醛可被氢还原成伯醇，酮可被氢还原成仲醇。这个反应的实质是氢在羰基上的加成。

$$R-\overset{O}{\overset{\|}{C}}-H + H_2 \longrightarrow R-CH_2-OH$$

$$R-\overset{O}{\overset{\|}{C}}-R' + H_2 \longrightarrow R-\overset{OH}{\overset{|}{C}H}-R'$$

（三）重要的醛、酮

1. 甲醛

甲醛俗称蚁醛。在常温下，是无色有强烈刺激性气味的气体，易溶于水。甲醛有凝固蛋白质的作用，因此具有杀菌防腐能力。40%的甲醛水溶液称为福尔马林，是常用的消毒剂和浸制生物标本的防腐剂。

甲醛化学性质比其他醛活泼，容易被氧化，又极易发生聚合反应，在常温下即能自动聚合，后者遇热又可解聚为甲醛。因此将甲醛制成聚合体，是一种贮存甲醛的方便方法。

甲醛易与铵盐作用，缩合成环六亚甲基四胺（$C_6H_{12}N_4$），俗称乌洛托品，乌洛托品在医药上用作抗流感、抗风湿药物和泌尿系统消毒剂。

2. 丙酮

丙酮是具有特殊气味的无色液体，易挥发、易燃烧，沸点为56℃。可与水、乙醇、乙醚等任意混溶，因此它是一种良好的有机溶剂，广泛用于油漆和人造纤维工业。

丙酮是重要的化工原料，可用来制造有机玻璃、树脂等。在生物代谢中，丙酮是油脂的分解产物，代谢不正常的糖尿病患者的尿中含有较多的丙酮。

二、醌

醌是一类分子中含有环己二烯二酮结构的共轭体系化合物。

（一）分类和命名

常见的有苯醌、萘醌、蒽醌以及它们的衍生物。

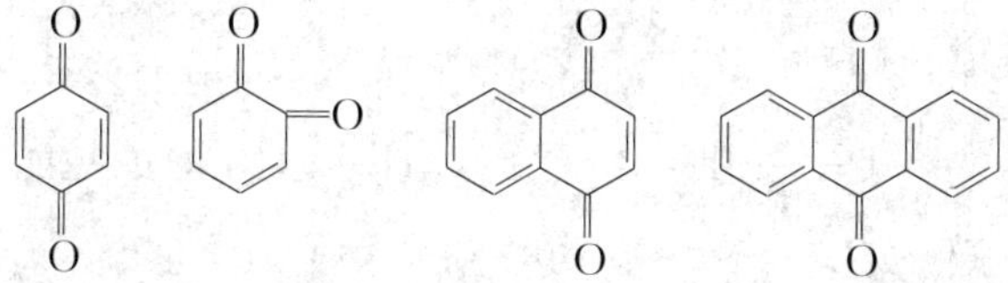

项目 七 烃的衍生物

对苯醌　　邻苯醌　　1,4-萘醌　　9,10-蒽醌

醌类的命名一般是在"醌"字前面加上芳基的名称,并注明羰基的位次。例如:

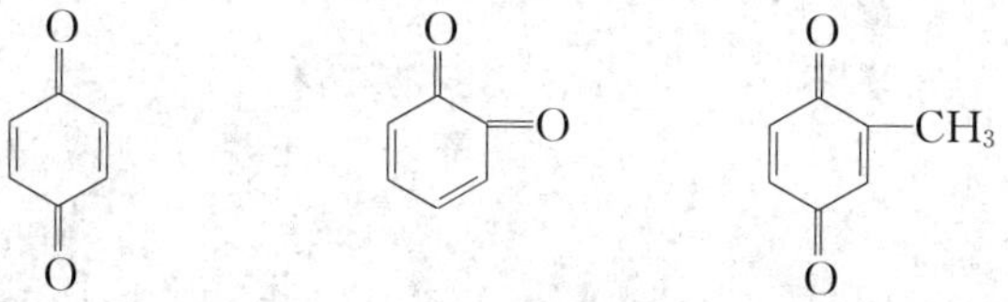

1,4-苯醌（对苯醌）　1,2-苯醌（邻苯醌）　2-甲基-1,4-苯醌

（二）醌的结构和性质

醌的结构有对位和邻位两种,醌类一般都是有颜色的晶体,对醌大多呈黄色,邻醌大多呈红色或橙色。

醌既然是一种不饱和的环状二元酮,所以它就兼具有烯烃和羰基化合物的典型性质,其中以醌的还原反应最重要。例如,对苯醌很容易在亚硫酸水溶液中被还原,生成对苯二酚,而对苯二酚也容易被氧化成对苯醌。

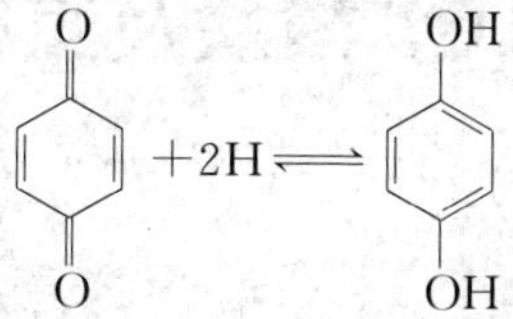

对苯醌　＋2H ⇌　对苯酚

（三）重要的醌及其衍生物

1. 苯醌

苯醌有对苯醌和邻苯醌两种异构体。对苯醌为黄色结晶有刺激气味,易升化,易溶于热水、乙醇、乙醚中,熔点117℃。邻苯醌为红色结晶,无固定熔点,在60～70℃分解。

在电化学中,利用对苯二酚和对苯醌之间的氧化还原关系制成的氢醌电极（对苯二酚也称氢醌）,可用于氢离子浓度的测定。

2. 1,4-萘醌

1,4-萘醌为黄色固体,熔点126～128℃。萘醌的衍生物中不少是生理活性物质。例如,维生素 K_1 和 K_2,维生素 K 有促进凝血酶原生成的作用。

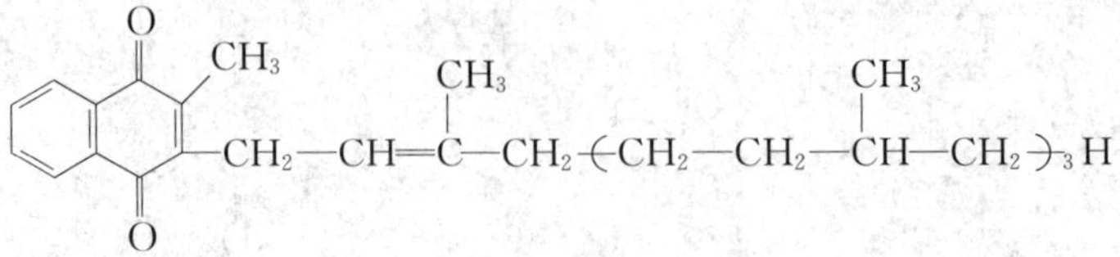

维生素 K₁ 结构式

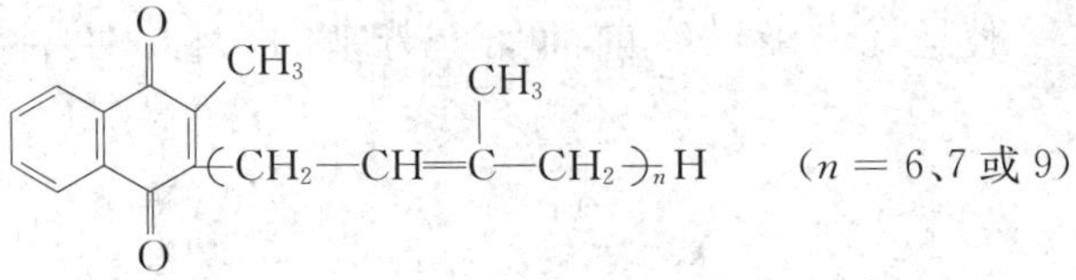

维生素 K₂ 结构式 （$n = 6、7$ 或 9）

3. 泛醌

泛醌也称辅酶 Q，是脂溶性化合物，因广泛存在于动植物体内而得名，是生物体内氧化还原过程中极为重要的物质。

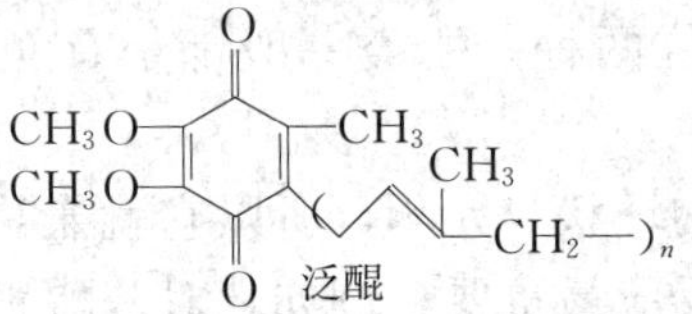

泛醌结构式

任务四 ▶ 羧酸及其衍生物

📖 【任务目标】

● 了解羧酸的分类、结构特征和重要代表物。
● 掌握羧酸及其重要衍生物、取代酸的命名和主要化学性质。
● 能够根据反应产物的结构，推测有机物的结构。

羧酸可看成是烃分子中的氢原子被羧基（—COOH）取代后的生成物，羧基是羧酸的官能团，通式为 R—COOH（甲酸除外）。羧酸可形成多种衍生物，例如，酰胺、酰氯、酸酐、酯等。

一、羧酸

（一）羧酸的分类和命名

1. 羧酸的分类

按照羧酸分子中烃基的不同，可分为脂肪族羧酸（饱和脂肪酸和不饱和脂肪

酸）和芳香族羧酸；按照分子中所含羧基数目的不同，羧酸又可分为一元羧酸、二元羧酸及多元羧酸。例如，

CH_3-CH_2-COOH　　$H_2C=CH-COOH$　　$\begin{matrix}COOH\\COOH\end{matrix}$　　苯环－COOH

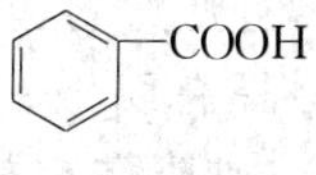

丙酸　　　　　　丙烯酸　　　　　乙二酸　　　　　苯甲酸

2. 羧酸的命名

羧酸的系统命名与醛相似，即选择含有羧基的最长碳链为主链，根据主链碳原子的数目称为"某酸"；编号从羧基碳开始。也常习惯用 α、β、γ 等字母表示取代基的位置；芳香族羧酸的命名，通常把羧酸作母体，芳环作为取代基。二元羧酸主链应包含两个羧基，称为"某二酸"。有的羧酸也常用俗名。例如，

$H-COOH$　　　CH_3-COOH　　　$CH_3-CH_2-\underset{\underset{CH_3}{|}}{CH}-COOH$

甲酸（蚁酸）　　乙酸（醋酸）　　2-甲基丁酸（α-甲基丁酸）

$H_2C=\underset{\underset{CH_3}{|}}{C}-CH_2-COOH$　　$\begin{matrix}CH_2-COOH\\CH_2-COOH\end{matrix}$　　$\begin{matrix}CH-COOH\\\|\\CH-COOH\end{matrix}$

3-甲基-3-丁烯酸　　　　丁二酸（琥珀酸）　　　丁烯二酸

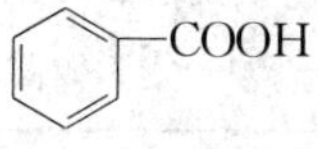

苯环－COOH　　　苯环$\begin{matrix}COOH\\COOH\end{matrix}$　　　萘环－CH_2COOH

苯甲酸（安息香酸） 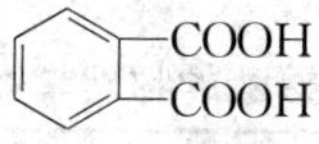　　邻苯二甲酸　　　　　α-萘乙酸

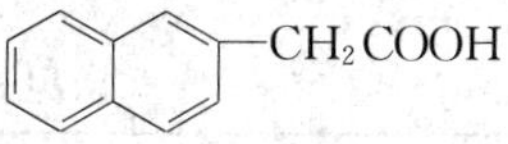

（二）羧酸的结构和性质

1. 羧酸的结构

羧酸分子中的羧基（—COOH）可看成是由羰基（ $\diagdown C=O$ ）和羟基（—OH）组成的，看上去羧酸似乎应该兼具有醛、酮和醇的性质，但实际上并不如此。因为羧基碳原子采取的是 sp^2 杂化，并用3个 sp^2 杂化轨道分别与烃基的 α-碳原子和2个氧原子形成3个 σ 键，这三个 σ 键共在同一平面上，剩余的一个未杂化的 p 轨道与氧原子形成 π 键，构成羧基中的碳氧双键。羧基中羟基上的氧原子带有孤对电子，与 π 键形成了 p-π 共轭体系。结果是羟基氧原子上电子云密度降低，使两个碳氧键的键长趋于平均化。羟基（—OH）键的极性增强，有利于离解出氢离子而显酸性。同时，羰基碳原子上电子云密度升高，不利于亲核试剂的进攻，即羰基难发生像醛、酮那样的加成反应，如图7-5所示。

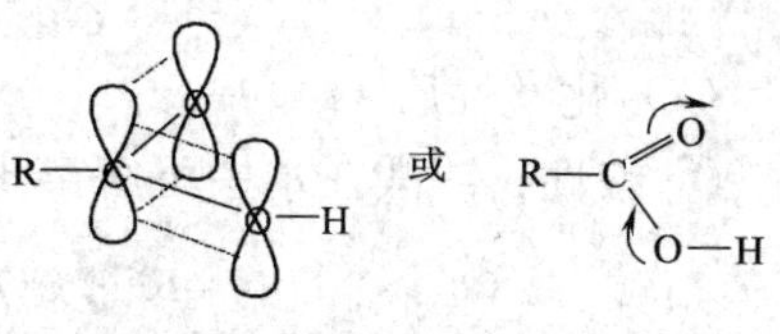

图7-5 羟酸 p-π 共轭体系

2. 羧酸的性质

（1）物理性质　常温下，含有 3 个以下碳原子的饱和一元脂肪酸是液体，可溶于水，具有强烈的酸味和刺激性；含有 4~9 个碳原子的羧酸也是液体，部分微溶于水，具有腐败、恶臭等难闻的气味；含 10 个以上碳原子的高级脂肪酸（如软脂酸、硬脂酸）是蜡状固体，无味，不溶于水；多元脂肪酸和芳香酸都是结晶状固体。

饱和一元羧酸的沸点比相对分子质量相近的醇高，其水溶性也比相应的醇大，这主要是因为羧酸分子间通过氢键彼此缔合以及与水分子形成氢键的能力都比相应的醇要强的缘故。例如，甲酸与乙醇的相对分子质量相同，但乙醇的沸点为 78.5℃，而甲酸的沸点为 100.7℃。

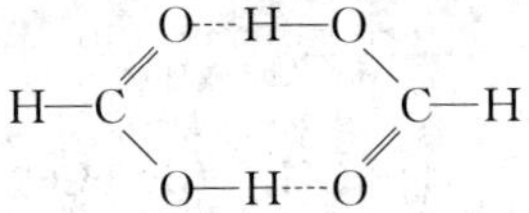

甲酸分子的二聚体结构 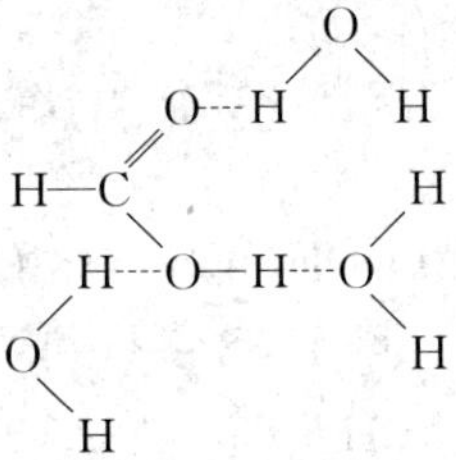　　甲酸分子与水分子缔合

一些常见一元羧酸的物理常数见表 7-3。

表 7-3　　　　　常见一元羧酸的物理常数

名称	结构简式	熔点 /℃	沸点 /℃	溶解度/(g/100g 水)	pK_{a_1} (25℃)	pK_{a_2} (25℃)
甲酸	HCOOH	8.6	100.8	∞	3.77	
乙酸	CH_3COOH	16.7	118	∞	4.76	
丙酸	CH_3CH_2COOH	-20.8	140.7	∞	4.88	
丁酸	$CH_3(CH_2)_2COOH$	-7.9	163.5	∞	4.82	
戊酸	$CH_3(CH_2)_3COOH$	-34	185.4	3.7	4.81	
己酸	$CH_3(CH_2)_4COOH$	-2	205	1.08	4.85	
苯甲酸	C_6H_5COOH	122	249	2.9	4.17	

（2）化学性质

① 酸性：羧酸在水中可解离出氢离子而显酸性。

$$R\text{—}COOH \rightleftharpoons R\text{—}COO^- + H^+$$

羧酸的 pK_a 一般较小，除甲酸 pK_a=3.77 外，其他饱和一元羧酸的 pK_a 均在 4.75～5.00，羧酸是弱酸，酸性比 H_2CO_3 强，具有酸的通性。例如，能使石蕊试液变红，能与强碱及某些盐类作用生成羧酸盐和水。

羧酸分子中烃基上若连有吸电子基，由于吸电子诱导效应，使羧基中 O—H 键的极性加大，更易解离出 H^+，酸性增强。基团的电负性越大，取代基数目越多，距羧基越近，吸电子诱导效应就越强，则使羧酸的酸性越强。反之，酸性越弱。如，

	CH_3COOH	$BrCH_2COOH$	$ClCH_2COOH$
pK_a	4.76	2.89	2.86
	$ClCH_2COOH$	$Cl_2CHCOOH$	Cl_3CCOOH
pK_a	2.81	1.29	0.08

取代基对芳香酸酸性的影响是对位连有吸电子基时，酸性增强；连供电子基时，酸性减弱，邻位受空间位阻影响情况较复杂，间位取代基影响较小。

	对-Cl-C_6H_4-COOH	对-NO_2-C_6H_4-COOH	对-CH_3-C_6H_4-COOH
pK_a	3.87	3.42	4.38

② 脱羧反应：羧酸分子中脱去羧基放出二氧化碳的反应，称为脱羧反应。不同羧酸脱羧的难易不同，例如，乙酸直接加热较难脱羧，但无水醋酸钠和碱石灰（NaOH + CaO）混合加热则很容易进行，这也是实验室制取甲烷的方法。

$$CH_3COONa + NaOH\ (CaO) \longrightarrow Na_2CO_3 + CH_4\uparrow$$

二元羧酸对热相对敏感，并随分子中两个羧基相对位置的不同，分别发生脱羧（乙二酸、丙二酸）、脱水（丁二酸、戊二酸）、脱羧脱水（己二酸、庚二酸）等反应，而生成不同的产物。例如：

$$\begin{matrix} COOH \\ | \\ COOH \end{matrix} \xrightarrow{\triangle} H\text{—}COOH + CO_2$$

$$\begin{matrix} CH_2\text{—}COOH \\ | \\ CH_2\text{—}COOH \end{matrix} \xrightarrow{\triangle} \begin{matrix} CH_2\text{—}C\overset{O}{\underset{}{\diagdown}} \\ \phantom{CH_2\text{—}} \\ CH_2\text{—}C\overset{}{\underset{O}{\diagup}} \end{matrix} O + H_2O$$

$$\begin{matrix} CH_2CH_2\text{—}COOH \\ | \\ CH_2CH_2\text{—}COOH \end{matrix} \xrightarrow{\triangle} \begin{matrix} CH_2\text{—}CH_2 \\ | \phantom{CH_2\text{—}CH}\diagdown \\ CH_2\text{—}CH_2 C=O \end{matrix} + H_2O + CO_2$$

脱羧反应也可在酶的催化作用下进行，这是生物体内物质代谢的重要反应之一。

③ 羧酸衍生物的生成：羧酸分子中羧基上的羟基被卤素（—X）、氨基（—NH₂）、烷氧基（—OR）或羧酸根（RCOO⁻）等基团取代后分别生成酰卤、酰胺、酯和酸酐等化合物统称为羧酸的衍生物。羧酸分子中除去羟基后剩余的部分（R—$\overset{O}{\underset{\parallel}{C}}$—）称为酰基。例如，

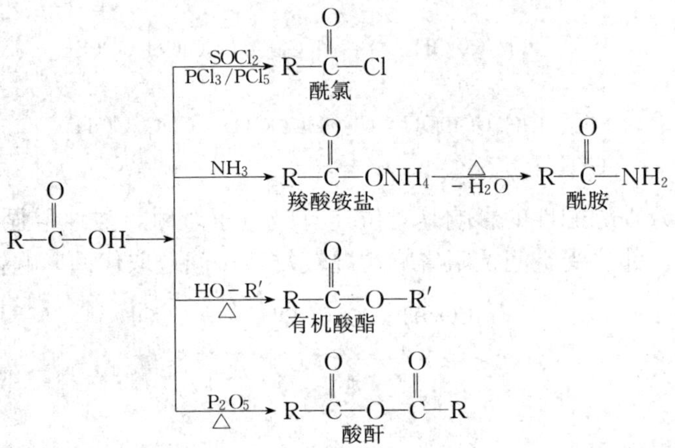

$$RCOOH \begin{cases} \xrightarrow{SOCl_2 \text{ 或 } PCl_3/PCl_5} RCOCl \text{（酰氯）} \\ \xrightarrow{NH_3} RCOONH_4 \xrightarrow{\triangle, -H_2O} RCONH_2 \text{（酰胺）} \\ \xrightarrow{HO-R', \triangle} RCOOR' \text{（有机酸酯）} \\ \xrightarrow{P_2O_5, \triangle} RCO-O-COR \text{（酸酐）} \end{cases}$$

（三）重要的羧酸

1. 甲酸

甲酸俗称蚁酸，是无色而有刺激性气味的液体，易溶于水，可溶于乙醇、乙醚等有机溶剂，沸点100.7℃，甲酸有毒，腐蚀性极强，使用时应避免与皮肤直接接触。蜂蜇或荨麻刺伤引起的皮肤肿痛，就是由甲酸引起的。

甲酸的结构比较特殊，分子中既有羧基，也有醛基，除具有羧酸的通性外，因此表现出与它的同系物不同的一些性质，如还原性，能发生银镜反应，能被酸性高锰酸钾氧化并使其褪色，这些性质常用于甲酸的定性鉴定。

在医药上，因其具有杀菌能力，也常用作消毒剂和防腐剂。

2. 乙酸

乙酸俗称醋酸，是食用醋的主要成分。乙酸是具有刺激性气味的无色液体，能与水以任意比例混溶。乙酸熔点为16.6℃，易凝结为冰状固体，常又称作冰乙酸。

乙酸是重要的化工原料，在纺织、印染、香料、制药等工业中都有广泛的应用。例如，医药上通常配成0.5%~2%的稀溶液作为消毒防腐药；应用"食醋消毒法"可有效地预防流感。

3. 苯甲酸

苯甲酸俗称安息香酸，是白色结晶，微溶于水，易升华，其蒸气有强烈的刺激性。

苯甲酸因具有抑菌防腐能力，且毒性很低，所以其钠盐常用作食品和药品制

剂的防腐添加剂。

二、羧酸的衍生物

（一）羧酸酯

1. 羧酸酯的结构和命名

酯通常是根据形成它的羧酸和醇或酚的名称来命名的，称为"某酸某酯"。

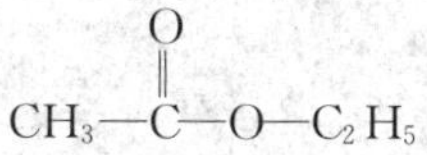

$$CH_3-\overset{O}{\underset{\|}{C}}-O-C_2H_5 \qquad CH_3-\overset{O}{\underset{\|}{C}}-O-CH_2-CH_2-\overset{CH_3}{\underset{|}{CH}}-CH_3 \qquad H_7C_3-\overset{O}{\underset{\|}{C}}-O-CH_3$$

乙酸乙酯 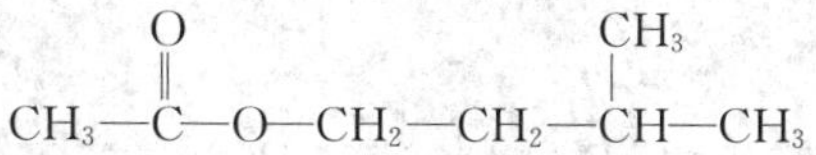　　　　　　　　乙酸异戊酯 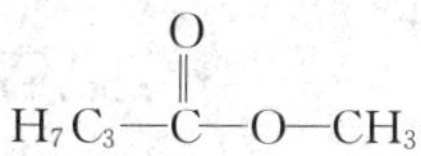　　　　　　　　丁酸甲酯

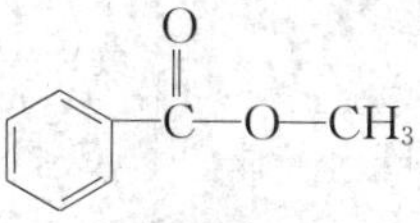

苯甲酸甲酯 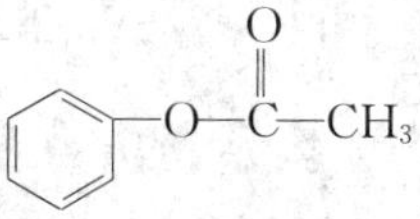　　　　　　　乙酸苯酯

2. 羧酸酯的性质

酯在水中的溶解度较小，但能溶于一般的有机溶剂。低级酯都是易挥发具有水果香气味的液体，如丁酸甲酯有菠萝香，乙酸异戊酯有梨香，高级酯多是蜡状固体，一般没有香味；酯的沸点与含同数碳原子的醛、酮差不多，比相应的酸和醇都低。

酯的重要化学性质是水解、醇解和氨解，现介绍如下：

酯的水解是在酸催化下进行的，是可逆反应；若在碱性条件下进行酯的水解，反应则不可逆。

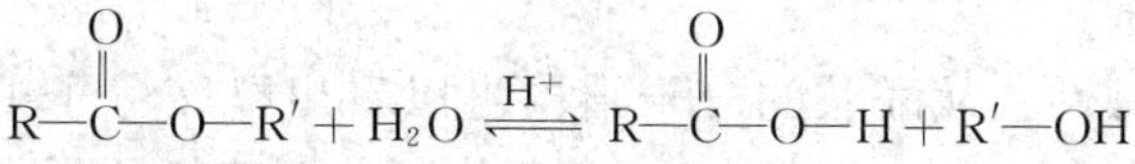

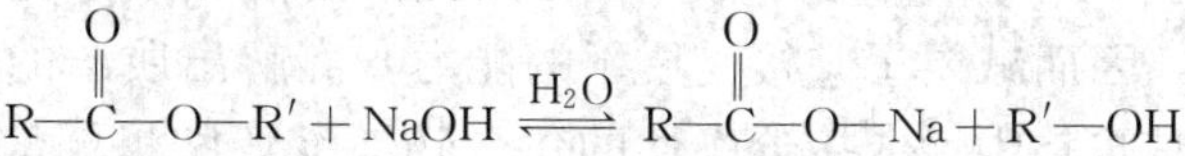

$$R-\overset{O}{\underset{\|}{C}}-O-R'+H_2O \underset{}{\overset{H^+}{\rightleftharpoons}} R-\overset{O}{\underset{\|}{C}}-O-H+R'-OH$$

$$R-\overset{O}{\underset{\|}{C}}-O-R'+NaOH \underset{}{\overset{H_2O}{\rightleftharpoons}} R-\overset{O}{\underset{\|}{C}}-O-Na+R'-OH$$

酯的醇解又生成了另一种酯，也称为酯交换反应，通常是"以大换小"，生成较高级的醇的酯，此反应也是可逆的。

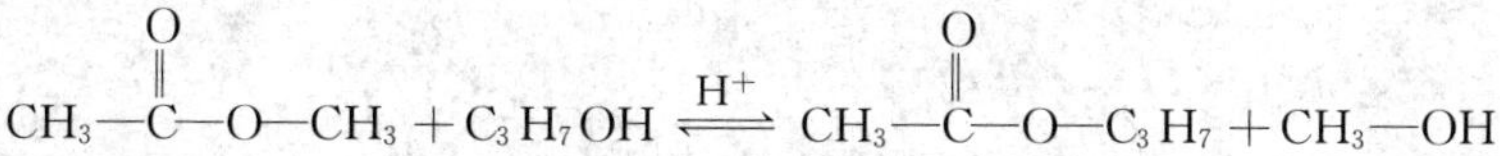

$$CH_3-\overset{O}{\underset{\|}{C}}-O-CH_3+C_3H_7OH \underset{}{\overset{H^+}{\rightleftharpoons}} CH_3-\overset{O}{\underset{\|}{C}}-O-C_3H_7+CH_3-OH$$

酯的氨解反应生成酰胺和醇，与酯的水解、醇解不同的是，不需要加入酸或碱等催化剂，因为氨本身就是碱。

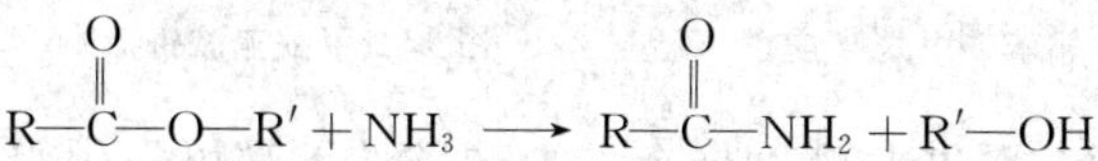

$$R-\overset{O}{\underset{\|}{C}}-O-R'+NH_3 \longrightarrow R-\overset{O}{\underset{\|}{C}}-NH_2+R'-OH$$

(二) 酰胺

1. 酰胺的结构和命名

酰胺是羧酸分子中羧基上的羟基被氨基（—NH$_2$）或烃氨基（—NHR，—NR$_2$）取代后的生成物。其结构通式为：

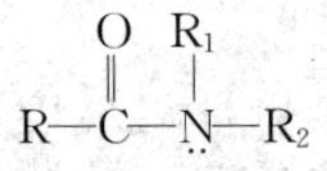

$$R-\underset{\underset{R_2}{|}}{\overset{\overset{O}{\|}}{C}}-R_1$$ （R$_1$、R$_2$ 可以是氢、烃基或其他取代基）

酰胺常根据相应的酰基来命名。

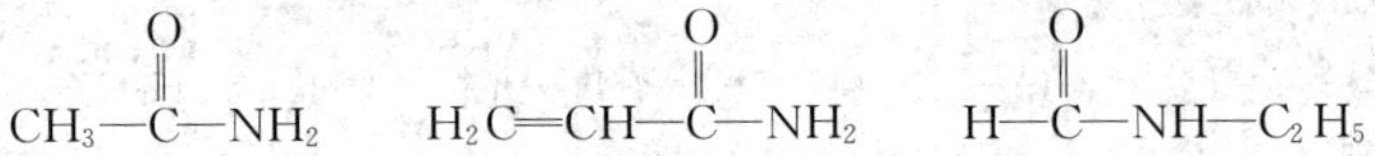

乙酰胺　　　　丙烯酰胺　　　　N-乙基甲酰胺

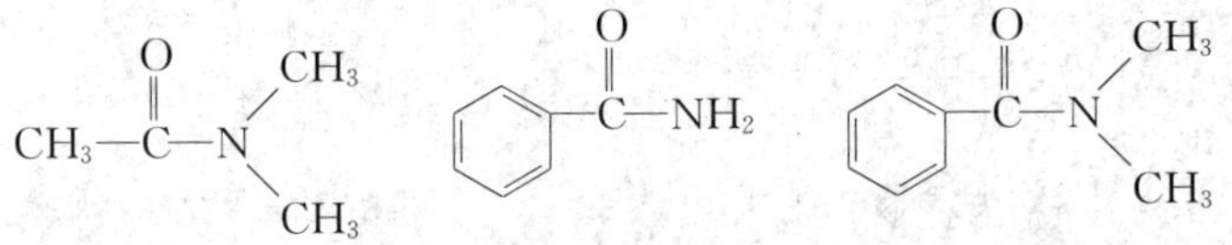

N,N-二甲基乙酰胺　　苯甲酰胺　　N,N-二甲基苯甲酰胺

2. 酰胺的性质

（1）**物理性质**　除甲酰胺是液体外，其他酰胺都是白色结晶。低级的酰胺能溶于水，随着相对分子质量的增大而溶解度逐渐减小。

酰胺分子间由于高度的缔合，使酰胺的沸点比相应的羧酸高，氨基上的氢被烃基取代时，由于缔合程度降低，因而使沸点下降，两个氢原子都被取代时，沸点降低更多。

（2）**化学性质**

① 酰胺的酸碱性：从酰胺的分子结构可以看出酰胺分子中氮原子上的未共用电子对与碳氧双键形成 p-π 共轭，而使氮原子上电子云密度有所降低，因而减弱了它接受质子的能力，离解出质子的能力相对增强，所以酰胺是中性或接近中性的化合物。酰亚胺呈弱酸性，可以与强碱成盐，如邻苯二甲酰亚胺即可与氢氧化钾或氢氧化钠生成邻苯二甲酰亚胺钾或钠。

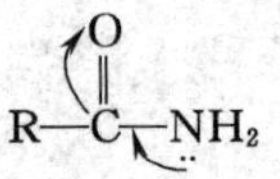

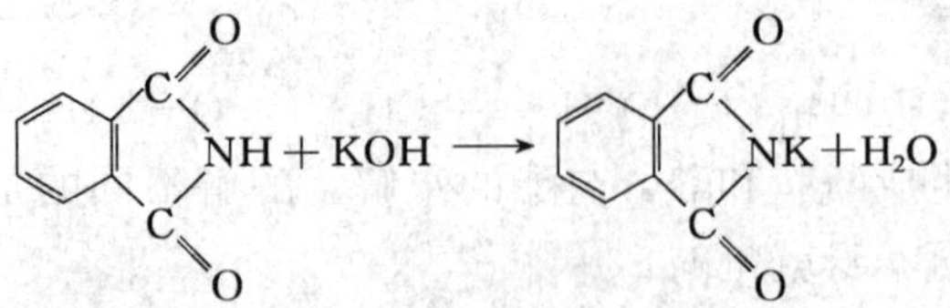

邻苯二甲酰亚胺　　　　邻苯二甲酰亚胺钾

② 酰胺的水解：酰胺与酯一样在酸、碱条件下都可发生水解，生成羧酸。

$$R-\underset{\underset{}{\overset{O}{\|}}}{C}-NH_2 + H_2O \xrightarrow{NaOH} R-\underset{\underset{}{\overset{O}{\|}}}{C}-ONa + NH_3$$

$$2R-\underset{\underset{}{\overset{O}{\|}}}{C}-NH_2 + 2H_2O \xrightarrow{H_2SO_4} 2R-\underset{\underset{}{\overset{O}{\|}}}{C}-OH + (NH_4)_2SO_4$$

③ 霍夫曼降解反应：酰胺与次氯酸钠或次溴酸钠的碱溶液作用，脱去羰基生成胺，在反应中碳链减少了一个碳原子，该反应称为霍夫曼降解反应。

$$R-CO-NH_2 + NaOX + NaOH \longrightarrow R-NH_2 + Na_2CO_3 + NaX + H_2O$$

利用该反应，可由羧酸制备少一个碳原子的伯胺。

（三）尿素

尿素也称脲，是白色结晶，熔点135℃，易溶于水和乙醇而不溶于醚，受强热则分解成氨和二氧化碳。

尿素可看成是碳酸的二酰胺，由于分子中含2个氨基，所以显碱性，但碱性很弱。不能使石蕊试纸变色。尿素能与草酸作用生成不溶性的盐，常用这种方法分离尿液中的尿素。

在酸或碱的催化下，尿素可被水解生成氨和二氧化碳。

$$H_2N-\underset{\underset{}{\overset{O}{\|}}}{C}-NH_2 + H_2O \longrightarrow 2NH_3 + CO_2$$

尿素能与亚硝酸作用，定量地放出氮气，根据此性质可用来测定尿素的含量。

$$H_2N-\underset{\underset{}{\overset{O}{\|}}}{C}-NH_2 + 2HNO_2 \longrightarrow HO-\underset{\underset{}{\overset{O}{\|}}}{C}-OH + 2N_2\uparrow + 2H_2O$$

如果将尿素慢慢加热到熔点以上，则两分子尿素间失去一分子氨，生成二缩脲。

$$H_2N-\underset{\underset{}{\overset{O}{\|}}}{C}-NH_2 + H-NH-\underset{\underset{}{\overset{O}{\|}}}{C}-NH_2 \xrightarrow{\triangle} H_2N-\underset{\underset{}{\overset{O}{\|}}}{C}-NH-\underset{\underset{}{\overset{O}{\|}}}{C}-NH_2 + NH_3$$
二缩脲

二缩脲在碱性溶液中与极稀的硫酸铜溶液作用生成紫红色，这种颜色反应称为二缩脲反应。凡是化合物含有酰胺键（$-\overset{\overset{O}{\|}}{C}-\overset{\overset{H}{|}}{N}-$）的都有此反应。

（四）青霉素

青霉素类抗生素是β-内酰胺类中一大类抗生素的总称。它们结构相似，从发酵液中可得到结构十分相近的7种物质。其中青霉素G含量高，作用最强。两种

β-内酰胺类抗生素不主张联合应用,因为它们之间有交叉抗药性。青霉素 G 的结构如下所示:

$$\text{（青霉素G结构式）}$$

分子中含有一个游离的羧基,有相当强的酸性,能与无机酸作用成盐,因此通常使用它的钠盐;还含有一个酰胺链,也能与某些有机碱作用成盐。干燥纯净的青霉素盐稳定,但水溶液很不稳定,微量的水就能使其水解。

三、取代酸

(一) 羟基酸

羟基酸是羧酸分子中烃基上的氢原子被羟基取代后的生成物。根据羟基所连的烃基不同,可把羟基酸分为醇酸和酚酸。

羟基酸在自然界中大量分布,它们在医药、食品中应用广泛。

1. 重要的羟基酸:

(1) 乳酸（α-羟基丙酸） 乳酸主要存在于酸乳和泡菜中,也存在于动物的肌肉中。人、畜在剧烈运动时,肌肉中产生大量乳酸,会感到肌肉酸痛。乳酸有很强的吸湿性,可溶于水、乙醇和乙醚,不溶于氯仿和油脂。在生物体中,乳酸在酶的作用下,脱氢生成丙酮酸,是生物体中的重要反应。

$$CH_3-\underset{\underset{OH}{|}}{CH}-COOH \underset{+2H}{\overset{-2H}{\rightleftharpoons}} CH_3-\underset{\underset{O}{\|}}{C}-COOH$$

$$\text{乳酸} \qquad\qquad \text{丙酮酸}$$

乳酸的用途很广,如医药上用作消毒防腐剂,在食品工业上用作酸味剂等。

(2) 苹果酸（α-羟基丁二酸） 苹果酸广泛存在于未成熟的果实如山楂、杨梅、葡萄、番茄等和一些植物的叶子中,是植物体内重要的有机酸之一。苹果酸为无色针状晶体,熔点 100℃,易溶于水和乙醇。在生物体内,受延胡索酸酶的作用,苹果酸能发生分子内脱水生成延胡索酸,两者都是生物体内糖代谢的重要中间产物。苹果酸在制药和食品工业中应用广泛。

$$\underset{\underset{CH_2-COOH}{|}}{HO-CH-COOH} \overset{\text{延胡索酸酶}}{\rightleftharpoons} \underset{\underset{HOOC-C-H}{\|}}{H-C-COOH} + H_2O$$

(3) 柠檬酸（3-羟基-3 羧基戊二酸） 柠檬酸又称枸橼酸,白色晶体或粉末,熔点 135℃,在未成熟的柠檬中含量高达 6%。柠檬酸是医药、饮料的原料,它的钠盐是血液抗凝剂,铁盐可作为补铁剂。也是糖代谢的重要中间体。

(4) 乙酰水杨酸（邻羟基苯甲酸） 乙酰水杨酸又称阿司匹林,是由水杨酸与乙酸酐或乙酰氯作用后的生成物，为白色结晶或结晶性粉末，味微酸，遇湿气即缓缓水解，易升华，兼有酚及羟基酸的性质，是临床上常用的解热镇痛药，本身有杀菌能力，其钠盐可作食品防腐剂。

2. 羟基酸的主要化学性质

（1）酸性　醇酸分子中由于羟基是吸电子基团，所以其酸性比相应的羧酸强。并且羟基离羧基越近影响越大。酚酸分子中，由于羟基与苯环之间既存在吸电子的诱导效应，又存在供电子的共轭效应，不同酚酸所呈的酸性是两种效应综合作用的结果。例如：

$$CH_3CH_2COOH \quad\quad \underset{OH}{CH_2CH_2COOH} \quad\quad \underset{OH}{CH_3CH-COOH}$$

pK_a　　　4.88　　　　　　4.51　　　　　　3.87

（苯甲酸、邻羟基苯甲酸、间羟基苯甲酸、对羟基苯甲酸结构式）

pK_a　　　4.17　　　　3.0　　　　4.12　　　　4.54

（2）醇酸的脱水　醇酸受热或与脱水剂作用，易发生脱水反应，生成的产物根据羟基和羧基的相对位置而异。例如α-醇酸发生分子间脱水生成交酯：

$$R-\underset{OH}{\overset{O}{\underset{|}{CH}}}-\overset{\parallel}{C}-OH + HO-\overset{\parallel}{\underset{O}{C}}-\underset{|}{\overset{H-O}{CH}}-R \xrightarrow{\triangle} R-CH\underset{\underset{O}{\parallel}}{\overset{\overset{O}{\parallel}}{\overset{C-O}{\underset{O-C}{}}}}CH-R + 2H_2O$$

交酯

β-羟基酸发生分子内脱水生成α、β不饱和羧酸。

$$R-\underset{OH}{\overset{|}{CH}}-CH_2COOH \xrightarrow{\triangle} R-CH=CH-COOH$$

γ-羟基酸发生分子内酯化生成内酯。

$$R-\underset{OH}{\overset{|}{CH}}-CH_2CH_2COOH \xrightarrow{\triangle} R\!-\!\!\underset{\text{γ-戊内酯}}{\boxed{}}\!\!\overset{O}{\underset{\parallel}{C}}\!\!=\!\!O$$

(二) 羰基酸

羰基酸是分子中含有羰基的羧酸，可分为醛酸和酮酸。羰基在碳链一端的称为醛酸，羰基在碳链中间的称为酮酸，丙酮酸是最简单的酮酸。在生物体物质代谢过程中，重要的酮酸有：

$$CH_3-\overset{\overset{O}{\|}}{C}-COOH \qquad CH_3-\overset{\overset{O}{\|}}{C}-CH_2-COOH$$
$$\text{丙酮酸} \qquad\qquad\qquad \text{乙酰乙酸}$$

$$HOOC-\overset{\overset{O}{\|}}{C}-CH_2-COOH \qquad HOOC-CH_2-CH_2-\overset{\overset{O}{\|}}{C}-COOH$$
$$\text{丁酮二酸} \qquad\qquad\qquad \alpha\text{-酮戊二酸}$$

在生物体内，α-酮酸和β-酮酸在酶的作用下，都能发生脱羧反应。酮酸的脱羧反应是生物体代谢中的重要反应。

$$CH_3-\overset{\overset{O}{\|}}{C}-CH_2-COOH \xrightarrow{\text{酶}} CH_3-\overset{\overset{O}{\|}}{C}-CH_3 + CO_2$$

生物体中的醇酸和酮酸，在酶的作用下也可相互转化。醇酸氧化转变成酮酸，酮酸还原转变为醇酸，这也是生物体内普遍存在的生物氧化反应。例如，

$$CH_3-\overset{\overset{OH}{|}}{CH}-COOH \underset{+2H}{\overset{-2H}{\rightleftharpoons}} CH_3-\overset{\overset{O}{\|}}{C}-COOH$$
$$\text{乳酸} \qquad\qquad\qquad \text{丙酮酸}$$

$$HOOC-CH_2-\overset{\overset{OH}{|}}{CH}-COOH \underset{+2H}{\overset{-2H}{\rightleftharpoons}} HOOC-CH_2-\overset{\overset{O}{\|}}{C}-COOH$$
$$\text{苹果酸} \qquad\qquad\qquad \text{草酰乙酸}$$

任务五 ▶ 含氮有机化合物

分子中含有 C—N 键的有机化合物称为含氮有机化合物。含氮有机化合物种类很多，其中，硝基化合物和胺、酰胺是重要的含氮有机物，酰胺在任务四已介绍，这里只学习硝基化合物和胺。

📖 【任务目标】

● 掌握硝基化合物和胺的分类和命名及其主要化学性质。
● 知道重要的硝基化合物和重氮、偶氮化合物的一些应用。
● 能够用化学方法鉴别不同类型的胺。

一、硝基化合物

烃分子中的氢原子被硝基取代后生成的化合物称为硝基化合物。

(一) 硝基化合物的分类和命名

(1) 按分子中烃基的不同，硝基化合物可分为脂肪族硝基化合物和芳香族硝基化合物。命名以硝基作取代基，烃基为母体。

$CH_3—CH_2—CH_2—NO_2$ 4-甲氧基硝基苯 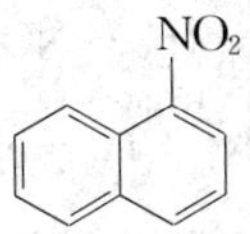   1-硝基萘

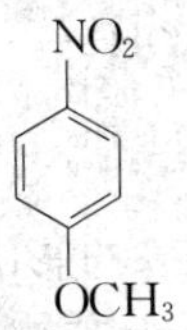

硝基丙烷

(2) 按分子中含硝基的数目不同，硝基化合物可分为一元硝基化合物和多元硝基化合物。

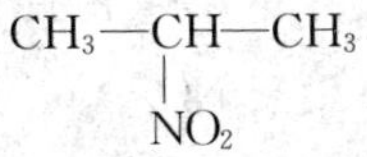

2-硝基丙烷 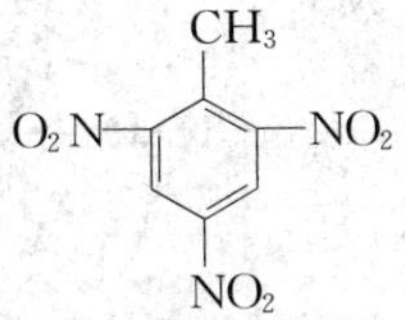   2,4,6-三硝基甲苯

(二) 硝基化合物的性质

1. 物理性质

芳香族硝基化合物中一硝基化合物为高沸点液体，多硝基化合物多为结晶固体，不溶于水，易溶于有机溶剂，相对密度大于1，多带有黄色。芳香族多硝基化合物都有极强的爆炸性。芳香族硝基化合物有一定的毒性，它们能使血红蛋白变性而引起中毒，较多地吸入它们的蒸气或粉尘，或长期与皮肤接触都能引起中毒。

2. 化学性质

(1) 还原反应　硝基化合物还原生成第一胺（伯胺）。芳香族硝基化合物在不同介质中使用不同还原剂可以得到不同的产物。例如，在酸性介质用铁粉还原硝基苯则生成苯胺。

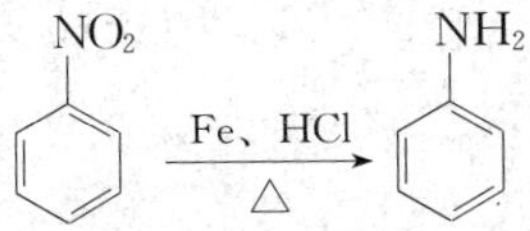

$$C_6H_5NO_2 \xrightarrow{Fe、HCl, \triangle} C_6H_5NH_2$$

(2) 硝基化合物的酸性　当硝基连在伯、仲碳原子上时，由于共轭效应，使 α-H 原子活性增强，能产生类似酮式-烯醇（假酸式）式互变异构现象。

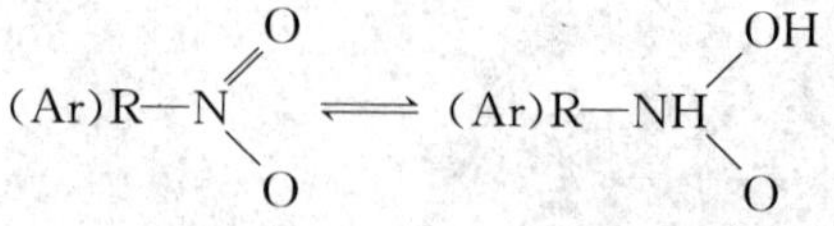

$$(Ar)R-N\begin{matrix}O\\\\O\end{matrix} \rightleftharpoons (Ar)R-NH\begin{matrix}OH\\\\O\end{matrix}$$

酮式　　　　烯醇式（假酸式）

烯醇式中羟基上的氢相当活泼，有质子化倾向，表现出弱酸性，能与强碱反应，称作假酸式，所以含有 α-H 的硝基化合物可溶于氢氧化钠溶液中，钠盐酸化后，硝基化合物又分离出来。借此可用于硝基化合物的鉴别、分离和提纯。

$$R-CH_2-NO_2 + NaOH \longrightarrow [R-CH=NO_2]^- Na^+ + H_2O$$

$$[R-CH_2-NO_2]^- Na^+ + HCl \longrightarrow R-CH_2-NO_2 + NaCl$$

（3）硝基对苯环上其他取代基的影响

① 苯环上的亲电取代反应：由于硝基使其邻对位电子云密度降低得多，间位降低较少，故其间位电子云密度相对较高。因此苯环上的亲电取代反应主要发生在间位。

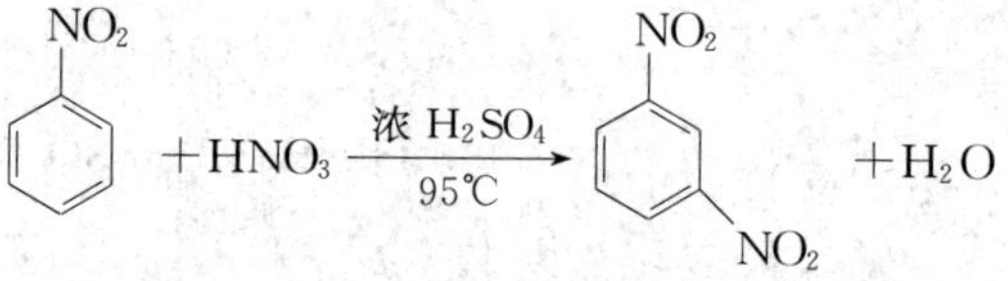

$$\text{C}_6\text{H}_5\text{NO}_2 + HNO_3 \xrightarrow[95℃]{浓 H_2SO_4} 1,3-(NO_2)_2C_6H_4 + H_2O$$

② 苯环上酚羟基、羧基的酸性：苯环上酚羟基和羧基受硝基强吸电子效应的影响酸性增强，以邻对位上硝基对酚羟基和羧基的影响较大。

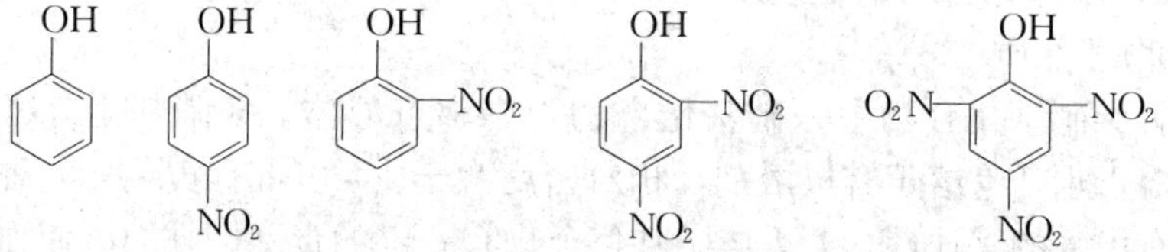

	苯酚	对硝基苯酚	邻硝基苯酚	2,4-二硝基苯酚	2,4,6-三硝基苯酚
pK_a	9.89	7.16	7.17	3.96	0.38

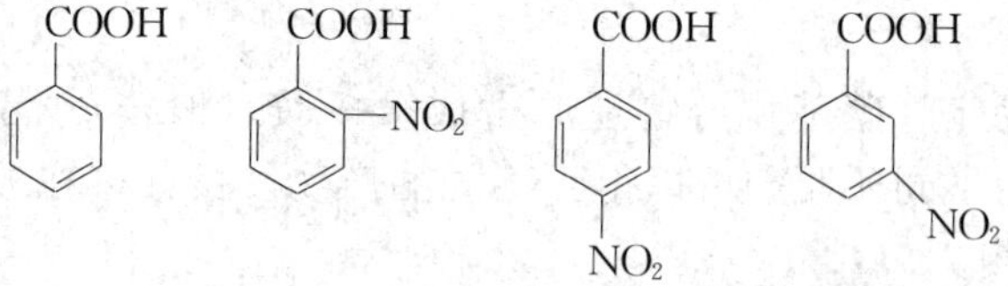

	苯甲酸	邻硝基苯甲酸	对硝基苯甲酸	间硝基苯甲酸
pK_a	4.17	2.21	3.40	3.46

（三）重要的硝基化合物

1. 硝基苯

硝基苯是淡黄色有苦杏仁气味的液体，不溶于水，易溶于多种有机溶剂。$AlCl_3$ 因能与硝基苯形成配合物而溶于其中，故常用硝基苯作傅-克反应的溶剂。硝基苯有剧毒，无论从呼吸道或皮肤表面吸入，都能造成慢性中毒。硝基苯是制造苯胺、染料和药物的原料。

2. 2,4,6-三硝基苯酚

2,4,6-三硝基苯酚是黄色针状或块状晶体,熔点:122℃,有毒,有很强的刺激性,能溶于热水、乙醇、苯及乙醚,难溶于冷水。因其水溶液有强酸性,味又极苦,故称苦味酸。在医药上可作治疗灼伤的药物;可作生物碱、蛋白质的沉淀剂;由于其易爆炸,还可作烈性炸药。

二、胺

氨分子中的氢原子被 R—或 Ar—取代后的衍生物称为胺。

(一) 胺的分类和命名

1. 胺的分类

根据氨分子中被取代的氢原子的个数,可将胺分为伯胺(一级胺)、仲胺(二级胺)和叔胺(三级胺)。NH_4^+ 中四个氢原子均被烃基取代的衍生物称为季铵类化合物,相应的有季铵盐和季铵碱。

$$R-NH_2 \quad R-NH-R' \quad R-\overset{R'}{\underset{}{N}}-R'' \quad R_4N^+X^- \quad R_4N^+OH^-$$

  伯胺   仲胺   叔胺   季铵盐 季铵碱

根据氮原子上所连烃基种类的不同,可将胺分为脂肪胺和芳香胺;此外,还可根据分子中氨基的数目不同,将胺分为一元胺、多元胺。

$$R-NH_2 \qquad C_6H_5-NH_2 \qquad C_6H_5-CH_2NH_2 \qquad \underset{NH_2}{CH_2}-\underset{NH_2}{CH_2}$$

 脂肪胺 芳香胺   芳香胺   二元胺

2. 胺的命名

(1) 简单的胺命名时,一般根据烃基的名称命名为"某胺"。如取代基相同时,可在取代基前面用数字表示取代基的数目;取代基不同时,则把简单的写在前面,复杂的写在后。例如,

$$CH_3-NH_2 \quad C_6H_5-NH_2 \quad CH_3-NH-CH_3 \quad CH_3-\underset{CH_3}{\overset{}{N}}-CH_3 \quad CH_3-NH-C_2H_5$$

 甲胺   苯胺   二甲胺   三甲胺   甲乙胺

(2) 多元胺命名时,与多元醇命名相似。例如,

$$\underset{NH_2}{CH_2}-\underset{NH_2}{CH_2} \qquad \underset{NH_2}{CH_2}-CH_2-CH_2-\underset{NH_2}{CH_2} \qquad H_2N-C_6H_4-NH_2$$

 乙二胺   1,4-丁二胺   对苯二胺

（3）芳香仲胺和叔胺命名时，以芳胺作母体，可用"N"字标记氮原子上连有烃基，以表示该基团是连在氮原子上，而不是连在芳环上。氨基连在侧链上的芳脂胺，命名时以脂肪胺为母体，芳基作取代基。

C₆H₅—NH—CH₃   C₆H₅—N(CH₃)₂   C₆H₅—CH₂NH₂

N-甲基苯胺   N,N-二甲基苯胺   苯甲胺

（4）对于结构较复杂的胺类化合物命名时，以烃基为母体，氨基作取代基，按系统命名法进行命名。例如，

CH₃—CH—CH₂—CH—CH₃   CH₃—CH—CH₂—CH—CH₂—CH₃
     | | | |
     NH₂   CH₃   NH₂   CH₃   CH₃

2-甲基-4-氨基戊烷   2,5-二甲基-2-氨基庚烷

（5）季铵盐或季铵碱的命名则与铵盐或氢氧化铵相似，例如，

[(CH₃)₄N]⁺Br⁻   [(CH₃)₄N]⁺OH⁻

溴化四甲铵   氢氧化四甲铵

（二）胺的性质

1. 物理性质

常温下，低级脂肪胺如甲胺、二甲胺、三甲胺和乙胺都为气体，其余低级胺为液体。低级胺的气味与氨相似，三甲胺有鱼腥味；高级胺为无臭固体。芳香胺是无色液体或固体，有特殊臭味，有毒，使用时应注意避免吸入蒸气或直接与皮肤接触，以免中毒。

伯胺、仲胺分子间均能形成氢键，沸点较相对分子质量相近的烷烃高，但较相应的醇低；叔胺分子间不能形成氢键，沸点与相应的烷烃相近。但三种胺都能与水形成氢键，故低级脂肪胺都能溶于水。一些胺的物理常数见表7-4。

表7-4   常见胺的物理常数

名称	结构简式	沸点/℃	熔点/℃	pK_b
甲胺	CH_3NH_2	-6.3	-93.5	3.25
二甲胺	$(CH_3)_2NH$	7.4	-93	3.27
三甲胺	$(CH_3)_3N$	2.87	-117.2	4.22
乙胺	$CH_3CH_2NH_2$	16.6	-81	3.29
二乙胺	$(CH_3CH_2)_2NH$	56.3	-48	3.00
苯胺	$C_6H_5NH_2$	184.1	-6	9.28
N-甲基苯胺	$C_6H_5NHCH_3$	196.3	-57	9.15

2. 化学性质

(1) 碱性　胺和氨相似，分子中的氮原子带有一对未共用的电子对，能接受一个质子，因此溶液显碱性。胺在水溶液中存在如下平衡：

$$NH_3 + H_2O \rightleftharpoons NH_4^+ + OH^-$$

$$RNH_2 + H_2O \rightleftharpoons RNH_3^+ + OH^-$$

胺是弱碱性物质，能与酸作用生成盐，该盐遇强碱又释放出游离的胺。

$$R-NH_2 + HCl \longrightarrow R-NH_3^+Cl^-$$

$$C_6H_5-NH_2 + HCl \longrightarrow C_6H_5-NH_3^+Cl^-$$

$$R-NH_3^+Cl^- + NaOH \longrightarrow R-NH_2 + NaCl + H_2O$$

$$C_6H_5-NH_3^+Cl^- + NaOH \longrightarrow C_6H_5-NH_2 + NaCl + H_2O$$

上述性质可用于胺的鉴别、分离和提纯。

脂肪胺、芳香胺和氨的碱性强弱顺序为：脂肪胺＞氨＞芳香胺。脂肪胺的碱性强于氨，能使红色的石蕊变蓝；芳香胺的碱性比氨弱，不能使石蕊变色。

脂肪胺碱性强弱同时受电子效应和空间效应的影响。

电子效应：叔胺＞仲胺＞伯胺；空间效应：伯胺＞仲胺＞叔胺。两种效应综合作用的结果：仲胺＞伯胺＞叔胺。

(2) 烷基化反应　卤代烷与氨作用生成伯胺，该反应为卤代烷的氨解。生成的伯胺可以继续与卤代烷反应生成仲胺、叔胺以及季铵盐。

$$NH_3 \xrightarrow{C_2H_5I} \underset{\text{乙胺}}{C_2H_5NH_2} \xrightarrow{C_2H_5I} \underset{\text{二乙胺}}{(C_2H_5)_2NH} \xrightarrow{C_2H_5I} \underset{\text{三乙胺}}{(C_2H_5)_3N} \xrightarrow{C_2H_5I} \underset{\text{碘化四乙铵}}{(C_2H_5)_4N^+I^-}$$

季铵盐和碱作用不易转变生成季铵碱，但与湿的氧化银作用可转变为氢氧化四烃基铵（季铵碱）。季铵碱是和氢氧化钠或氢氧化钾一样的强碱。

$$2(CH_3)_4N^+Br^- + Ag_2O \xrightarrow{H_2O} (CH_3)_4N^+OH^- + 2AgBr$$

(3) 酰基化反应　氨、伯胺、仲胺与酰卤、酸酐等酰化试剂作用，氮上的氢原子可以被酰基取代，生成酰胺。叔胺氮上无氢原子，不能发生该反应。

$$NH_3 + CH_3-\overset{O}{\underset{\|}{C}}-Cl \longrightarrow \underset{\text{乙酰胺}}{CH_3-\overset{O}{\underset{\|}{C}}-NH_2} + HCl$$

$$CH_3NH_2 + CH_3-\overset{O}{\underset{\|}{C}}-Cl \longrightarrow \underset{N\text{-甲基乙酰胺}}{CH_3-\overset{O}{\underset{\|}{C}}-NH-CH_3} + HCl$$

$$(CH_3)_2NH + CH_3-\overset{O}{\underset{\|}{C}}-Cl \longrightarrow CH_3-\overset{O}{\underset{\|}{C}}-N(CH_3)_2 + HCl$$
N，N-二甲基乙酰胺

（4）磺酰化反应　伯胺或仲胺氮原子上的氢可以被磺酰基（R—SO$_2$—）取代，生成磺酰胺。常用的酰化试剂是苯磺酰氯，反应需要在氢氧化钠溶液中进行。

当伯、仲、叔胺混合物中加入苯磺酰氯的氢氧化钠溶液时，伯胺发生磺酰化反应，产物溶于碱液，仲胺反应的产物不溶于碱液，呈固体析出，而叔胺不与苯磺酰氯反应，也不溶于碱液而分层。该反应称为兴斯堡（Hinsberg）反应。利用此反应可用来分离和鉴别伯、仲、叔胺。

$$R-NH_2 + \text{C}_6\text{H}_5-SO_2Cl \longrightarrow \text{C}_6\text{H}_5-SO_2NHR \xrightarrow{NaOH} \text{C}_6\text{H}_5-SO_2NR^-Na^+$$

$$\underset{R}{\overset{R-NH}{|}} + \text{C}_6\text{H}_5-SO_2Cl \longrightarrow \text{C}_6\text{H}_5-SO_2NR_2$$

$$\underset{R}{\overset{R}{\underset{|}{\overset{|}{R-N}}}} + \text{C}_6\text{H}_5-SO_2Cl \longrightarrow 无反应$$

磺胺类药物的基本结构是对氨基苯磺酰胺（简称磺胺），其结构式如下：

$$R_2HN-\text{C}_6\text{H}_4-SO_2NHR_1$$

其中 R_2 多为 H，R_1 多为杂环，如嘧啶、吡啶、异噁唑等。

目前使用较多的磺胺类药物主要有磺胺嘧啶（SD）、磺胺对甲氧嘧啶（SMD）、磺胺甲基异噁唑（SMZ）等。例如，磺胺嘧啶化学名称为 2-（对氨基苯磺酰胺基）嘧啶，其抗菌作用较好，血中浓度高，血清蛋白结合率低，用于敏感菌感染，也可用于弓形虫感染。其结构式如下：

$$H_2N-\text{C}_6\text{H}_4-SO_2HN-\text{(pyrimidine)}$$
磺胺嘧啶

（5）与亚硝酸的反应　由于亚硝酸不稳定，一般用亚硝酸钠与盐酸或硫酸作用产生。不同的胺类与亚硝酸作用的产物不同。

① 伯胺：脂肪伯胺与亚硝酸反应，放出氮气并生成醇、烯烃等混合物。由于产物是混合物，因此在合成上没有实际意义。但由于放出的氮气是定量的，因此此反应可用于氨基的定量测定。

$$CH_3CH_2NH_2 \xrightarrow[HCl]{NaNO_2} CH_3CH_2OH + CH_3CH_2Cl + H_2C=CH_2 + N_2$$

芳香伯胺在过量强酸溶液中，与亚硝酸在温度高于5℃时反应，放出氮气并得到酚。在低温（0～5℃）下反应，生成重氮盐，该反应称为重氮化反应。例如，

$$\text{C}_6\text{H}_5-\text{NH}_2 + \text{NaNO}_2 \xrightarrow[>5℃]{\text{HCl}} \text{C}_6\text{H}_5-\text{OH} + \text{N}_2\uparrow + \text{H}_2\text{O}$$

$$\text{C}_6\text{H}_5-\text{NH}_2 + \text{NaNO}_2 \xrightarrow[0\sim5℃]{\text{HCl}} \text{C}_6\text{H}_5-\text{N}_2^+\text{Cl}^- + \text{NaCl} + \text{H}_2\text{O}$$

② 仲胺：脂肪族、芳香族仲胺与亚硝酸反应，都能生成黄色的 N-亚硝基胺。例如，

$$(\text{CH}_3)_2\text{NH} \xrightarrow{\text{NaNO}_2}{\text{HCl}} (\text{CH}_3)_2\text{N}-\text{NO}$$
N-亚硝基二甲胺

$$\text{C}_6\text{H}_5-\text{NH}-\text{CH}_3 \xrightarrow{\text{NaNO}_2}{\text{HCl}} \text{C}_6\text{H}_5-\text{N}(\text{CH}_3)-\text{NO}$$
N-甲基-N-亚硝基苯胺

N-亚硝基胺通常为黄色固体或黄色油状液体，遇稀盐酸加热可分解成原来的仲胺，因此利用此性质可分离或提纯仲胺。N-亚硝基胺是一类致癌物质。

③ 叔胺：脂肪叔胺与亚硝酸反应，生成亚硝酸盐而溶于水中，此盐不稳定，中和后即被分解。例如，

$$(\text{CH}_3)_3\text{N} \xrightarrow{\text{NaNO}_2}{\text{HCl}} (\text{CH}_3)_3\text{NH}^+\text{NO}_2^-$$
三甲胺亚硝酸盐（溶解）

芳香叔胺与亚硝酸反应，在芳环上引入亚硝基，生成有色的对亚硝基胺。例如，

$$\text{CH}_3-\text{N}(\text{CH}_3)-\text{C}_6\text{H}_5 \xrightarrow{\text{NaNO}_2}{\text{HCl}} \text{CH}_3-\text{N}(\text{CH}_3)-\text{C}_6\text{H}_4-\text{NO} + \text{H}_2\text{O}$$
对亚硝基-N,N-二甲基苯胺
（绿色）

因此，可以利用不同胺与亚硝酸反应生成产物的不同，鉴别伯胺、仲胺和叔胺。

（三）重要的胺及其衍生物

1. 乙二胺

乙二胺（$\text{H}_2\text{NCH}_2\text{CH}_2\text{NH}_2$）是最简单的二元胺，它是一种无色或微黄色液体，有类似氨的气味，沸点180℃，易溶于水和乙醇。

乙二胺和氯乙酸作用生成乙二胺四乙酸（EDTA），EDTA 能和多种金属离子形成螯合物，一般常使用它的二钠盐，在分析化学上常用作试剂和螯合剂。另外，在医药上可作为重金属的解毒剂。

$$\begin{array}{c}\text{HOOCCH}_2\text{CH}_2\text{COOH}\\ \diagdown\diagup\\ \text{N}-\text{CH}_2-\text{CH}_2-\text{N}\\ \diagup\diagdown\\ \text{HOOCCH}_2\text{CH}_2\text{COOH}\end{array}$$

乙二胺四乙酸（EDTA）

2. 胆胺和胆碱

胆胺的化学名称是乙醇胺或氨基乙醇，其结构式如下：

$$\text{HO}-\text{CH}_2-\text{CH}_2-\text{NH}_2$$

胆碱的化学名称是氢氧化三甲基-β-羟乙基铵，其结构式如下：

$$[\text{HO}-\text{CH}_2-\text{CH}_2-\overset{\overset{\displaystyle\text{CH}_3}{|}}{\underset{\underset{\displaystyle\text{CH}_3}{|}}{\text{N}^+}}-\text{CH}_3]\text{OH}^-$$

胆胺和胆碱是生物体内磷脂的重要组成成分，胆胺是脑磷脂的重要组成成分，胆碱是卵磷脂的重要组成成分。并与脂肪代谢有关，在生物体内，受胆碱乙酰酶的作用，胆碱可与乙酸发生酯化反应生成乙酰胆碱；乙酰胆碱在胆碱酯酶的作用下，又可水解成胆碱和乙酸。

乙酰胆碱是生物体内传导神经冲动的重要物质，它在生物体内正常的合成与分解，能保证生理代谢的正常进行。

胆碱是无色晶体，有很强的吸湿性，易溶于水和乙醇，不溶于乙醚和氯仿。

（四）重氮和偶氮化合物

两个烃基分别连在—N＝N—（或—N≡N—）基两端的化合物称为偶氮化合物。通式 R—N＝N—R′，例如，R 和 R′ 均为芳基时，常用作染料。

偶氮二异丁腈　　　　偶氮苯　　　　　间甲氨基偶氮苯

如果—N＝N—（或—N≡N—）基只与一个烃基相连，而另一个基团不是烃基，这样的化合物称为重氮化合物。

苯重氮氨基苯　　　　氯化重氮苯　　　　苯重氮硫酸盐

偶合反应　重氮盐在低温下与酚、芳胺等作用，生成有色偶氮化合物的反应称为偶合反应或偶联反应。参与偶合反应的重氮盐称为重氮组分，酚或芳胺等称为偶合组分。

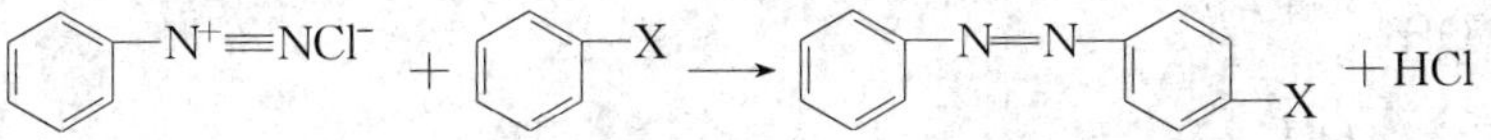

$$\underset{}{\text{C}_6\text{H}_5\text{-N}^+\equiv\text{NCl}^-} + \underset{}{\text{C}_6\text{H}_5\text{-X}} \longrightarrow \text{C}_6\text{H}_5\text{-N=N-C}_6\text{H}_4\text{-X} + \text{HCl}$$

X 可为：—OH、—NH$_2$、—NHR、—NR$_2$ 等

医药上常用此反应来鉴定具有苯酚或芳胺结构的药物。芳香重氮盐遇 β-萘酚的碱溶液，生成橙红色固体偶氮化合物。《中国药典》（2010 版）在药物分析中常利用该反应产生的颜色来鉴别芳香伯胺。例如，麻醉药盐酸普鲁卡因就是运用了重氮化偶联反应来鉴别的。

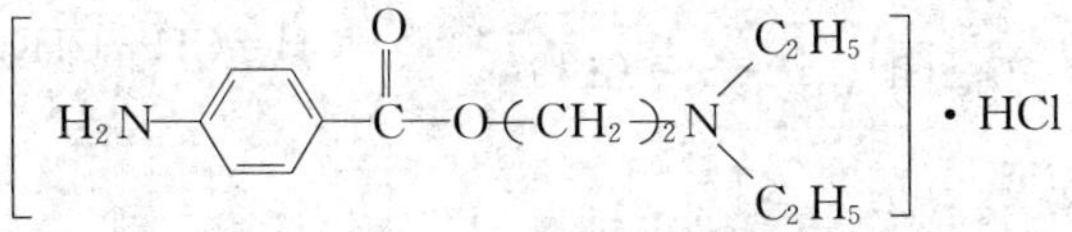

盐酸普鲁卡因（对氨基苯甲酸-β-二乙氨基乙酯盐酸盐）

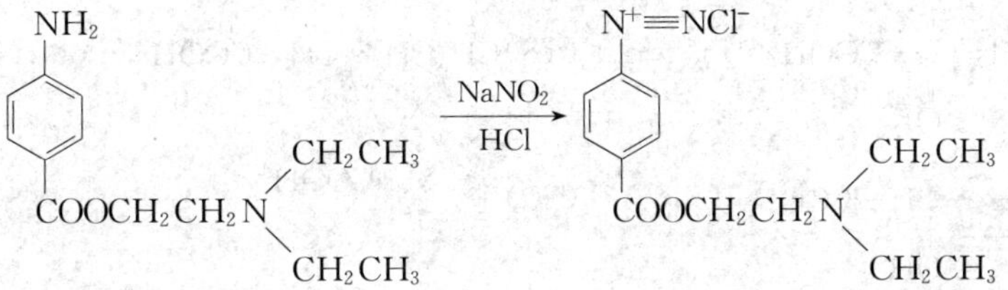

盐酸普鲁卡因

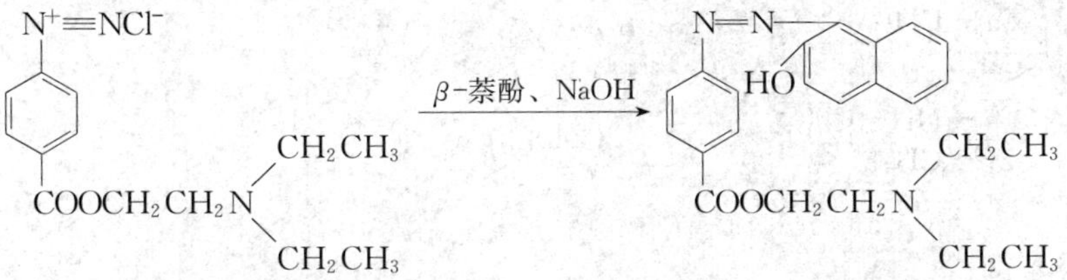

橙红色偶氮化合物

【项目测试】

1. 用系统命名法命名下列有机化合物

(1) 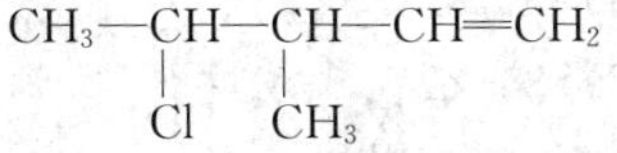 CH$_3$—CH(Cl)—CH(CH$_3$)—CH=CH$_2$

(2) C$_6$H$_5$—CH$_2$—CH$_2$—CH(Br)—CH$_3$

(3) CH≡C—CH(Br)—CH$_3$

(4) CH$_3$—C(CH$_3$)$_2$—CH(OH)—C(CH$_3$)$_2$—CH$_3$

(5) CH$_3$—CH(CH$_3$)—CH(OH)—CH(CH$_3$)—CH$_3$

(6) CH$_3$—CH$_2$—O—CH$_2$—CH$_3$

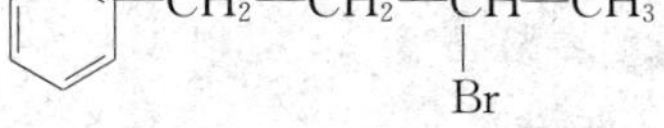

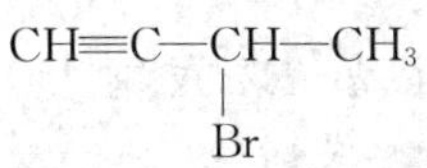

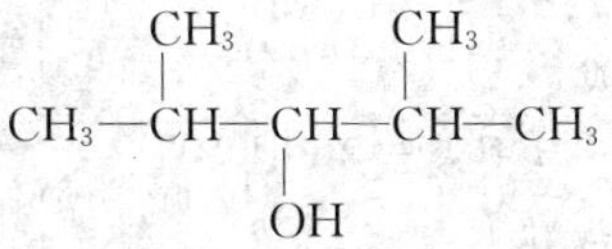

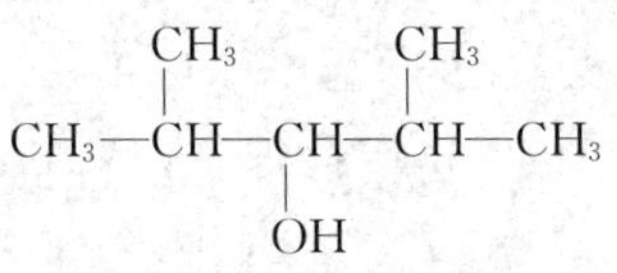

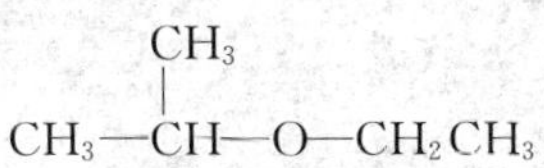

(7) 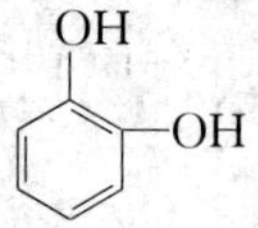 邻苯二酚结构 OH, OH

(8) 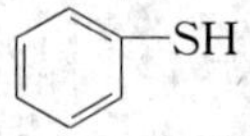 C₆H₅SH (苯硫酚)

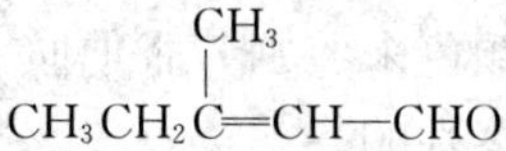

(9) 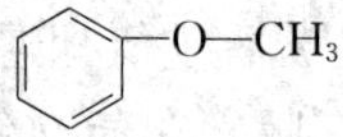 苯氧甲烷 C₆H₅—O—CH₃

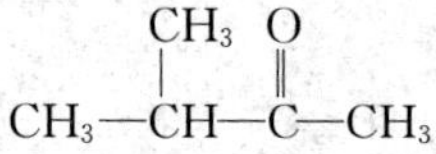

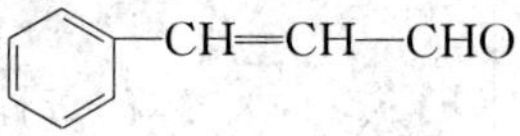

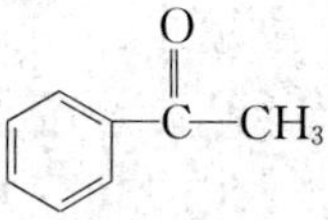

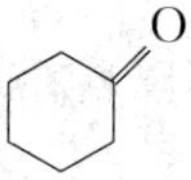

(10) 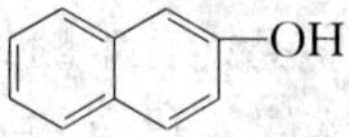 2-萘酚

(11) 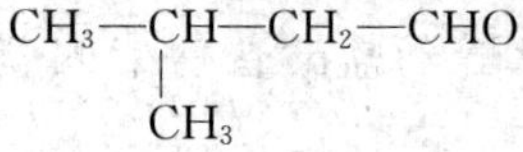 CH₃—CH—CH₂—CHO
         |
         CH₃

(12) CH₃CH₂—C=CH—CHO
                |
                CH₃

(13) CH₃—CH—C—CH₃
         | ‖
         CH₃ O

(14) C₆H₅—CH=CH—CHO

(15) C₆H₅—C—CH₃
         ‖
         O

(16) 环己酮

(17) CH₃—C—COOH
         ‖
         O

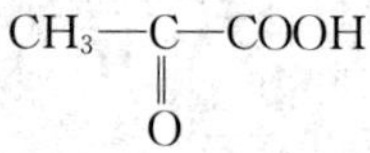

(18) CH₃CH=CH—COOH

(19) 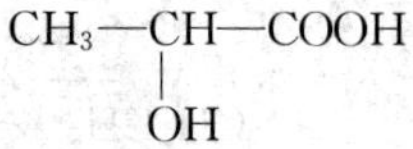 CH₃—CH—COOH
         |
         OH

(20) 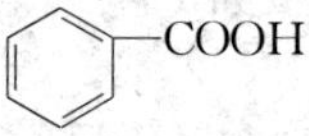 C₆H₅COOH

(21) 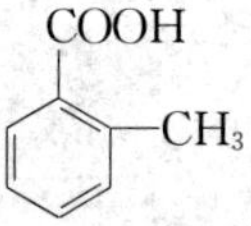 邻甲基苯甲酸 (COOH, CH₃)

(22) 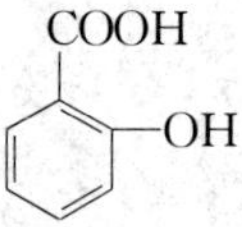 水杨酸 (COOH, OH)

(23) 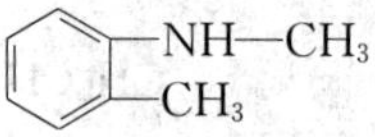 邻甲基-N-甲基苯胺 (NH—CH₃, CH₃)

(24) 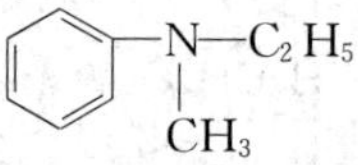 C₆H₅—N(CH₃)(C₂H₅)

(25) 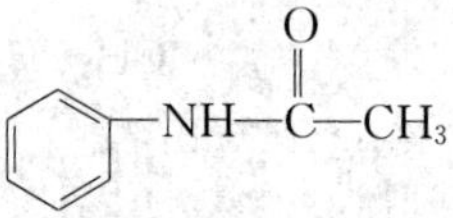 C₆H₅—NH—C—CH₃
             ‖
             O

2. 写出下列化合物的结构式

(1) 2,2-二甲基-3-溴戊烷　　(2) 4-溴-2-戊烯
(3) 2-甲基-1,3-丁二醇　　(4) 叔丁醇
(5) 环丁醇　　(6) 乙醚
(7) 3-苯基丙醇　　(8) 3-乙氧基戊烷
(9) 二巯基丙醇　　(10) 间甲苯酚
(11) α-萘酚　　(12) 环氧乙烷
(13) 4,5-二甲基-3-己酮　　(14) 3-甲基-3-戊酮
(15) α-氯丙醛　　(16) 1,4-苯醌
(17) 对甲氧基苯甲醛　　(18) 丁酮
(19) 对甲苯胺　　(20) 碘化四乙铵
(21) 氢氧化四钾铵

3. 写出下列反应的主要产物

(1) $C_2H_5-Cl + NaOH \xrightarrow[\triangle]{H_2O}$

(2) $CH_3CH_2CH_2Br + NaCN \xrightarrow[\triangle]{乙醇}$

(3) $CH_3-\underset{\underset{Br}{|}}{CH}-CH_3 + AgNO_3 \xrightarrow[\triangle]{乙醇}$

(4) $CH_3-CH_2-\underset{\underset{Br}{|}}{CH}-CH_3 + NaOH \xrightarrow[\triangle]{乙醇}$

(5) $H_2C=CHCH_2CH_3 \xrightarrow{HBr} \xrightarrow{NaCN} \xrightarrow{H_2O}$

(6) $CH_3CH_2-OH \xrightarrow[170℃]{浓 H_2SO_4}$

(7) $CH_3-\underset{\underset{OH}{|}}{\overset{\overset{CH_3}{|}}{C}}-CH_3$

(8) $CH_3-\underset{\underset{OH}{|}}{\overset{\overset{CH_3}{|}}{C}}-CH_3 + HBr \xrightarrow{\triangle}$

(9) $CH_3-\underset{\underset{OH}{|}}{CH}-CH_3 \xrightarrow[H^+]{KMnO_4}$

(10) $CH_3CH_2-O-CH_2CH_3 \xrightarrow{HI} \xrightarrow{过量\ HI}$

(11) $CH_3CHO + HCN \longrightarrow$

(12) $CH_3CHO \xrightarrow[\triangle]{稀\ OH^-}$

(13) $CH_3CHO + CH_3OH \xrightarrow{干燥\ HCl} \xrightarrow[H_2O]{H^+}$

(14) $CH_3\underset{\underset{CH_3}{|}}{CH}-CHO + Ag(NH_3)_2OH \longrightarrow$

(15) $CH_3-\overset{\overset{O}{\|}}{C}-CH_2-CH_3 + I_2 \xrightarrow{OH^-}$

(16) $CH_3CHO + CH_3CH_2MgBr \xrightarrow{无水乙醚} \xrightarrow{H^+}$

(17) $CH_3-\overset{\overset{O}{\|}}{C}-OH + HO-CH_3 \xrightarrow{浓 H_2SO_4}$

(18) $\underset{OH}{\underset{|}{C_6H_4}}-COOH + HO-CH_3 \xrightarrow[\triangle]{浓 H_2SO_4}$

(19) $\begin{array}{l}CH_2COOH\\CH_2COOH\end{array} \xrightarrow{\triangle}$

(20) $CH_3-\overset{O}{\overset{\|}{C}}-OCH_3 + H_2O \xrightleftharpoons{浓 H_2SO_4}$

(21) $CH_3CH_2-\overset{O}{\overset{\|}{C}}-NH_2 + H_2O \longrightarrow$

(22) $C_2H_5-\underset{CH_3}{NH} \xrightarrow[HCl]{NaNO_2}$

(23) $CH_3CH_2NH_2 + CH_3-\overset{O}{\overset{\|}{C}}-Cl \longrightarrow$

(24) $C_6H_5NH_2 + 3Br_2 \longrightarrow$

4. 选择题

(1) 下列化合物中，哪个不含羰基（　　）。

A. $CH_3-\underset{OH}{CH}-CH_3$　　　B. $CH_3-\overset{O}{\overset{\|}{C}}-H$

C. $CH_3-\overset{O}{\underset{\|}{C}}-OH$　　　D. $CH_3-\overset{O}{\underset{\|}{C}}-CH_3$

(2) 能与乙醛溶液发生银镜反应的试剂是（　　）。

A. 溴水　　　B. 托伦试剂　　　C. 斐林试剂　　　D. $KMnO_4$ 溶液

(3) 下列说法错误的是（　　）。

A. 含有羟基的化合物不一定是醇

B. 醛、酮分子中都含有羰基

C. CH_3CH_2OH 能发生碘仿反应

D. 丙酮与斐林试剂反应，生成红色的 Cu_2O

(4) 下列物质中可用托伦试剂鉴别的是（　　）。

A. 乙酸和甲酸　　　　　　B. 乳酸和丙酸

C. 甲酸甲酯和乙酸乙酯　　D. 丙酮和丁酮

(5) 下列化合物中，属于 β-内酰胺类的是（　　）。

A. 乙酸　　　B. 乙酰胺　　　C. 尿素　　　D. 青霉素

(6) 下列物质中互为同分异构体的是（　　）。

A. 乙醇和乙醚　　　　　　B. 甲酸丁酯和丙酸乙酯

C. 2-戊烯和戊二烯　　　　D. 丙酸和甲酸乙酯

5. 用化学方法鉴别下列各组化合物

(1)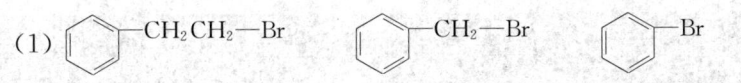

(2) 1-丁醇、2-丁醇、2-甲基-2-丙醇 (3) 乙醚、正丁醇

(4) 苯酚、苯甲醇 (5) 甲醛、乙醛

(6) 苯甲醛、乙醛 (7) 丙醛、丙酮、丙醇、异丙醇

(8) 甲苯、苯酚、苯胺

6. 推断题

(1) 化合物 A（$C_5H_{11}Br$）与 NaOH 醇溶液共热时生成化合物 B（C_5H_{10}）。B 经氧化后得到一分子 CH_3COOH 和一分子酮；B 与 HBr 反应可得到 A 的异构体 C，试写出 A、B、C 的结构简式，并写出有关的化学反应方程式。

(2) 一种物质 A 分子式为 C_2H_6O，将其与 KOH 的醇溶液共热后生成物质 B，B 为无色易挥发液体，微溶于水，分子式为 $C_4H_{10}O$，在医学上可用作麻醉剂。请写出 A、B 的结构式、名称，列出其所有的同分异构体，并按系统命名法命名，指出其中的伯、仲、叔醇。

(3) 某化合物能与金属钠反应放出氢气，能被高锰酸钾氧化生成酮，与浓硫酸共热的产物能使溴水褪色，加氢后得到 2，2-二甲基丁烷。推断该化合物的结构，并写出有关的反应方程式。

(4) 某化合物 A 分子式为 C_3H_6O，能与氢氰酸发生加成反应，并能发生银镜反应。经还原后得一分子式为 C_3H_8O 的化合物 B，B 经浓硫酸脱水后得分子式为 C_3H_6 的化合物 C，C 可与氢溴酸作用生成 2-溴丙烷。试写出 A、B、C 的结构简式和反应方程式。

(5) 室温下，有机物 A 为气体，A 能还原得 B，将 A 缓慢氧化可得 C，C 的水溶液可使石蕊试纸变红。在浓硫酸作用下，B 与 C 反应生成相对分子质量为 60 的有水果香味的油状液体 D。试推断 A、B、C、D 的结构简式，并写出有关化学反应方程式。

项目八
杂环化合物

任务一 杂环化合物

📖 **【任务目标】**
- 能识别杂环化合物的类型，会正确地给杂环化合物命名。
- 掌握杂环化合物的性质。
- 熟悉杂环化合物的重要衍生物及它们在医药方面的应用。

杂环化合物的种类繁多，数量庞大，在自然界分布极为广泛，例如，石油、煤焦油、植物中的叶绿素、动物体液中的血红素，许多天然杂环化合物在动植物体内起着重要的生理作用。环酸酐、交酯、内酯、酰亚胺和内酰胺等化合物组成环的原子与杂环化合物相似，但它们的结构不稳定，性质与相似分子组成的链状化合物也相似，因此，它们不属杂环化合物。中草药的有效成分生物碱及部分苷类、部分抗生素和维生素、组成蛋白质的某些氨基酸和核苷酸的碱基等杂环结构似苯一样稳定，表现为一定程度的芳香性，是我们这项任务研究的主要部分。

一、杂环化合物的分类

按照杂环化合物是否具有芳香性将其分为脂杂环化合物和芳香杂环化合物两类。

（一）脂杂环化合物
脂杂环化合物没有芳香性特征，具有与相应脂肪族化合物相类似的性质。

例如，

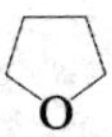

四氢呋喃 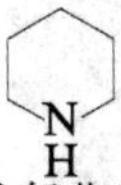　　六氢吡啶 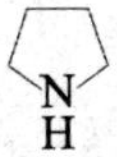　　四氢吡咯 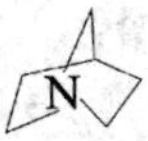　　奎宁环

（二）芳香杂环化合物

芳香杂环化合物是具有芳香性特征的杂环化合物。通常，杂环化合物是指含有杂原子构成环的、具有一定芳香性的环状化合物。

芳香杂环化合物可根据构成环的数目不同分为单杂环和稠杂环，单杂环又根据构成环的原子数目将其分为五元杂环和六元杂环。最常见的杂环化合物是单杂环五元和六元化合物。常见杂环化合物的分类和命名如表8-1所示。

表8-1　　　　　　　　杂环化合物的分类和命名

环 数		名 称 及 结 构 式						
五元环	含一个杂原子	呋喃	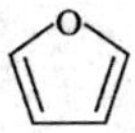	吡咯	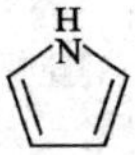	噻吩		
	含两个杂原子	吡唑	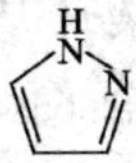	咪唑	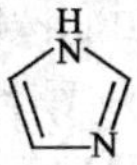	噁唑		
		噻唑	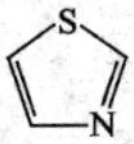	异噁唑	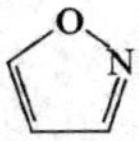	异噻唑		
六元环	含一个杂原子	吡啶						
	含两个杂原子	哒嗪	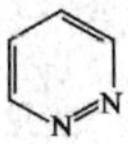	嘧啶	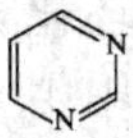	吡嗪		
五元及六元稠杂环		吲哚	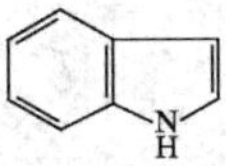	苯并咪唑	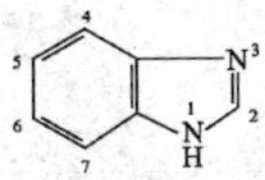	嘌呤		
		吖啶	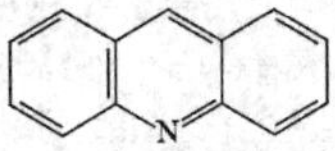	喹啉				

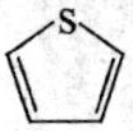

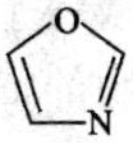

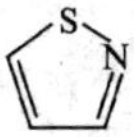

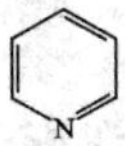

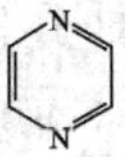

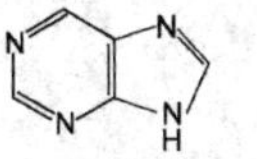

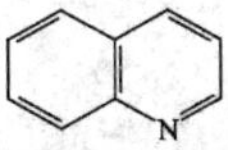

二、杂环化合物的命名

杂环化合物的命名一般采用音译法和系统命名法两种方法。

(一) 音译法

音译法命名是按外文名词音译，用带"口"字旁的同音汉字，表示杂环化合物，是目前比较常用的方法。例如呋喃、噻吩、吡咯、吡啶、嘧啶、吲哚、嘌呤、喹啉等。

(二) 系统命名法

通常情况下，只含一个杂原子或一个以上相同杂原子的杂环化合物，杂原子编号最小。含两个不同杂原子时，不同杂原子的编号顺序为氧、硫、氮，编号时杂原子的位次数字之和应最小。

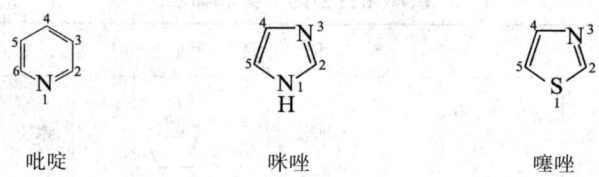

吡啶　　　　　　咪唑　　　　　　噻唑

当环上有取代基时，先将取代基的名称放在杂环基本名称（或称主体环名称）的前面，并把主体环的位号写在取代基名称的前面，以表示取代基在主体环上的位置。如果杂环分子上有两个或两个以上取代基时，则按照最低系列原则编号。

3-甲基吡啶　　　1,3-二甲基吡咯　　　2-氨基-4-甲基噻唑

对于不同饱和程度的杂环化合物，命名时不但要标明氢化（饱和）的程度，而且要标示出氢化的位置，用中文数字标明其数目，用阿拉伯数字标明其位置，全氢化物可只标明数目。

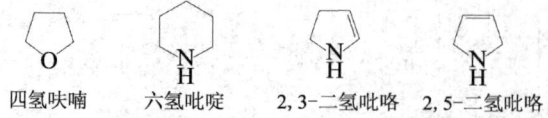

四氢呋喃　　六氢吡啶　　2,3-二氢吡咯　　2,5-二氢吡咯

三、杂环化合物的结构及性质

(一) 杂环化合物的结构

1. 五元杂环化合物的结构

呋喃、吡咯和噻吩是最重要的一类含杂原子的五元杂环化合物。五元杂环化合物在结构上有共同点，构成环的 4 个碳原子和一个杂原子处于同一平面，碳原子和杂原子都以 sp^2 杂化轨道互相连接成 σ 键。每个碳原子及杂原子上均有一个 p 轨道互相平行，在碳原子的 p 轨道中有一个 p 电子，在杂原子的 p 轨道中有两个 p 电子，形成一个环形的封闭的 π 电子的共轭体系。

呋喃、吡咯和噻吩在结构上 π 电子数符合休克尔规则（$4n+2$，$n=1$），因此具有芳香性。它们的芳香性由强到弱的顺序是：苯＞噻吩＞吡咯＞呋喃。

2. 六元杂环化合物的结构

吡啶环上的 5 个碳原子和 1 个氮原子也都以 sp^2 杂化轨道相互重叠，形成以 σ 键相连的环平面。环上每个原子的 p 轨道相互侧面重叠，且垂直于环平面，构成具有 6 个电子的闭合共轭体系。与吡咯不同的是，吡啶环上氮原子的未共用电子对占据着 sp^2 杂化轨道，没有参与环的共轭。吡啶的结构也符合休克尔规则，因此具有芳香性。

由于这些杂环化合物都是闭合的共轭体系，所以环中的单、双键都不同程度地趋向于平均化，单键比普通单键短，双键比普通双键长。

（二）杂环化合物的性质

1. 溶解性

六元杂环吡啶与水能以任意比例混溶，同时又能溶解大多数极性及非极性有机溶剂，它是一个良好的有机溶剂。而吡咯、呋喃和噻吩三个五元杂环杂原子的未共用电子对是 6 电子闭合共轭体系的组成部分，失去形成氢键的条件，因此难溶于水。三个五元杂环在水中的溶解度顺序为：吡咯＞呋喃＞噻吩。

2. 酸碱性

吡啶氮原子上的未共用电子对可接受质子而呈碱性，其 $pK_a=5.19$，比氨（$pK_a=9.24$）和脂肪胺（$pK_a=10\sim11$）都弱。但吡啶与芳胺相比，碱性稍强一些。吡啶的环外有一对未作用的孤对电子，具有碱性，易接受亲电试剂而成盐。

（1）吡啶的碱性小于氨大于苯胺。

	CH_3NH_2	NH_3	吡啶	苯胺-NH_2
pK_b	3.38	4.76	8.80	9.42

（2）吡啶易与酸和活泼的卤代物成盐。

吡啶 + HCl ⟶ [吡啶-NH]⁺Cl⁻　　吡啶-NH_3　}此反应常用于在反应中吸收生成的气态酸

吡啶 + SO_3 $\xrightarrow[\text{室温}]{CH_2Cl_2}$ 吡啶-SO_3（90%）　}吡啶二氧化硫络合物是常用的缓和磺化剂

吡咯分子中虽有仲胺结构，但并没有碱性，相反，氮上的氢原子却显示出弱酸性，其 $pK_a=17.5$，因此吡咯能与强碱反应成盐。例如，吡咯能与金属钾及干燥的氢氧化钾共热成盐。

$$\text{吡咯} \xrightarrow[\Delta]{\text{KOH}} \text{吡咯钾}$$

3. 亲电取代反应

五元杂环化合物属于富电子体系，亲电取代反应容易进行，其活性顺序为：吡咯＞呋喃＞噻吩。

（1）**卤代反应** 五元杂环化合物可以直接发生卤代反应，卤原子主要取代 α 位上的氢。吡咯、呋喃和噻吩在室温下与氯或溴反应很激烈，得到多卤代产物。若要得到一氯代和一溴代产物，需用溶剂稀释并在低温下进行反应。

$$\text{吡咯} \xrightarrow[\text{乙醚，0℃}]{\text{Br}_2} \text{四溴吡咯} \qquad \text{呋喃} \xrightarrow[\text{二氧六环，0℃}]{\text{Br}_2} \alpha\text{-溴呋喃}$$

吡啶比苯难进行亲电取代反应，其反应条件要求较高。吡啶环上碳原子的电子云密度普遍降低，而其中以 β 位降低得较少，所以亲电取代反应主要发生在 β 位。

$$\text{吡啶} \xrightarrow[\text{浓 H}_2\text{SO}_4\text{，300℃}]{\text{Br}_2} \beta\text{-嗅吡啶}$$

（2）**硝化反应** 吡咯和呋喃在强酸性条件下会由于质子化而破坏芳香性，进而聚合成树脂状物质。噻吩用混酸作硝化剂时，共轭体系也会被破坏。因此它们的硝化反应需用较缓和的硝化剂并在低温下进行，常用的硝化试剂为乙酰基硝酸酯。吡啶的硝化反应要在浓酸和高温条件下才能进行。

$$\text{呋喃} \xrightarrow[-5\sim30℃]{\text{CH}_3\text{COONO}_2} \alpha\text{-硝基呋喃} \qquad \text{吡啶} \xrightarrow[24\text{h，}300℃]{\text{混酸}} \beta\text{-硝基吡啶}$$

（3）**磺化反应** 吡咯和呋喃的磺化反应也需在较缓和的条件下进行，常用吡啶与三氧化硫的混合物作磺化剂。噻吩比较稳定，可直接用浓硫酸进行磺化反应。

$$\text{吡咯} \xrightarrow[100℃]{\text{吡啶，SO}_3} \alpha\text{-吡咯磺酸} \qquad \text{噻吩} \xrightarrow[\text{室温}]{\text{浓 H}_2\text{SO}_4} \alpha\text{-噻吩磺酸}$$

吡啶在催化剂和加热条件下才能发生磺化反应。

$$\underset{N}{\bigcirc} \xrightarrow[\text{HgSO}_4, 220^\circ\text{C}]{\text{发烟 H}_2\text{SO}_4} \underset{N}{\bigcirc}\text{-SO}_3\text{H}$$

β-吡啶磺酸

4. 加成反应

无论是富电子或缺电子的杂环化合物都比苯容易发生加成反应。如它们都可以进行催化氢化反应。吡咯、呋喃和噻吩均可进行催化加氢反应，被还原为饱和的杂环化合物，并失去芳香性。

$$\underset{H}{\bigcirc_N} \xrightarrow[200^\circ\text{C}]{\text{H}_2, \text{Pd}} \underset{H}{\bigcirc_N} \qquad \underset{O}{\bigcirc} \xrightarrow[200^\circ\text{C}]{\text{H}_2, \text{Pd}} \underset{O}{\bigcirc}$$

四氢吡咯　　　　　　　　四氢呋喃

四氢呋喃为无色液体，沸点为65℃，既溶于水，又溶于一般的有机溶剂，是一种优良的溶剂和重要的合成原料，它也是药物和合成橡胶的原料。

四、重要的杂环化合物及其衍生物

（一）呋喃及其衍生物

呋喃存在于松木焦油中，是无色液体，熔点为-86℃，沸点为31.4℃，不溶于水，易溶于乙醇、乙醚等有机溶剂。呋喃易挥发，易燃烧。对酸不稳定，呋喃蒸气能使盐酸浸入过的松木片显绿色，利用此反应可用来检验呋喃的存在，呋喃也能发生硝化、卤代和酰基化等取代反应。α-呋喃甲酸加热脱羧则生成呋喃。

α-呋喃甲醛是呋喃重要的衍生物，俗称糠醛。纯糠醛是无色液体，有特殊香味；在光、热、空气和无机酸的作用下颜色很快变为黄褐色，并发生树脂化。熔点为-38.7℃，沸点为161.7℃；工业品是褐色液体，溶于水，能与乙醇和乙醚混溶，爆炸极限为2.1%（体积分数），自燃温度为392℃。

由于糠醛不含α-H，其化学性质和苯甲醛相似，可发生银镜反应。它在醋酸存在下与苯胺作用呈亮红色，可用来检验糠醛。糠醛可用含多聚戊糖的农副产物如米糠、玉米芯和花生壳等来制取，在稀酸（3%~5%的 H_2SO_4）的作用下，多聚戊糖水解成戊糖，戊糖再进一步脱水环化得到糠醛。

$$(\text{C}_5\text{H}_8\text{O}_4)_n + n\text{H}_2\text{O} \xrightarrow[\triangle]{3\%\sim5\%/\text{H}_2\text{SO}_4} n\text{C}_5\text{H}_{10}\text{O}_5 \xrightarrow[\triangle]{-3\text{H}_2\text{O}/\text{H}_2\text{SO}_4} \underset{O}{\bigcirc}\text{-CHO} \xrightarrow[400^\circ\text{C}]{-\text{CO}/\text{ZnO}} \underset{O}{\bigcirc}$$

戊多糖　　　　　　　　　　　　　戊糖　　　　　　　糠醛　　　　　呋喃

糠醛是常用的优良溶剂，也是有机合成的重要原料，应用于制造酚醛树脂、药物（如呋喃西林、痢特灵等）、农药等。

呋喃唑酮又名痢特灵，它是黄色粉末，熔点为254~258℃（分解），难溶于水及有机溶剂，呈弱酸性。大肠杆菌、炭疽杆菌、痢疾杆菌和伤寒杆菌等对其最为敏感，故常用于治疗肠道感染和菌痢等。

（二）吡咯及其衍生物

吡咯存在于煤焦油和骨焦油中，是无色油状液体，在空气中颜色迅速变黑。有显著的刺激性气味，沸点为131℃，难溶于水，易溶于乙醇、乙醚、苯和无机酸溶液。吡咯的蒸气可使浸有盐酸的松木片产生红色，称为吡咯的松木片反应。可用此法检验吡咯及其低级同系物。

吡咯的衍生物广泛分布于自然界，而且许多衍生物都是重要的药物和具有很强生理活性的物质。如血红素、叶绿素、维生素B_{12}及许多生物碱中都含有吡咯环。

4个吡咯环的α-碳原子通过4个次甲基（—CH=）交替连接构成的大环称为卟吩环。卟吩的成环原子都在同一平面上，是一个复杂的共轭体系。卟吩本身在自然界中不存在，它的取代物称为卟啉类化合物，却广泛存在。卟吩能以共价键和配位键与不同的金属原子结合，如血红素的分子结构中结合的是亚铁离子，叶绿素分子中结合的是镁离子。

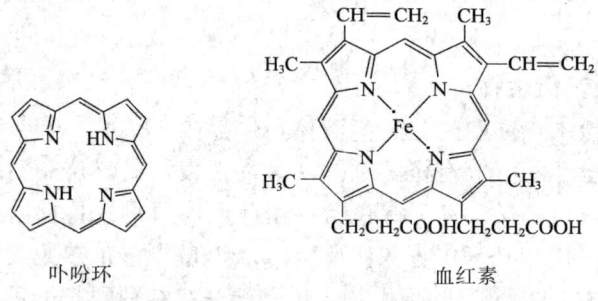

卟吩环　　　　　　　　　　血红素

（三）吡啶及其衍生物

吡啶最初发现于骨焦油中，在煤焦油中含量较多。它是具有特殊臭味的无色液体，沸点为115.3℃。能与水混溶，又能溶于乙醇、乙醚、苯、石油醚等许多极性或非极性有机溶剂中，并能溶解氯化铜、氯化锌、氯化汞、硝酸银等许多无机盐。吡啶是一种叔胺，显弱碱性。吡啶的衍生物在自然界中分布广泛，如维生素PP、维生素B_6、辅酶Ⅰ及辅酶Ⅱ等都含有吡啶环。

（四）噻唑的衍生物

噻唑是含一个硫原子和一个氮原子的五元杂环，无色，有吡啶臭味的液体，沸点为117℃，与水互溶，有弱碱性，是稳定的化合物。一些重要的天然产物和有机合成药物都含有噻唑结构，如青霉素、维生素B_1等。

（五）嘧啶及其衍生物

嘧啶又称1,3-二氮苯，是含有两个氮原子的六元杂环化合物。它是无色固体，熔点为22℃，沸点为124℃，易溶于水，具有弱碱性。嘧啶本身在自然界中并不存在，但其衍生物在自然界存在很多，且具有特殊的生理活性，也可与其他环系稠合而存在于维生素、生物碱及蛋白质中。许多合成药物如巴比妥类药物、磺胺嘧啶等，都含有嘧啶环。

嘧啶的衍生物如胞嘧啶、尿嘧啶和胸腺嘧啶是核酸的组成成分。

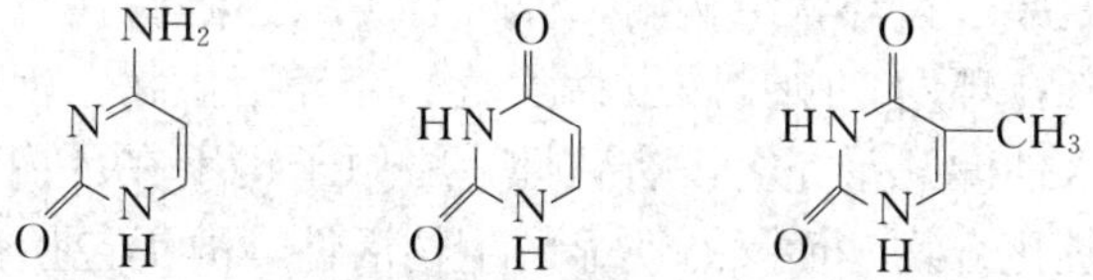

胞嘧啶（C）　　尿嘧啶（U）　　胸腺嘧啶（T）

（六）嘌呤及其衍生物

嘌呤是咪唑环和嘧啶环稠合而成的稠杂环化合物。嘌呤环共有四个氮原子，环的编号比较特殊，它有两种互变异构体，常用标氢法区别。结晶态嘌呤为（Ⅱ）式，在水溶液中（Ⅱ）式与（Ⅰ）式则以等比例共存。药物分子中一般多为7H-嘌呤（Ⅱ式）衍生物，生物体中则9H-嘌呤（Ⅰ式）更为常见。嘌呤为无色晶体。熔点为216～217℃，易溶于水，能与强酸或强碱成盐。

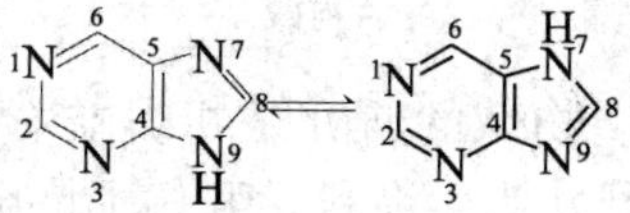

（Ⅰ）9H嘌呤　　（Ⅱ）7H嘌呤

纯嘌呤环在自然界不存在，嘌呤的衍生物广泛存在于动植物体内，例如，尿酸、黄嘌呤、咖啡碱、茶碱、可可碱等。

（七）喹啉及其衍生物

喹啉存在于煤焦油中，为无色油状液体，放置时逐渐变成黄色，沸点为238.05℃，有恶臭味，难溶于水。能与大多数有机溶剂混溶，是一种高沸点溶剂。

喹啉的衍生物在自然界存在很多，如奎宁、氯喹、罂粟碱、吗啡等。

任务二　生　物　碱

【任务目标】

● 能识别生物碱的结构类型，知道生物碱的一般性质。
● 熟悉生物碱的重要化合物及它们在医药上的应用。

一、生物碱概述

生物碱是指一类含氮的碱性有机化合物。由于是从生物体（主要是植物）内取得,所以称为生物碱。它们多是含氮杂环衍生物,但也有少数非杂环的生物碱。

到目前为止,已分离出的生物碱达数千种之多,一般具有生物活性,对人类起着非常重要的作用。不同的植物所含的生物碱差异也很大。大多数生物碱都具有复杂的环状结构,且氮原子在环状结构内,但也有少数生物碱例外。如麻黄碱是有机胺衍生物,氮原子不在环内;咖啡因虽为含氮的杂环衍生物,但碱性非常弱,或基本上没有碱性;秋水仙碱几乎完全没有碱性,氮原子也不在环内等。由于它们均来源于植物的含氮有机化合物,而又有明显的生物活性,故仍包括在生物碱范围内。

生物碱对植物本身的作用尚不清楚,但它对人类很重要,许多生物碱对人有很强的生理作用,是很有效的药物。例如,当归、甘草、常山和黄连等中草药的有效成分都是生物碱。古柯碱化学结构的研究导致局部麻醉剂普鲁卡因的合成,奎宁化学结构的确定促使药学工作者合成氯喹等新抗疟药。其结构如下:

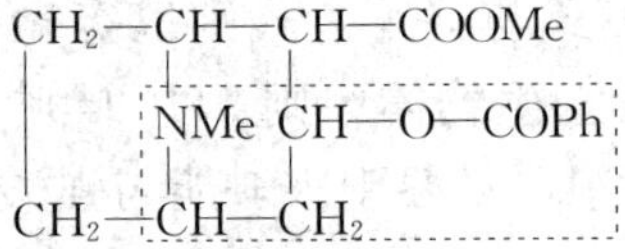

$$\begin{array}{c} CH_2-CH-CH-COOMe \\ | \quad\quad | \quad\quad | \\ \quad\quad NMe\;CH-O-COPh \\ | \quad\quad | \\ CH_2-CH-CH_2 \end{array}$$

古柯碱

目前,中草药的研究和生物碱的研究正相得益彰,既促进了中草药的发展,又促进了有机合成药物的发展,为生命科学开拓了广阔的前景。

生物碱常根据来源命名。例如,从烟草提取出来的生物碱称为烟碱。

二、生物碱的一般性质

1. 物理性质

生物碱一般是无色结晶,有色的很少(黄连素黄色),液体的也很少(烟碱为液体),有苦味。分子中含有手性碳原子,具有旋光作用,如天然烟碱(尼古丁)是左旋的。能溶于氯仿、乙醇、醚等有机溶剂,多半不溶或难溶于水。能与无机酸或有机酸结合成盐。这种盐一般易溶于水。

2. 化学性质

(1) 生物碱的沉淀反应 生物碱的中性或酸性水溶液与一些试剂能发生沉淀,例如,碘-碘化钾、磷钼酸、苦味酸和碘化汞钾等沉淀试剂。利用此沉淀反应可以检验生物碱在中草药中的存在,其中最灵敏的是碘化汞钾和碘化铋钾。

(2) 生物碱的颜色反应 生物碱与一些浓酸能呈现出各种颜色,其颜色随生物碱不同而不同,例如,浓硫酸能使秋水仙碱显黄色。

三、生物碱的提取方法

生物碱呈碱性,在生物体内常与草酸、苹果酸、柠檬酸等有机或无机酸结合成盐。因此，可用碱处理，使生物碱游离出来，再用有机溶剂提取。有些生物碱还可以直接采用水蒸气蒸馏、升华、离子交换等方法从植物中提取。

四、生物碱的重要化合物

生物碱按基本骨架大致分为：氢化吡咯、吡啶、喹啉、异喹啉、吲哚、咪唑、苯并吡嗪、嘌呤及不含杂环的化合物等几类。这里介绍比较常见的几种。

1. 毛果芸香碱

毛果芸香碱是芸香科植物毛果芸香叶子中分离出的一种生物碱。是黏稠的无色油质或晶体，具有吸湿性。熔点为 34℃，沸点为 260℃，溶于水、乙醇和氯仿，难溶于乙醚、苯。对汗腺和唾液有刺激作用，对瞳孔有收缩作用。

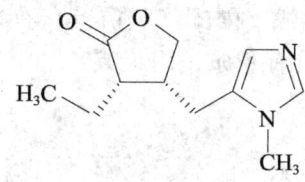

毛果芸香碱

2. 金鸡纳碱（奎宁）

金鸡纳碱存在于金鸡纳树皮中。无水金鸡纳碱熔点为 177℃，3 个分子结晶水的金鸡纳碱熔点为 57℃，微溶于水，易溶于乙醇、乙醚。是常用的抗疟疾药，并有退热作用，但对恶心性疟疾无效。

3. 麻黄碱

麻黄碱存在于麻黄中。麻黄碱为无色蜡状固体或晶形固体，熔点为 38.1℃；它是芳香族醇胺类化合物，具有兴奋交感神经，增高血压，扩张支气管、平喘、止咳、发汗等作用。

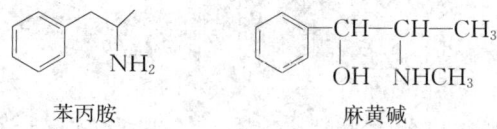

苯丙胺　　　　　　　麻黄碱

4. 黄连素

黄连素存在于黄柏、黄连中。黄色结晶，味极苦。熔点为 145℃。易溶于热水，是抗菌类药物，治疗肠胃炎及细菌性痢疾。

5. 吗啡

吗啡存在于罂粟中。片状结晶，熔点为 253～254℃。难溶于一般的有机溶剂。有镇痛、止痉、止咳、催眠、麻醉等作用。

6. 烟碱

烟碱又称尼古丁，存在于烟草中，无色液体，味苦，具有旋光性，既溶于水又溶于有机溶剂,与水共热到100℃左右能产生一定的蒸气压,所以常常用水蒸气蒸馏的方法提取。烟碱有毒,少量对中枢神经有兴奋作用,大量可抑制中枢神经使心脏麻痹而致死。

7. 秋水仙碱

秋水仙碱存在于百合科球茎、云南山慈姑中。灰黄色针状结晶,熔点为155~157℃,易溶于氯仿,不溶于乙醚。它是一个环庚三烯酮的衍生物,分子中有两个稠合的七碳环,并与苯环再稠合而成,由于N原子在侧链上呈酰胺结构,所以,秋水仙碱呈中性,用人工诱发单倍体组织培养,具有抗癌作用,可治急性痛风,但毒性较大,用时要慎重。

8. 咖啡碱

咖啡碱存在于茶叶和咖啡中。白色有丝光的针状结晶,味苦。熔点为238℃,于178℃升华。易溶于水、乙醇、丙酮、氯仿等。有兴奋中枢神经的作用,是复方阿司匹林的成分之一,还具有利尿作用,嘌呤环上第7位N上CH_3换为H即是茶碱。

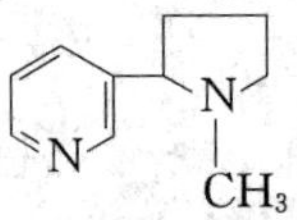

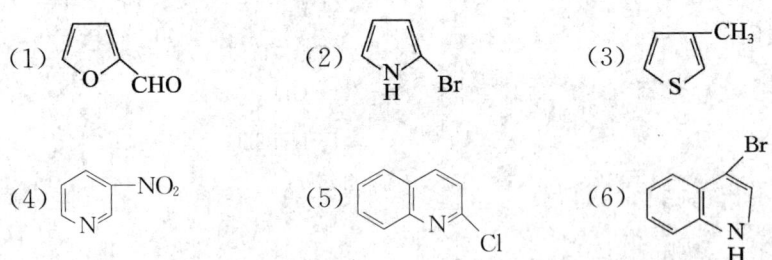

烟碱 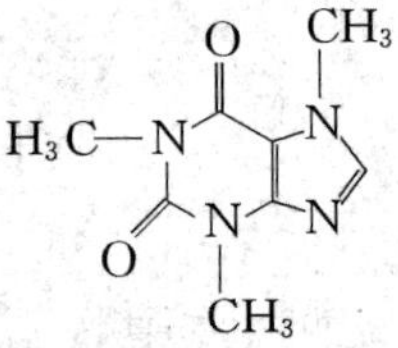　　　　　　　咖啡因

【项目测试】

1. 命名下列化合物

(1) ⟨O⟩-CHO　　(2) ⟨NH⟩-Br　　(3) ⟨S⟩-CH_3

(4) ⟨N⟩-NO_2　　(5) ⟨quinoline⟩-Cl　　(6) ⟨indole⟩-Br

2. 写出下列化合物的结构式

(1) 糠醛　(2) 四氢吡咯　(3) α-噻吩磺酸　(4) β-甲基吡啶　(5) 3-溴喹啉　(6) 鸟嘌呤

3. 写出下列反应的主要产物

(1) 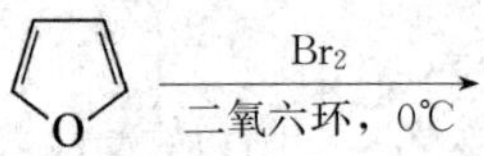 ⟨furan⟩ $\xrightarrow[\text{二氧六环, 0℃}]{Br_2}$

(2) 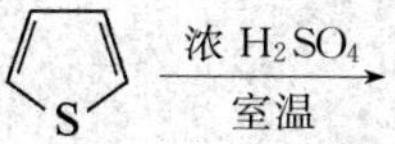 [噻吩] $\xrightarrow[\text{室温}]{\text{浓}H_2SO_4}$

(3) 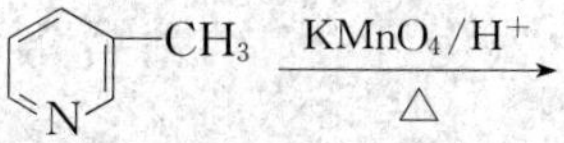 [3-甲基吡啶] $\xrightarrow[\triangle]{KMnO_4/H^+}$

(4) [2-苯基吡啶] $\xrightarrow[\triangle]{HNO_3}$

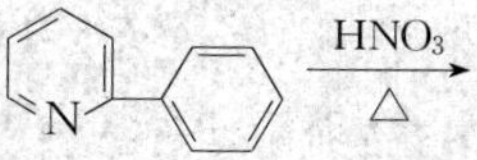

4. 将下列化合物按碱性强弱排序
(1) 六氢吡啶 吡啶 吡咯 苯胺
(2) 甲胺 苯胺 氨 四氢吡咯

项目九
旋光异构

有机化合物分子中,同分异构现象极为普遍。大体上分为结构异构和立体异构两大类。凡是分子中原子互相连接次序不同而产生的异构现象都称为结构异构(或构造异构),如碳链异构、位置异构和官能团异构都属于结构异构。有些化合物分子中原子互相连接的次序相同,但空间排列的方式不同而呈现的异构现象称为立体异构。立体异构包括构型异构和构象异构两种。在构型异构中除前面学过的顺反异构外,还存在着另一种极为重要的异构现象,称为旋光异构。本项目主要介绍旋光异构。

任务一 》 物质的旋光性

【任务目标】
● 知道偏振光、旋光度、比旋光度的概念。

一、平面偏振光与旋光性

光波是一种电磁波,它的振动方向与其前进方向垂直,如图9-1(1)所示。自然光的光波是在各个不同方向上振动的,如图9-1(2)所示。当自然光通过一个特殊的棱镜(尼柯尔棱镜),它好像是一个光栅,只允许与它的棱镜晶轴平行的平面上振动的光线通过,而其他平面上振动的光线就被阻挡住。我们把只在一个平面上振动的光称为平面偏振光,简称偏振光或偏光,如图9-2所示。

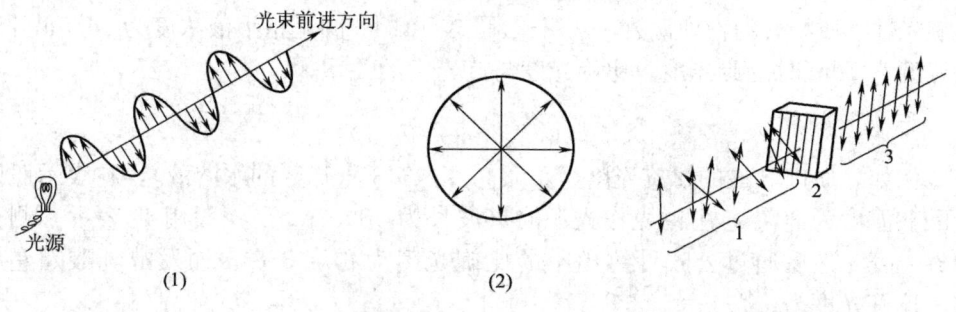

图 9-1 光的传播　　　　　　　　　图 9-2 偏振光示意图
(1) 光的振动方向与前进方向垂直　(2) 自然光的振动平面　　1-自然光　2-棱镜　3-偏振光

实验发现，当偏振光通过丙酸、水、酒精等物质时，偏振光不受影响，维持原来的振动平面，如图 9-3（1）。但当偏振光通过某些天然有机物如乳酸、葡萄糖等溶液时，这些物质能使偏振光的振动平面旋转一定的角度（α），如图 9-3（2）所示。

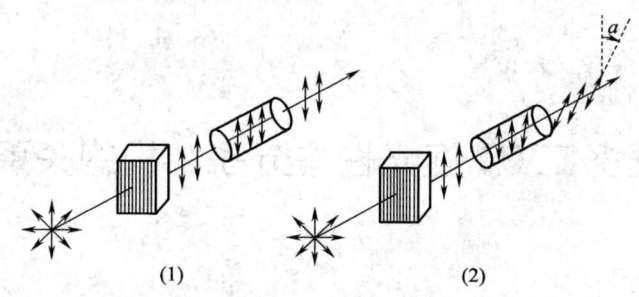

图 9-3 物质的旋光性
(1) 丙酸等非旋光物质　(2) 乳酸等旋光物质

这种能使偏振光振动平面旋转的性质称为物质的旋光性，具有旋光性的物质称为旋光性物质或光学活性物质；没有旋光性的物质就是非旋光性物质。能使偏振光振动平面按顺时针旋转的物质称为右旋体，一般用（＋）表示；逆时针旋转的物质称为左旋体，一般用（－）表示。

二、旋光度和比旋光度

在一定条件下旋光性物质使偏振光振动平面旋转的角度称为该物质的旋光度，通常用 α 表示。旋光度除与物质的结构有关外，还与测定时温度（T）、使用光波的波长（λ）、溶液的浓度（c）、偏振光通过液层的厚度（l）和溶剂的性质等因素有关。因此，一般不用旋光度而用比旋光度来表示物质的旋光性。比旋光度是旋光性物质特有的物理常数，常用 $[\alpha]_D^T$ 表示。$[\alpha]_D^T$ 是指溶液浓度为1g/mL、液层厚度为1dm时的旋光度。比旋光度与旋光度的关系为：

$$[\alpha]_D^T = \frac{\alpha}{c \cdot l}$$

例如，肌肉乳酸的比旋光度为：$[\alpha]_D^T = +3.8°$（10%的水溶液），它表示肌肉乳酸在温度为20℃，用钠光作光源时（波长为589.3nm，一般用 D 表示）测得的旋光度，然后通过公式计算出来的比旋光度为右旋3.8°。而发酵乳酸是左旋的，比旋光度为：$[\alpha]_D^T = -3.8°$。

如果旋光性物质是纯液体，可直接测定旋光度。但在计算比旋光度时，需将溶液浓度 c 用液体的密度 ρ（g/mL）代替。

$$[\alpha]_D^T = \frac{\alpha}{\rho \cdot l}$$

比旋光度是旋光性物质的物理常数，在一定条件下测得物质的旋光度即可计算出比旋光度；也可以通过测定旋光性物质的旋光度计算出物质的浓度。例如，某葡萄糖溶液在20℃、液层厚度为10cm时测得的旋光度为 $+5.25°$，从文献上查得葡萄糖溶液的比旋光度为 $+52.5°$，则此葡萄糖溶液的浓度（g/mL）为：

$$c = \frac{\alpha}{[\alpha]_D^T \cdot l} = \frac{5.25}{52.5 \times 1} = 0.1 \text{ (g/mL)}$$

任务二 ▶ 旋光性与分子结构的关系

📖 【任务目标】

● 知道手性分子的概念。
● 掌握物质的旋光性与分子结构的关系。
● 能够根据分子结构，判断分子的手性和旋光性。

一、手性与手性分子

如果将左手放在镜子前，其镜像恰好与右手完全相同，左右手的关系是实物和镜像的关系，相对映但不能重合。因此，我们把实物与其镜像相对映但不能重合的特征称为物质的手性。具有手性的分子称为手性分子。判断分子是否有手性，看分子与其镜像是否能重合，不能重合的为手性分子，具有旋光性（即具有对映异构现象）；能重合的，为非手性分子，不具有旋光性。

二、分子的对称性与手性碳原子

（一）对称性

判断某一物质分子是否具有手性，必须考虑它是否具有对称因素，对称因素主要有对称面和对称中心。当分子有对称面或对称中心等对称因素时，分子是非手性分子，无旋光性。反之，分子是手性分子，有旋光性。

对称面是指假设有一个平面可以把分子分割成两部分，而这两部分正好呈实物和镜像的关系，这个平面就是分子的对称面。例如，2-丙醇分子中，一个碳原子同时连有两个相同的基团（—CH_3），所以分子中存在一个对称面（图9-4），是非手性分子，无旋光性。对称中心是指若分子中有一点P，通过P点画任何直线，如果在离P点等距离的直线两端有相同的原子或基团，则点P称为分子的对称中心。例如，反-1,3-二氟-反-2,4-二氯环丁烷分子中没有对称面但有对称中心（图9-5），也是非手性分子，无旋光性。

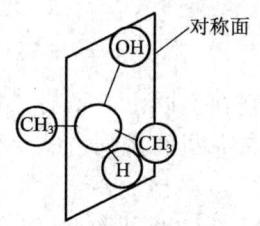

图9-4 对称面

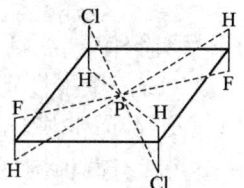

图9-5 对称中心

（二）手性碳原子

既无对称面也无对称中心的分子，一般判定为手性分子。分子的手性是对映体存在的必要和充分条件。在一些分子中还可以通过手性碳原子来判断分子的手性。所谓手性碳原子，是指连有四个不同原子或基团的碳原子，手性碳原子常用"*"号标记。例如：

$$CH_3-\overset{OH}{\underset{*}{CH}}-COOH \qquad CH_3-CH_2-\overset{OH}{\underset{*}{CH}}-COOH \qquad CH_3-\overset{Cl}{\underset{*}{CH}}-C_2H_5$$

含有一个手性碳原子的分子是手性分子，具有旋光性。但是，含有两个或多个手性碳原子的分子不一定就是手性分子，因为还要判断分子中是否有对称因素。如果有对称因素，则是非手性分子，没有旋光性。没有对称因素则是手性分子，有旋光性。

例如，2,3-二羟基丁二酸分子中虽有两个手性碳原子，但分子中有一个对称面，所以是非手性分子。而2-氯-3-羟基丁二酸分子中没有对称面，是手性分子。

$$\begin{array}{c} \text{COOH} \\ \text{H}-\overset{*}{\text{C}}-\text{OH} \\ \text{H}-\overset{*}{\text{C}}-\text{OH} \\ \text{COOH} \end{array} \qquad \begin{array}{c} \text{COOH} \\ \text{H}-\overset{*}{\text{C}}-\text{OH} \\ \text{H}-\overset{*}{\text{C}}-\text{Cl} \\ \text{COOH} \end{array}$$

　　　2,3-二羟基丁二酸　　　　　2-氯-3-羟基丁二酸

任务三 ▶ 对映异构体构型的表示方法

📖 【任务目标】
- 学会费歇尔投影式的书写。
- 学会确定旋光异构体构型的标记方法。

一、含一个手性碳原子化合物的对映体

(一) 构型与对映体

乳酸分子是含有一个手性碳原子的化合物，它在空间上有两种不同的排布方式，如图9-6所示，通常将分子中原子或基团在空间的排列方式称为构型。那么乳酸分子在空间就有两种构型。

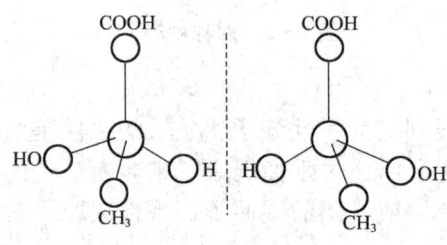

图9-6 乳酸的两种构型

乳酸的这两种构型互呈实物和镜像的关系，不能重合，它们是同分异构体，这种互呈实物和镜像关系的同分异构体互称为对映异构体，简称对映体。其他含有一个手性碳原子的化合物也都有一对对映体，其中一个是左旋体，另一个是右旋体。

对映体之间除物理性质略有差异外，化学性质则基本相同，比旋光度数值也相同，就是方向相反。有些对映体在某些情况下表现出很大的差异，如，(+)葡萄糖在动物代谢中能起到独特的作用，具有营养价值，但其(-)葡萄糖则不能被动物代谢；又如，(-)氯霉素有抗菌作用，其对映体则无疗效。

乳酸除了从肌肉和发酵中得到外，还可从酸败的牛奶或用合成方法制得，这样得到的乳酸没有旋光性，这是由于这样得到的乳酸是等量的左旋体和右旋体的混合物，它们的比旋光度数值相同，旋光方向相反，旋光度为零。这种由等量的左旋体和右旋体组成的无旋光性的混合物称为外消旋体，通常用(±)表示。

（二）对映异构体构型的表示法

1. 费歇尔投影式

为了便于书写和比较，对映体的构型常用费歇尔（Fischer）投影式表示。就是把分子的构型采用投影的方法表示在纸面上。投影原则：用横竖两线的交点代表手性碳原子；横向的两个原子或基团朝向观察者，竖向的两个原子或基团远离观察者。投影时，通常把主链放在竖直线上，并把命名时编号最小的碳原子放在上端。图 9－7 为乳酸的费歇尔投影式。

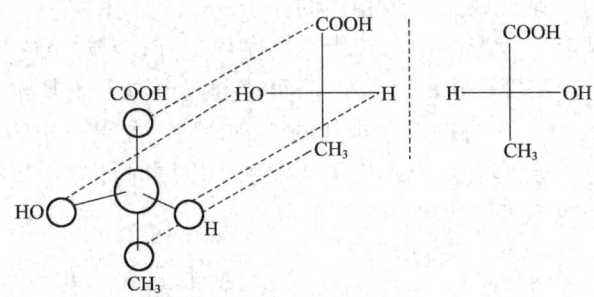

图 9－7　乳酸的费歇尔投影式

费歇尔投影式是写在纸面上的立体结构，它与手性碳原子的四面体结构是一一对应的，表示的结构也完全相同。因此，在使用费歇尔投影式时，要注意投影式不能离开纸面翻转，可以在纸面上旋转 180°或它的整数倍，但不能旋转 90°或 270°，否则就变成了原来构型的对映体了。

2. 对映异构体构型的标记法

旋光异构体的构型标记有两种方法，即相对构型标记法（D、L 标记法）和绝对构型标记法（R、S 标记法）。

（1）D、L 标记法　1951 年以前，由于人们无法确定对映体的真实构型（绝对构型），为了便于研究，就人为地选择甘油醛作标准，将其费歇尔投影式中羟基在右侧的甘油醛称为 D 型，在左侧的称为 L 型，如图 9－8 所示。

D-(+)-甘油醛　　L-(−)-甘油醛

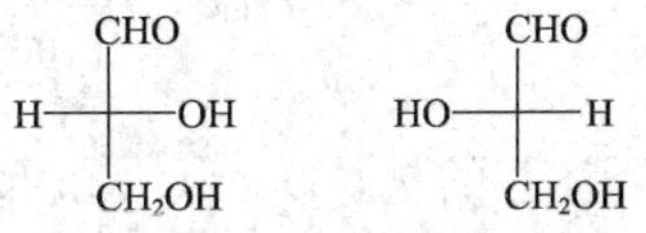

图 9－8　甘油醛的构型

然后其他物质与甘油醛相比较，与 D－甘油醛相似的为 D 型，与 L－甘油醛相似的为 L 型。这种以甘油醛为标准人为规定的构型称为相对构型标记法，即 D、L 构型标记法。例如：

D－（＋）－甘油醛　　D－（－）－乳酸

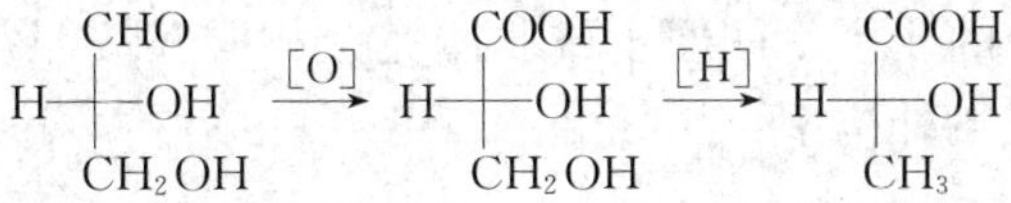

D、L表示相对构型,"(+)、(-)"表示旋光方向,它们之间没有必然联系。D、L相对构型是与甘油醛相比得出的,旋光方向是通过旋光仪测定的。对于不同的旋光性物质,D型异构体既可能是左旋,也可能是右旋。

(2) R、S标记法　1970年后国际上采用了R、S标记法,这种方法是根据化合物的实际构型或投影式进行标记的,不需要与其他化合物联系比较。这种标记法运用优先次序规则:即首先比较与手性碳原子相连的第一个原子序数,如果第一个原子相同时,则顺次比较与第一个原子相连的第二个原子的序数,如果第二个原子又相同时,则比较第三个相连的原子。

在一给定的费歇尔投影式中,按优先次序规则有a＞b＞c＞d,如果最小的原子或基团为d,它连在投影式的竖线上,而其余三个原子或基团从大到小以顺时针方向排列的为R型,逆时针方向排列的即为S型;如果最小的原子或基团连在投影式的横线上,其余三个原子或基团从大到小以顺时针方向排列的为S型,以逆时针方向排列的为R型。如图9-9所示。

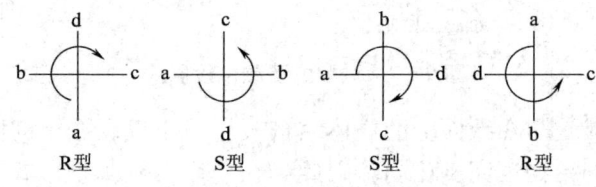

图9-9　绝对构型示意图

按R、S标记法,相对构型为D、L的甘油醛和乳酸的绝对构型表示如下:

```
    CHO           CHO          COOH          COOH
H ──┼── OH    HO ──┼── H    H ──┼── OH    HO ──┼── H
    CH₂OH         CH₂OH         CH₃          CH₃
D-(+)-甘油醛   L-(-)-甘油醛   D-(-)-乳酸    L-(+)-乳酸
   R型           S型           R型           S型
```

需要注意的是,D、L法和R、S法是旋光异构体构型的两种不同的标记方法,它们之间没有固定的联系。一个D型化合物如按R、S法标记,可能是R型,也可能是S型。同理,L型化合物也可能是R型,也有可能是S型。

二、含2个手性碳原子化合物的对映体

酒石酸(2,3-二羟基丁二酸)是含有2个相同手性碳原子的化合物,且2个手性碳原子上连有的4个不同原子或基团完全相同。按照每一个手性碳原子有两种构型,则可组成4种构型:

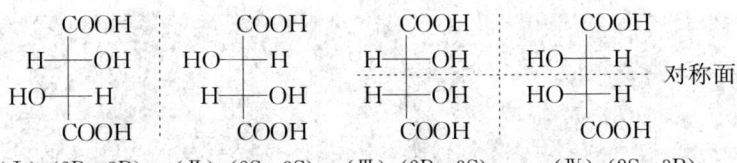

（Ⅰ）（2R，3R）　（Ⅱ）（2S，3S）　（Ⅲ）（2R，3S）　（Ⅳ）（2S，3R）

（Ⅰ）和（Ⅱ）互为对映体，（Ⅲ）和（Ⅳ）粗看似乎也是对映体。但将（Ⅲ）沿纸面旋转180度，即可与（Ⅳ）相同，因此（Ⅲ）、（Ⅳ）不是同分异构体，实际上是同一化合物。不难看出，在（Ⅲ）中有一个对称面（虚线），因此（Ⅲ）是非手性分子，没有旋光性。这种分子中虽然含有手性碳原子，但由于分子内部存在对称因素，从而使旋光性在分子内部相互抵消的化合物称为内消旋体。

显然，酒石酸只有三种异构体，一对对映体和一个内消旋体，（Ⅰ）和（Ⅲ），（Ⅰ）和（Ⅳ），（Ⅱ）（Ⅲ），（Ⅱ）（Ⅳ）都是非对映体。

【项目测试】

1. 下列化合物是否有对称面或对称中心？

   (1) CH_2Cl_2　　(2) $BrHC=CHBr$　　(3) $HOOC-CH-CH-COOH$
   　　　　　　　　　　　　　　　　　　　　　　　　　$\quad\quad\quad\quad\quad\;\;|\quad\;\;|$
   　　　　　　　　　　　　　　　　　　　　　　　　　$\quad\quad\quad\quad\quad OH\;\;OH$

   (4) CH_3CH_2-Cl

2. 下列分子中是否含有手性碳原子？用"*"号加以标注。哪些是手性分子？

   (1) $CH_3-CH-CH_2-CH_3$　　(2) $CH_3-\underset{\underset{C_2H_5}{|}}{\overset{\overset{Cl}{|}}{C}}-CH_2CH_2CH_3$
   　　　　　$\;\;\;|$
   　　　　CH_3

   (3) $CH_3-CH-CH_2CH_3$　　(4) $HOOC-CH-CH_2-COOH$
   　　　　　$\;\;\;|$　　　　　　　　　　　　　　　　$\;\;|$
   　　　　　Cl　　　　　　　　　　　　　　　　$\;OH$

3. 分别用 D、L 标记法和 R、S 标记法标记下列化合物。

4. 《中国药典》（2010版）规定氯霉素无水乙醇溶液的比旋光度为＋18.5°～＋21.5°，精密称取经干燥的本品5.4498g，加无水乙醇使溶解，置100mL的量瓶中，稀释至刻度。用2dm测定管于20℃测得旋光度为＋2.2°，问：该氯霉素的比旋光度是否符合规定？

项目十
糖、脂、蛋白质

糖类是自然界分布最广的有机化合物，植物中含糖可达植物干重的80%；动物体含糖较少，在人体中糖约占干重的2%；植物通过光合作用形成糖，是主要的贮能物质，也是人和动物的主要能源。脂类广泛存在于动植物体中也是动物体中的重要贮能物质。蛋白质是生命活动的物质基础，几乎在一切生命过程中都起着关键的作用。

任务一 糖 类

【任务目标】

- 熟悉糖类的分类和命名，了解单糖的变旋现象。
- 掌握重要单糖的性质，并会鉴别不同类型的糖。
- 能认识并会写出重要的单糖、二糖和多糖的透视式结构。

从分子结构上看，糖类是多羟基醛或多羟基酮以及它们脱水缩合的产物。由于最初发现糖的 H 与 O 元素之比为 2∶1，分子式可以写成 $C_n(H_2O)_m$ 的形式，所以将糖称为碳水化合物。现在已经知道有些化合物如乙酸、乳酸等 H 和 O 元素之比为 2∶1，但不是糖，有些化合物如鼠李糖（$C_6H_{12}O_5$）、2-脱氧核糖（$C_5H_{10}O_4$）等 H 和 O 元素之比不是 2∶1，但它们是糖。所以，"碳水化合物"这一名词并不十分确切。

根据能否水解及水解生成的产物将糖分为单糖、低聚糖（也称寡糖）和多糖。单糖是糖类物质中最简单的一种，它不能再被水解为更简单的糖类物质，单糖是构成各种低聚糖和多糖分子的基本单位；低聚糖是由少量单糖缩合而成的糖，其中较重要的是二糖；多糖是由几百至几千个单糖结合而成的糖。

一、单糖

（一）单糖的分类

根据单糖分子所含碳原子的数目不同，单糖可分为丙糖（C_3）、丁糖（C_4）、戊糖（C_5）、己糖（C_6）等。自然界中的单糖主要是戊糖和己糖。其中，阿拉伯糖、核糖、脱氧核糖属于戊糖，葡萄糖、果糖、半乳糖属于己糖。

醛基和酮基是单糖分子的重要官能团。含有醛基的单糖称为醛糖，含有酮基的单糖称为酮糖。例如，葡萄糖为己醛糖，果糖为己酮糖。单糖中最重要、与人们关系最密切的是葡萄糖等。最简单的单糖是含 3 个碳原子的甘油醛和二羟丙酮，结构式如下：

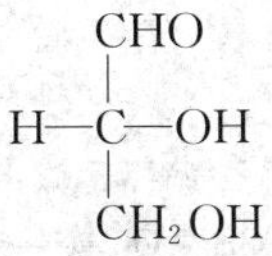

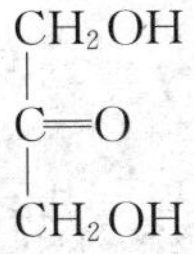

$$
\begin{array}{cc}
\text{CHO} & \text{CH}_2\text{OH} \\
\text{H—C—OH} & \text{C==O} \\
\text{CH}_2\text{OH} & \text{CH}_2\text{OH} \\
\text{D-甘油醛（醛糖）} & \text{二羟丙酮（酮糖）}
\end{array}
$$

单糖的空间构型是以甘油醛的空间构型为标准，进行比较而确定的（即离醛基或酮基最远的手性碳原子上的羟基在空间的排列与甘油醛的手性碳原子相同）。例如，

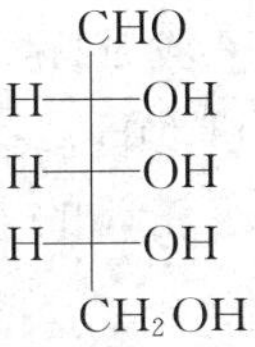

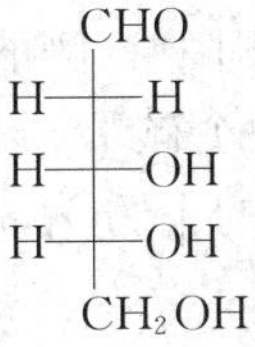

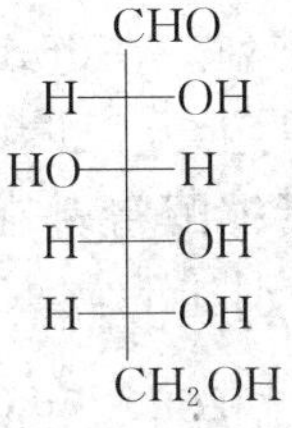

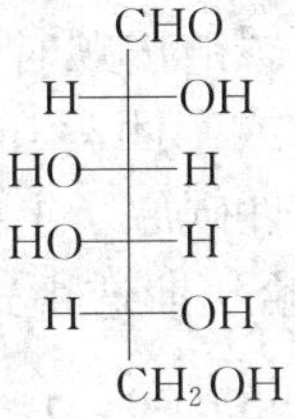

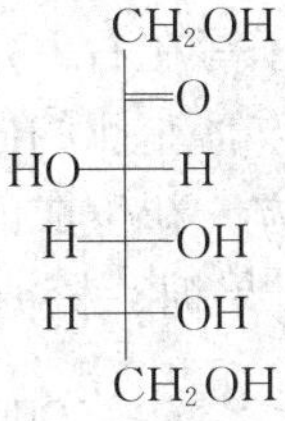

（D-核糖（戊醛糖）、D-2-脱氧核糖、D-葡萄糖（己醛糖）、半乳糖、D-果糖（己酮糖）的费歇尔投影式）

（二）单糖的环状结构

人们在研究 D-葡萄糖的旋光性时，发现葡萄糖在不同条件下得到的结晶具有不同的比旋光度。室温时从乙醇溶液中结晶出的葡萄糖比旋光度为+112°，用吡啶作溶剂结晶出的葡萄糖比旋光度为+18.7°。当将两种葡萄糖分别溶于水后，经过一段时间它们的比旋光度都会发生改变，前者比旋光度降低，后者升高，最后两种葡萄糖溶液的比旋光度都变为+52.7°，这种现象称为变旋现象。根据变旋现象和其他性质，人们推测葡萄糖在水溶液中不是以链式结构存在的，而是通过形成半缩醛变成环式结构。

葡萄糖 C_1 上的醛基与分子中 C_5 上的羟基可以形成半缩醛，变为环式结构。在环式结构中，第1个碳原子变为手性碳原子，它有两种构型。新生成的半缩醛羟基与决定构型的羟基（第五个碳原子的羟基）在同侧的为 α 型，异侧的为 β 型。

α-D-(+)-葡萄糖　　　D-(+)-葡萄糖　　　β-D-(+)-葡萄糖

在葡萄糖的环式结构中，原子的空间关系可以用哈沃斯（Haworth）透视式表示，如图10-1所示：

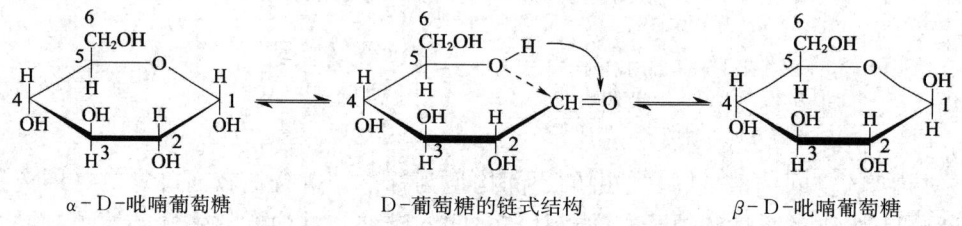

图10-1　葡萄糖的哈沃斯透视式

对含六个碳原子的醛糖，在写哈沃斯透视式时先写出六元环，习惯将环上的氧原子写在右上角，碳链按顺时针排列。在链式结构中右侧的原子或基团写在环的下方，左侧的原子或基团写在环的上方，最后一个碳原子（CH_2OH）写在环的上方。新生成的手性碳原子上的半缩醛羟基在环的下方为 α 型，在环的上方为 β 型。果糖、核糖的哈沃斯透视式分别如下：

β-D-果糖　　　　α-D-果糖　　　　β-D-核糖　　　　α-D-核糖

（三）单糖的性质

1. 物理性质

单糖都是无色晶体，有甜味，有吸湿性。极易溶于水，难溶于乙醇，不溶于乙醚。单糖有旋光性（二羟基丙酮除外），具有环状结构的单糖，其溶液有变旋现象。

单糖与二糖都有甜味，"糖"的名称即由此而来。但各种糖的相对甜度不同，如果以蔗糖的甜度为100，葡萄糖的甜度为74，果糖的甜度为173，果糖是已知单糖和二糖中甜度最大的糖,是蜂蜜的主要成分。除丙酮糖外,所有单糖都有旋光性。

单糖是多羟基醛或多羟基酮,具有醇和醛、酮的某些性质,同时也由于分子内各基团的相互影响产生了一些新的性质。

2. 化学性质

(1) 氧化反应 在碱性溶液中,单糖极易被氧化,是一种强还原剂。醛糖是多羟基醛,分子内含有醛基,极易被碱性弱氧化剂氧化,这在醛类化合物的性质中已讲过了。酮糖在碱性溶液中,能通过烯醇式结构转化成醛基,也能被碱性弱氧化剂氧化。因此在碱性溶液中,所有单糖都是强的还原剂,都具有还原性,都能被斐林试剂和托伦试剂氧化,生成 Cu_2O 的砖红色沉淀和单质 Ag,而糖分子本身则被氧化成糖酸或发生碳链的断裂并被氧化生成小分子羧酸的混合物。在有机化学上,把能还原斐林试剂、托伦试剂等碱性弱氧化剂的糖称为还原糖,单糖都是还原糖。

单糖的氧化反应是比较复杂的,不同氧化剂及不同酸碱度,可使得反应产物变得相当复杂。

单糖与斐林试剂的反应,其产物虽较复杂,但在固定的条件下,一定量的还原糖与一定量的斐林试剂反应,生成 Cu_2O 的量是一定的。因此,常用这种方法来测定生物样品中的还原糖含量,在医学上也常用这一方法来检测糖尿病人的尿糖。

在生物体内酶的作用下,某些单糖如 D-葡萄糖、D-半乳糖的伯醇基也可被氧化成羧基,而醛基保持不变,氧化的产物称为糖醛酸。

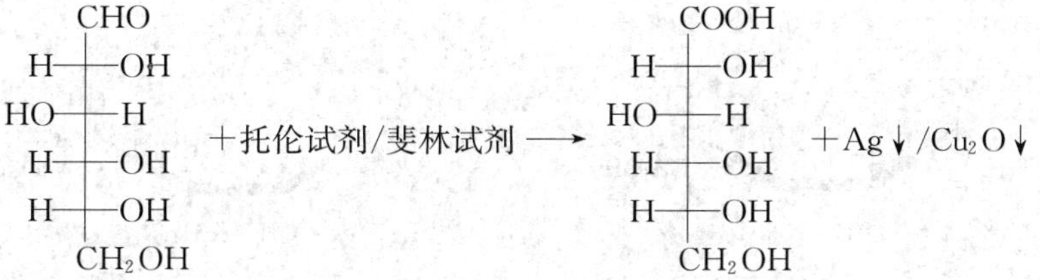

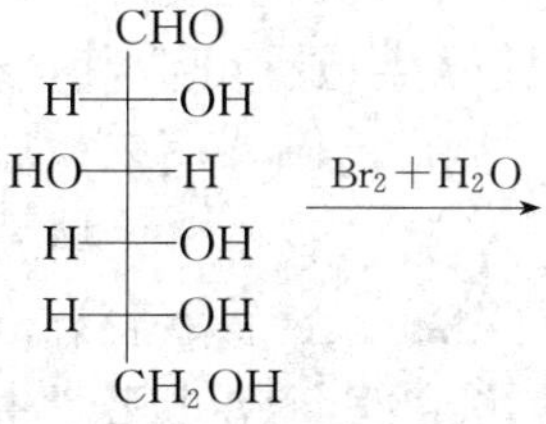

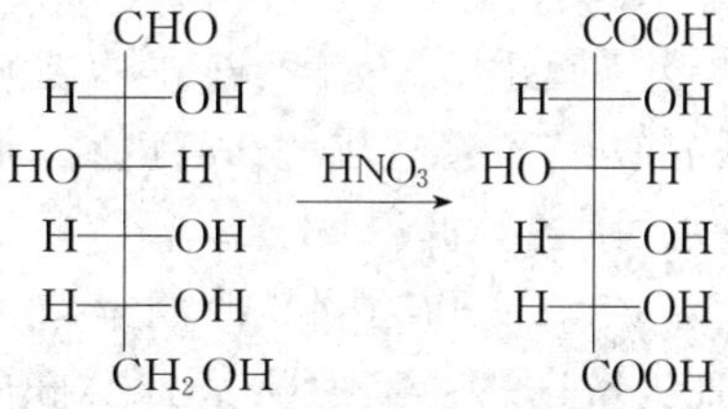

(2) 成苷反应 单糖的半缩醛羟基在适当条件下可与醇或酚等化合物失水,生成具有缩醛结构的化合物,称为糖苷。如在干燥的氯化氢气体催化下,β-D-葡萄糖与甲醇作用,失水生成甲基-D-吡喃葡萄糖苷。反应式如下:

β-D-葡萄糖 + CH$_3$OH $\xrightarrow{\text{干燥HCl}}$ 甲基-β-D-葡萄糖苷 + H$_2$O

糖苷分子中来自糖的部分称为糖基，来自醇或酚的部分称为配基，糖苷是由糖基和配基两部分组成。分子中 C—O—C 键称为糖苷键，糖苷没有游离的半缩醛羟基，不能开环变为醛式结构，所以糖苷没有还原性，不能与托伦试剂、斐林试剂反应，也不存在变旋现象。但用酸性水溶液或酶处理时，苷即可水解成原来的糖，又具备了环状半缩醛结构，仍可恢复与开链式之间的平衡。

糖苷类化合物在自然界中广泛存在，有许多是中草药的有效成分，例如，具有止痛作用的水杨苷，主要存在于白杨和柳树皮中；具有止咳作用的苦杏仁苷，主要存在于苦杏仁、桃仁等中，它们都以糖苷的形式存在。

(3) 成酯反应 单糖分子中的羟基，包括半缩醛羟基都能与酸发生酯化反应生成酯。

在生物体中，糖可以与无机酸（如磷酸）发生酯化反应生成磷酸酯。生物体中重要的磷酸酯如 α-D-1-磷酸葡萄糖、α-D-6-磷酸葡萄糖、β-D-6-磷酸果糖、β-D-1,6-二磷酸果糖等。它们都是生物体内许多代谢过程的中间体。

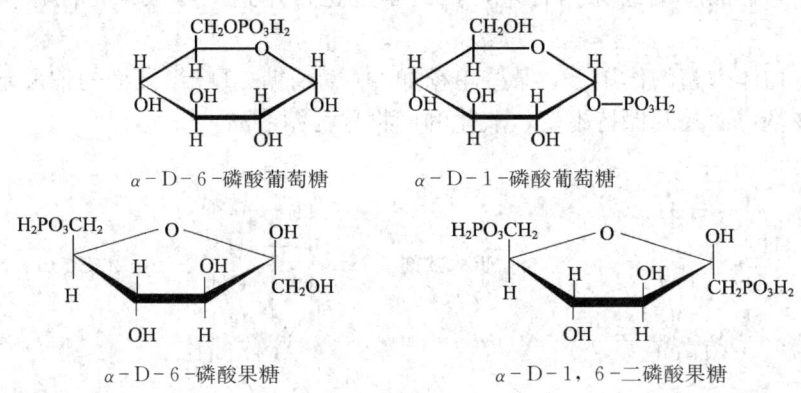

α-D-6-磷酸葡萄糖　　α-D-1-磷酸葡萄糖

α-D-6-磷酸果糖　　α-D-1,6-二磷酸果糖

(4) 显色反应 糖与浓酸（盐酸、硫酸）作用，脱水生成糠醛或其衍生物，这些物质可与酚类物质生成有色物质，由于反应灵敏，显色清晰，用来检验糖的存在及区别各类糖。

① 莫利许反应：在糖的水溶液中加入 α-萘酚的醇溶液，然后沿着试管壁再缓慢加入浓硫酸，不振荡试管，此时在浓硫酸和糖的水溶液交界处能产生紫色环。所有的糖都有这种颜色反应，这是鉴别糖类物质常用的方法。这个反应又称为 α-萘酚反应。

② 塞利凡诺夫反应：在醛糖和酮糖中加入塞利凡诺夫试剂（间苯二酚的盐酸溶液），加热，酮糖能产生鲜红色，而醛糖则不能。用塞利凡诺夫实验可以鉴别

酮糖和醛糖。

(四) 重要的单糖

1. D-(+)-葡萄糖

D-(+)-葡萄糖在自然界中分布极广，尤以葡萄中含量较多，因此称为葡萄糖。葡萄糖也存在于人的血液中，称为血糖。糖尿病患者的尿中含有葡萄糖，含糖量随病情的轻重而不同。葡萄糖是许多糖如蔗糖、麦芽糖、乳糖、淀粉、糖原、纤维素等的组成单元。

葡萄糖是无色晶体或白色结晶性粉末，熔点为146℃，易溶于水，难溶于酒精，有甜味。天然的葡萄糖具有右旋性，故又称右旋糖。

2. D-(+)-半乳糖

半乳糖与葡萄糖结合成乳糖，存在于哺乳动物的乳汁中。脑髓中有些结构复杂的脑苷脂中也含有半乳糖。半乳糖是己醛糖，是葡萄糖的非对映体。两者不同之处仅在于C_4上的构型正好相反，故两者为C_4的差向异构体。半乳糖也有环状结构，C_1上也有α和β两种构型。

二、二糖

二糖可以看作是由两分子单糖脱水形成的化合物，能被水解为两分子单糖。二糖的物理性质与单糖相似，能形成结晶，易溶于水，并有甜味。自然界存在的二糖可分为两类，一类具有还原性，如麦芽糖、纤维二糖和乳糖，称为还原性二糖；另一类没有还原性，如蔗糖，称为非还原性二糖。

(一) 还原性二糖

一个单糖分子的半缩醛羟基与另一个单糖分子的醇羟基间失水形成二糖。在这样的二糖分子中还留有一个半缩醛羟基，可以和托伦试剂、斐林试剂反应而具有还原性，因此称这样的糖为还原性二糖。

1. 麦芽糖

麦芽糖是无色晶体，可由淀粉酶水解制得，麦芽糖在大麦芽中含量很高。麦芽糖是由两分子α-D-葡萄糖，通过α-1,4-糖苷键结合而成。即由1分子α-D-葡萄糖的半缩醛羟基和另1分子α-D-葡萄糖的C_4上的醇羟基脱水形成的二糖。在麦芽糖的分子中还保留了一个半缩醛羟基，因此具有还原性，属于还原性二糖。能产生变旋光现象，能被氧化剂氧化，也能形成糖脎。

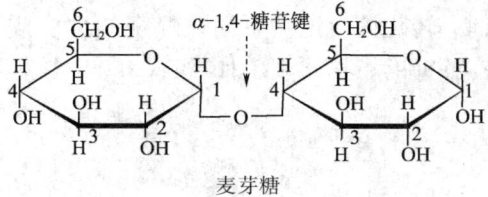

麦芽糖

2. 纤维二糖

纤维二糖是无色晶体，熔点 225℃，是右旋糖。与麦芽糖一样，纤维二糖在自然界并不游离存在，它是纤维素水解过程的中间产物。纤维二糖经酸性水解也得到两分子 β-D-葡萄糖，两个 β-D-葡萄糖分子是通过 β-1,4-糖苷键结合而成，分子中仍保留一个半缩醛羟基，因而也有还原性。

纤维二糖

3. 乳糖

乳糖由一分子 β-D-半乳糖和一分子 α-D-葡萄糖组成。一分子 β-D-半乳糖 C_1 上的半缩醛羟基和一分子 α-D-葡萄糖 C_4 上的醇羟基脱水，通过 β-1,4-糖苷键结合而成。

由于乳糖分子中还有一个半缩醛羟基，所以也具有还原性，是还原性二糖。

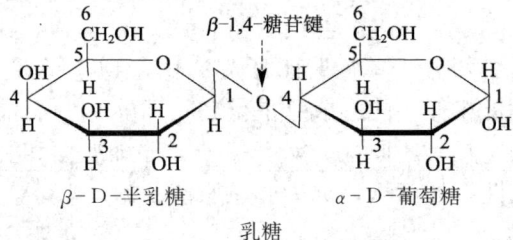

乳糖

乳糖存在于哺乳动物的乳汁中，在人乳中的含量为 5%～8%，在牛乳中为 4%～5%。甜度约为蔗糖的 70%。乳糖没有吸湿性，用于食品及医药工业。

(二) 非还原性二糖

蔗糖是自然界中分布最广的二糖，普通食用的白糖是从甜菜或从甘蔗中提取得到的。纯净的蔗糖为白色晶体，易溶于水，味甜，其甜度仅次于果糖。由于蔗糖分子中没有半缩醛羟基，故不具有还原性，不能还原斐林试剂，是非还原性二糖。在稀酸或酶的作用下，一分子蔗糖可水解成一分子 α-D-葡萄糖和一分子 β-D-果糖。蔗糖是右旋糖，水解后生成的等量 α-D-葡萄糖和 β-D-果糖的混合物，旋光性转变为左旋，所以常将蔗糖的水解混合物称为转化糖。转化糖具有还原性，可还原斐林试剂。转化糖比蔗糖更甜，蜂蜜的主要成分就是转化糖。蔗糖在医药上用作矫味剂。蔗糖的结构式表示如下：

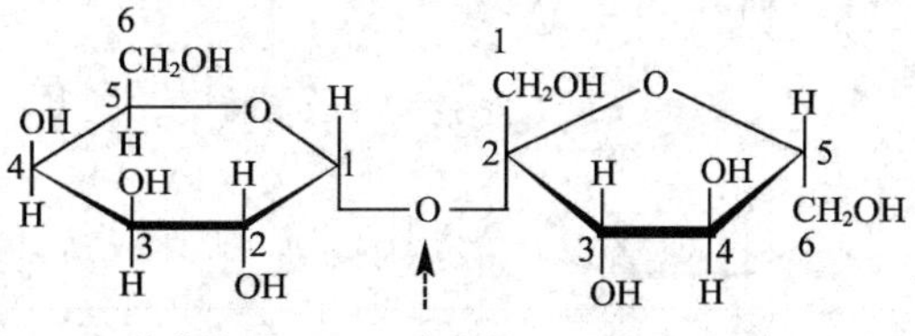

α-D-葡萄糖　　1,2糖苷键　　β-D-果糖
蔗糖

三、多糖

多糖是由成千上万个单糖分子相互脱水以糖苷键结合而成的缩合物。多糖的相对分子质量很大，一般都在几万以上，所以多糖是一类复杂的天然高分子化合物。多糖在自然界分布极广，亦很重要。有的是作为动植物储存的养分，如糖原和淀粉；有的是具有特殊的生物活性，像人体中的肝素有抗凝血作用，肺炎球菌细胞壁中的多糖有抗原作用。

多糖在性质上与单糖、二糖有很大差异。多糖都是非晶形固体，没有甜味，大多难溶于水，有些仅能形成胶体溶液。多糖均无还原性。水解的最终产物是单糖，多糖不是纯净物质，而是聚合度不同的物质的混合物。仅由一种单糖组成的多糖，称作均多糖；由几种单糖组成的多糖称作杂多糖。

（一）淀粉

淀粉是绿色植物光合作用的产物，是人类最主要的食物，广泛存在于各种植物及谷类中。例如，稻米含淀粉为 $62\%\sim82\%$，小麦含淀粉为 $57\%\sim75\%$，玉米含淀粉为 $65\%\sim72\%$，马铃薯含淀粉为 $12\%\sim14\%$。

淀粉是白色无定形粉末，没有还原性，不溶于有机溶剂。淀粉由直链淀粉和支链淀粉两种分子结构混合组成。

直链淀粉是指葡萄糖单位按直链形式连接的线性淀粉分子。每个葡萄糖单位是以 $\alpha-1,4-$糖苷键连接成直链状的大分子，如图 10-2 所示。直链淀粉分子大小差别很大，聚合的葡萄糖单位数目在 $100\sim6000$ 个。一般为 $300\sim800$ 个，同一品种淀粉中的直链淀粉在分子大小方面也有很大差别，不同品种之间的差别更大。

直链淀粉溶液如果遇碘立即呈现蓝色，生产中利用这一特性来鉴别淀粉的存在。但是若加热淀粉至 70℃ 这种蓝色消失，冷却后又重现蓝色。

支链淀粉具有立体结构，其分子为树枝状支叉的庞大球形物。聚合的葡萄糖单位一般为 6000 个以上。所以支链淀粉是天然高分子化合物中最大的一种。支链淀粉与直链淀粉分子不同之处在于除了直链结构部分中葡萄单位是以 $\alpha-1,4-$糖苷键连接外，尚存有多个以 $\alpha-1,6-$糖苷键连接的支链，支链淀粉的结构如图 10-3 所示。

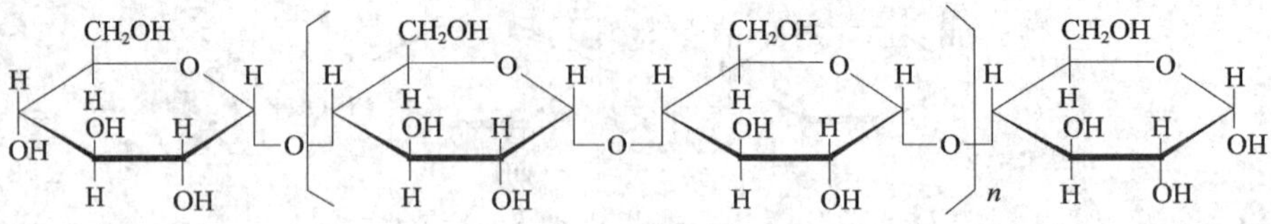

图 10-2 直链淀粉的结构

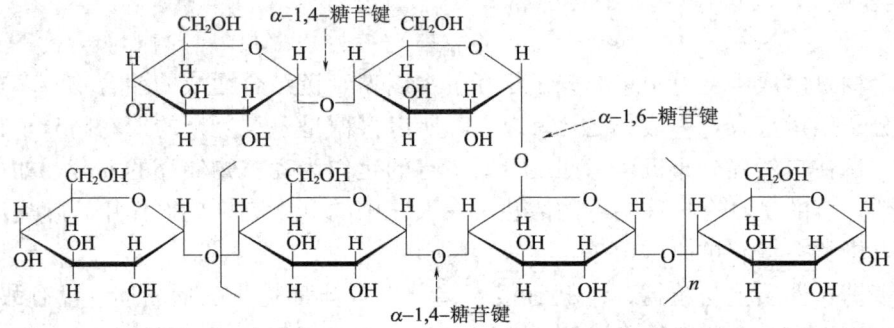

图 10-3 支链淀粉的结构

支链淀粉的分子比直链淀粉分子大得多，因为一般支链淀粉的支侧链在 50 个以上，每条分支链平均由 23~27 个葡萄糖单位组成。

在植物淀粉中，一般含支链淀粉 80% 左右，而在黏性大的糯米淀粉中，几乎全部是支链淀粉。淀粉结构不同，性质也不同。

(1) 水溶性　直链淀粉溶于热水而不成糊状，可全部被淀粉酶水解为麦芽糖；支链淀粉不溶于水，与热水作用则膨胀而成糊状，在淀粉酶作用下部分水解为麦芽糖。

(2) 显色　直链淀粉遇碘呈深蓝色，支链淀粉遇碘则呈紫红色。淀粉和碘的颜色反应很灵敏，常用于检验淀粉的存在。在分析化学中，可溶性淀粉常用作碘量法分析的指示剂。

(3) 水解　淀粉可以在酸的作用下水解，也可以在淀粉酶的作用下水解。淀粉在水解过程中可生成各种糊精和麦芽糖等一系列中间产物，最终产物为 D-葡萄糖。糊精是相对分子质量较小的多糖，包括紫糊精、红糊精和无色糊精等。淀粉和糊精与碘溶液作用可得不同颜色产物，此种颜色煮沸时消失，放冷又重现。淀粉水解可用酶或酸化来催化，水解进程可用碘液与其作用的颜色变化来判断。

淀粉 → 紫糊精 → 红糊精 → 无色糊精 → 麦芽糖 → 葡萄糖
遇碘的颜色　蓝色　　紫色　　红色　　无色　　无色　　无色

淀粉是人们主食之一，也是发酵工业与制药工业的重要原料。

(二) 糖原

糖原也称动物淀粉,是存在于动物肝脏和肌肉中的一种多糖。糖原是无定形粉末,易溶于热水,溶解后成胶体溶液。它的结构与支链淀粉相似,不过糖原比支链淀粉的支链多而密,链较短;每隔8~10个葡萄糖单位就出现一个$\alpha-1,6-$糖苷键。糖原与碘作用呈紫红色至红褐色。

任务二 ▶ 脂类化合物

【任务目标】

- 理解皂化值、碘值、氢化等概念;掌握脂类中各类化合物的主要性质。
- 学会油和脂肪的鉴别方法,认识一些重要的萜类化合物和甾类化合物。

脂类化合物包括油脂、磷脂、蜡、萜类和甾类化合物等。

一、油脂

(一) 油脂的存在、组成和结构

油脂广泛存在于动物脂肪组织和植物的种子中,通常把常温下呈液态称为油,呈固态的称为脂肪,油脂是油和脂肪的总称。油脂都可水解,其产物都是甘油和高级脂肪酸,因此,油脂是甘油和三分子高级脂肪酸形成的酯。其结构通式如下:

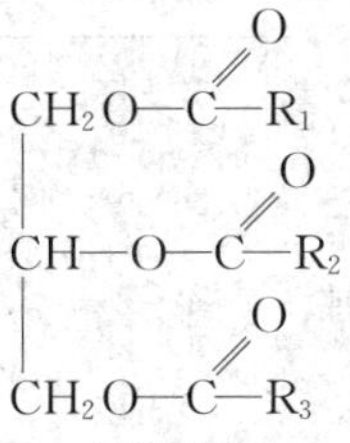

$$\begin{array}{l} CH_2O-\overset{O}{\overset{\|}{C}}-R_1 \\ \quad\;\; | \\ CH-O-\overset{O}{\overset{\|}{C}}-R_2 \\ \quad\;\; | \\ CH_2O-\overset{O}{\overset{\|}{C}}-R_3 \end{array}$$

油脂的通式

如果R_1、R_2、R_3相同,称为单纯甘油酯,若R_1、R_2、R_3不同,称为混合甘油酯。天然的油脂大都为混合甘油酯。

组成油脂的高级脂肪酸种类很多,其中绝大多数为含偶数碳原子的直链高级脂肪酸,还有极少数带支链、脂环或羟基的脂肪酸,它们仅在个别油脂中发现。从油脂水解得到的含有C_4~C_{26}的各种饱和和C_{10}~C_{26}的各种不饱和脂肪酸,在饱和脂肪酸中,以软质酸和硬质酸最普遍;不饱和脂肪酸中以油酸最为普遍。油脂中常见的重要脂肪酸见表10-1。

表 10-1　　　　　　　　　　　油脂中常见的重要脂肪酸

	名称	系统名称	结构式	熔点/℃
饱和脂肪酸	月桂酸	十二碳（烷）酸	$CH_3(CH_2)_{10}COOH$	44
	软质酸	十六碳（烷）酸	$CH_3(CH_2)_{14}COOH$	63
	硬质酸	十八碳（烷）酸	$CH_3(CH_2)_{16}COOH$	71.2
不饱和脂肪酸	油酸	9-十八碳烯酸	$CH_3(CH_2)_7CH=CH(CH_2)_7COOH$	16.3
	亚油酸	9,12-十八碳二烯酸	$CH_3(CH_2)_4CH=CHCH_2CH=CH(CH_2)_7COOH$	-5
	亚麻油酸	9,12,15-十八碳三烯酸	$CH_3(CH_2CH=CH)_3(CH_2)_7COOH$	-11.3
	桐油酸	9,11,13-十八碳三烯酸	$CH_3(CH_2)_3(CH=CH)_3(CH_2)_7COOH$	49
	花生四烯酸	5,8,11,14-二十碳四烯酸	$CH_3(CH_2)_4CH(=CHCH_2CH)_3=CH(CH_2)_3COOH$	-49.5

表 10-1 中的亚油酸和亚麻油酸是哺乳动物自身不能合成的，必须从食物中摄取，所以称为必需脂肪酸。一些常见油脂的性能及其高级脂肪酸的含量见表 10-2。

表 10-2　　　　　　　　一些常见油脂的性能及其高级脂肪酸的含量

油脂名称	皂化值	碘值	软脂酸/%	硬脂酸/%	油酸/%	亚油酸/%	其他/%
大豆油	185~194	124~136	6~10	2~4	21~29	50~59	
花生油	181~195	93~98	6~9	4~6	50~70	13~26	
棉籽油	191~196	103~115	19~24	1~2	23~33	40~48	
亚麻油	189~196	107~204	4~7	2~5	9~38	3~43	亚麻油酸 25~58
桐油	190~197	160~180	—	4~7	2~5	9~38	桐油酸 80~92
牛油	190~200	31~47	24~32	14~32	35~48	2~4	

（二）油脂的性质

1. 物理性质

纯净的油脂是没有颜色、没有气味的物质，常因含有色素和杂质等而呈现不同的颜色，并具有不同的气味。油脂比水轻，密度小于 1，一般在 0.9~0.98。易溶于乙醚、氯仿、丙酮、苯及热乙醇中。油脂没有恒定的熔点和沸点，这是因为油脂一般都是混合物,但都有一定的熔点范围。

2. 化学性质

油脂是酯类,因此具有酯的性质,可发生水解,但因分子组成上含有不饱和脂肪酸又具有加成、氧化等性质。

(1) 水解作用 油脂在酸、碱或酶的作用下都可被水解。在酸存在下水解生成高级脂肪酸和甘油,该反应可逆。若在碱性条件下,用氢氧化钠或氢氧化钾催化则生成甘油和高级脂肪酸钠盐或钾盐,高级脂肪酸的钠盐俗称肥皂,该反应也称皂化反应。其反应式如下:

$$\begin{array}{c}CH_2O-CO-R_1\\|\\CH-O-CO-R_2\\|\\CH_2O-CO-R_3\end{array} + 3H_2O \underset{}{\overset{H^+}{\rightleftharpoons}} \begin{array}{c}CH_2-OH\\|\\CH-OH\\|\\CH_2-OH\end{array} + \begin{array}{c}R_1-COOH\\R_2-COOH\\R_3-COOH\end{array}$$

油脂　　　　　　　　　　甘油　　脂肪酸

使 1g 油脂完全皂化所需氢氧化钾的毫克数称为皂化值。根据皂化值的大小可判断油脂中所含脂肪酸的平均相对分子质量。皂化值越大,脂肪酸的平均相对分子质量越小。

(2) 加成反应 含不饱和高级脂肪酸的油脂中的碳-碳双键可与氢、碘等发生加成反应。

① 加氢:含不饱和高级脂肪酸的油脂,在镍催化下可与氢加成生成饱和脂肪酸的油脂,结果是使液态的油转变成固态或半固态的脂肪,这种作用称为油脂的氢化或硬化。油脂硬化后便于贮存和运输,且不易酸败。人造黄油就是硬化的油脂。

$$\begin{array}{c}CH_2O-CO-C_{17}H_{33}\\|\\CH-O-CO-C_{17}H_{33}\\|\\CH_2O-CO-C_{17}H_{33}\end{array} + 3H_2 \xrightarrow[250℃]{Ni} \begin{array}{c}CH_2O-CO-C_{17}H_{35}\\|\\CH-O-CO-C_{17}H_{35}\\|\\CH_2O-CO-C_{17}H_{35}\end{array}$$

三油酸甘油酯　　　　　　　　　　　三硬脂酸甘油酯

② 加碘:油脂中的不饱和脂肪酸可与碘加成,根据一定量的油脂所消耗碘的量,来判断油脂中脂肪酸的不饱和程度。通常把 100g 油脂与碘加成所需碘的克数称为碘值。碘值越大,说明油脂中脂肪酸的不饱和程度越大。

(3) 油脂的酸败 油脂在空气中放置过久,会产生一种难闻的气味,这种现象称为油脂的酸败。油脂产生酸败的原因很复杂,但主要是受空气中的氧、水分、细菌等的作用,使油脂氧化分解产生低级醛、酮、羧酸等,分解出的产物具有难闻的气味。因此油脂在贮存时应放在避光、干燥、密闭的容器中。

油脂中都含有少量的游离脂肪酸,游离脂肪酸含量越少油脂的品质越好。把中和 1g 油脂中的游离脂肪酸所需氢氧化钾的毫克数，称为油脂的酸值。所以，酸值越低油脂的品质越好。一般酸值大于 6 的油脂就不宜食用了。

（4）干化作用　油涂一薄层在空气中能形成具有韧性的薄膜，这种现象称为油脂的干化作用或干性作用。在干性油中加入颜料等物质，就可制成油漆。油产生干化作用的本质目前还不十分清楚，但可能与分子中的共轭双键有关，具有共轭双键的油干性作用就较好，反之则较差。如，桐油中的桐油酸和亚麻油中的亚麻酸，都是十八碳三烯酸，但亚麻油的干性作用比桐油差，因为亚麻酸中的三个双键是非共轭的。

具有干性作用的油称为干性油，没有干性作用的油称为非干性油，介于二者之间的称为半干性油，可根据碘值来区分这三类油。

干性油　　　　　　　碘值＞130
半干性油　　　　　　100＜碘值＜130
非干性油　　　　　　碘值＜100

二、类脂

（一）磷脂

1. 磷脂的存在

磷脂广泛存在于动物的心、脑、肾、肝、骨髓、禽蛋的卵黄中，植物的种子以及微生物中。常见的有甘油磷脂和神经磷脂（鞘磷脂）两类，重要的甘油磷脂有卵磷脂和脑磷脂，重要的神经磷脂有神经鞘磷脂。

2. 磷脂的组成和结构

卵磷脂水解得到甘油、脂肪酸、磷酸和胆碱；脑磷脂水解得到甘油、脂肪酸、磷酸和胆胺。所以卵磷脂和脑磷脂都含有下式母体结构：

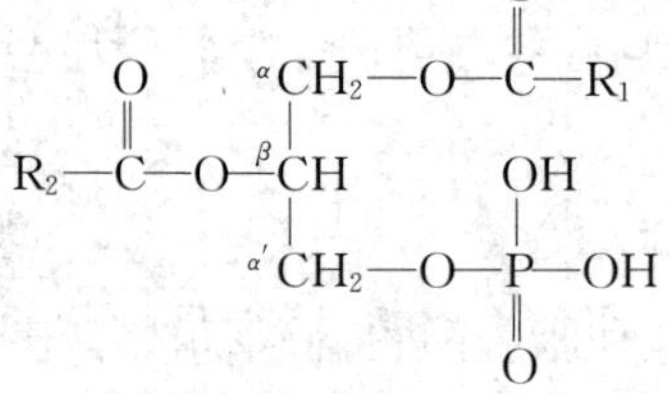

$$\begin{array}{c} \text{O} \\ \| \\ R_2-C-O-\overset{\beta}{C}H \\ \overset{\alpha'}{C}H_2-O-P-OH \\ \| \\ O \end{array}$$

磷脂酸

甘油分子中的三个羟基有两个与高级脂肪酸形成酯，一个与磷酸形成酯。磷脂酸分子中的 β-碳原子是手性碳原子，因此磷脂酸有 D-型和 L-型的，自然界存在的磷脂酸都是 L-型的。

磷脂酸中磷酸上的一个羟基与乙醇胺（胆胺）形成的酯称为磷脂酰乙醇胺，即为脑磷脂。磷脂酸中磷酸上的一个羟基与胆碱结合形成的酯称为磷脂酰胆碱，即为卵磷脂。其结构如下：

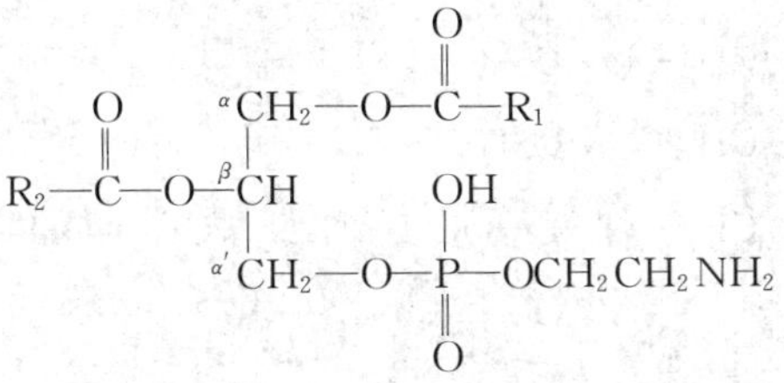

$$\text{L-}\alpha\text{-磷脂酰乙醇胺（脑磷脂）}$$

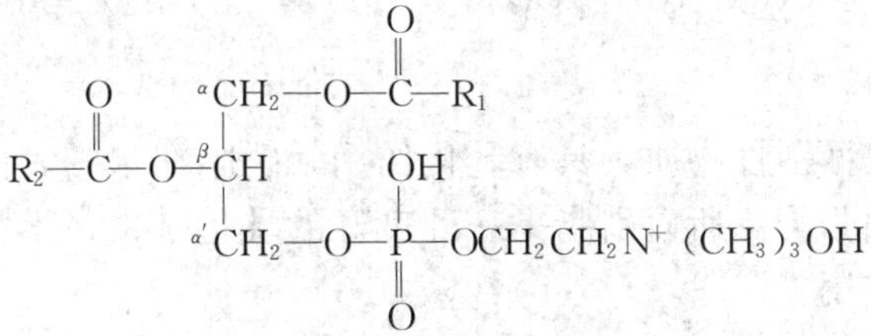

$$\text{L-}\alpha\text{-磷脂酰胆碱（卵磷脂）}$$

另一类重要的磷脂是神经鞘磷脂，这类化合物水解后有鞘氨醇生成，因此它是由脂肪酸、甘油、磷酸和鞘氨醇组成。其结构如下：

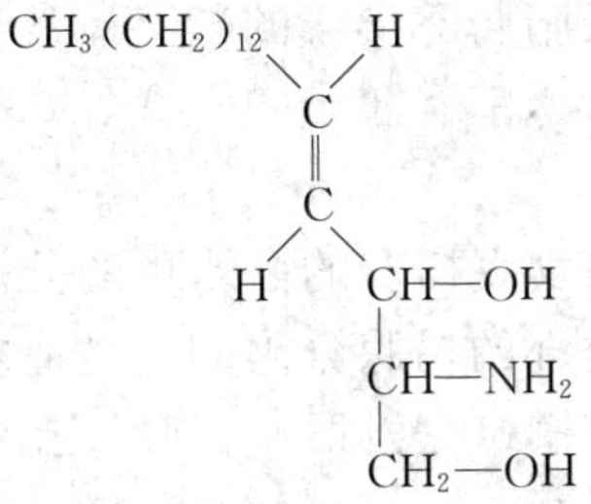

鞘氨醇 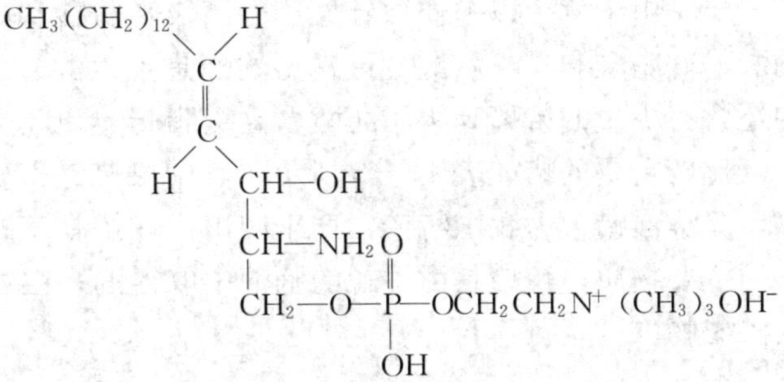　　　　　　　　　　　　神经鞘磷脂

3. 磷脂的性质

卵磷脂和脑磷脂都不溶于水，易溶于氯仿、乙醚等有机溶剂。新鲜制品都是无色的，有吸水性，在空气中放置易变为黄色或棕色。

磷脂在碱性水溶液中易于水解，水解产物是脂肪酸、氨基醇和甘油磷酸酯。要使甘油磷酸酯继续水解为甘油和磷酸，须在酸性溶液中长时间煮沸才能完成。但在生物体内由酶催化可将卵磷脂中的胆碱水解下来，胆碱是季铵碱，具有强碱性，可与盐酸作用成盐，生成氯化胆碱。

$$\begin{array}{c} \text{R}_2-\overset{O}{\overset{\|}{C}}-O-\overset{\alpha}{\underset{\alpha'}{\overset{CH_2-O-\overset{\|}{C}-R_1}{\underset{CH_2-O-\overset{\|}{\underset{O}{P}}-OCH_2CH_2N^+(CH_3)_3OH^-}{\beta}}}} +H_2O \xrightarrow{\text{酶}} \end{array}$$

$$HOCH_2CH_2N^+(CH_3)_3OH^- + \begin{array}{c} CH_2-OH \\ CH-OH \\ CH_2-OH \end{array} + H_3PO_4 + RCOOH$$

磷脂是一种表面活性物质,具有乳化作用,磷脂在水的表面形成单分子层薄膜,降低水的表面张力。所以磷脂是一种良好的乳化剂,在生物体细胞中起着使油脂乳化的重要作用。

(二) 蜡

蜡广泛存在于动、植物中,如,在昆虫的外壳和动物的皮毛,以及鸟类的羽毛中含有丰富的蜡。植物的茎叶和果实的外部,也有一层蜡的薄膜,它作为防止细菌侵害和水分散失的保护层。蜡根据来源可分为动物蜡和植物蜡。

蜡是由十六个以上偶数碳原子的高级脂肪酸和高级脂肪醇形成的酯。最常见的酸是软脂酸和二十六酸,最常见的醇是十六醇、二十六醇和三十醇。此外,蜡中还含有少量的游离高级脂肪酸、高级脂肪醇和烃等。

比较重要的蜡如表 10-3 所示,其中虫蜡是寄生在女贞树上的白蜡虫的分泌物,又称白蜡,为我国特产,产于四川;蜂蜡是工蜂腹部的蜡腺分泌的,是造蜂房的主要物质;鲸蜡是由香鲸的脑油中取得的;巴西棕榈蜡是巴西蜡棕叶气孔中的渗出物。

表 10-3　　　　　　　　　　　几种重要的蜡

名　称	熔点/℃	主要组成
白蜡	81.3~84	$C_{25}H_{51}COOC_{26}H_{53}$
蜂蜡	62~65	$C_{15}H_{31}COOC_{30}H_{61}$
鲸蜡	42~45	$C_{15}H_{31}COOC_{16}H_{33}$
巴西棕榈蜡	83~86	$C_{25}H_{51}COOC_{30}H_{61}$

常温下蜡为固态,比脂肪硬而脆,不溶于水,可溶于有机溶剂,化学性质稳定。蜡可用于制蜡纸、防水剂、纺织品的上光剂、蜡烛、化妆品和药丸壳的原料。

(三)肥皂和表面活性剂

1. 肥皂

肥皂的主要成分是高级脂肪酸钠盐(约占 70%),其次是水分和泡沫剂(约占 30%)。肥皂的去油垢作用,是利用了它的乳化性能。由于高级脂肪酸钠盐在水中可全部电离,因而大大提高了它的亲水性。如,硬脂酸钠具有很强的亲水基和疏水基。

脂肪酸钠溶于水时,亲水基团(—COOH)倾向于进入水分子中,而疏水基团(—R)则被排斥在水的外面,因烃基与水相斥并彼此靠分子间引力聚集在一起,于是很多分子聚集成簇,形成一个小团粒,羧基向外,烃基向内。如图 10-4(1)和图 10-4(2)所示。

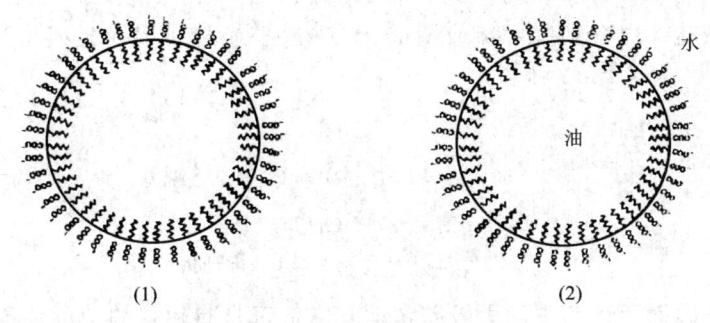

图 10-4 未乳化与乳化的小团粒
(1) 未乳化的小团粒 (2) 乳化的小团粒

当用肥皂去油污时,肥皂分子中的烃基溶于油中,而羧基被留在油珠外面,形成一个较大的离子。该离子都带有相同的电荷,彼此排斥而悬浮于水中,形成了稳定的乳浊液,这种现象称为乳化,这种作用称为乳化作用。乳化作用使油渍与它的附着物(衣物)逐渐松开,在受机械振动和摩擦下,脱离附着物,分散成细小的乳浊液,随水漂洗而去,这就是肥皂的去污原理。凡是具有乳化作用的物质都称为乳化剂,所以肥皂是一种表面活性剂。

但肥皂不宜在硬水中使用,因为在硬水中使用时,肥皂会与 Ca^{2+} 和 Mg^{2+} 形成不溶于水的脂肪酸钙和镁盐;也不宜在酸性水中使用,在酸性水中使用时能生成难溶于水的脂肪酸。这样即浪费肥皂,去污力也会降低。

2. 表面活性剂

表面活性剂是根据肥皂分子的结构和去垢原理,合成的一系列与肥皂分子相类似结构的物质。在表面活性剂分子中,同时具有亲水基团和疏水基团,用表面活性剂代替肥皂既能克服肥皂的不足,又能节省在合成肥皂时所消耗的天然油脂。

表面活性剂种类很多,按分子结构可分为阴离子表面活性剂、阳离子表面活性剂和非离子表面活性剂三类。

(1) 阴离子表面活性剂 这类表面活性剂起乳化作用的是阴离子，常用的有烷基硫酸盐、烷基苯基磺酸盐等，肥皂就属于这类。当它们溶于水时，都能像肥皂一样形成具有表面活性作用的阴离子，其中一端是疏水基（—R），另一端是亲水基（—COO^-），如下所示：

$$CH_3(CH_2)_9CH_2-CH_2-OSO_3^-Na^+ \qquad R-\!\!\!\!\bigcirc\!\!\!\!-SO_3^-Na^+$$

十二烷基硫酸钠　　　　　　　　　烷基苯磺酸钠

十二烷基硫酸钠是牙膏中的起泡剂；烷基苯磺酸钠是目前我国生产洗衣粉的主要成分。这类化合物都是强酸盐，它们的钙、镁盐在水中溶解度较大，所以都可在酸性水或硬水中使用。

(2) 阳离子表面活性剂 这类表面活性剂溶于水时，其有效成分是阳离子，主要有季铵盐，也有某些含硫或磷的化合物。"新洁尔灭"是典型代表，其结构如下所示：

$$\left[\bigcirc\!\!\!\!-CH_2-\overset{\overset{\displaystyle CH_3}{|}}{\underset{\underset{\displaystyle CH_3}{|}}{N^+}}-C_{12}H_{25}\right]Br^-$$

溴化十二烷基二甲基苄基铵（新洁尔灭）

阳离子表面活性剂去污力较差，但是它们都具有较强的消毒和杀菌剂能力。

(3) 非离子表面活性剂 这类表面活性剂在水中不离解，是中性化合物。它们的亲水基含有多个羟基或醚键，可使分子具有足够的亲水性。如：

$$C_{12}H_{25}-O(CH_2CH_2O)_nH \qquad C_{15}H_{31}\overset{\overset{\displaystyle O}{\|}}{C}-OCH_2\overset{\overset{\displaystyle CH_2OH}{|}}{\underset{\underset{\displaystyle CH_2OH}{|}}{C}}CH_2OH$$

聚氧乙烯十二烷基醚　　　　　　　单软脂酸季戊四醇酯

这类表面活性剂的乳化性能和洗涤效果都较好，也不受酸性水和硬水中 Ca^{2+} 和 Mg^{2+} 的影响，是目前使用较多的活性剂，如工业上常用的乳化剂、润湿剂、洗涤剂等。

任务三 ▶ 蛋 白 质

【任务目标】

● 了解 α-氨基酸分类、结构和命名。
● 掌握 α-氨基酸和蛋白质的化学性质。

● 学会 α-氨基酸和蛋白质的鉴别方法。

一、氨基酸

(一) 氨基酸的结构、分类和命名

羧酸分子中烃基上的氢原子被氨基取代后的生成物称为氨基酸。如果氨基取代的是 α-氢原子，则为 α-氨基酸，依次为 β、γ、δ 等氨基酸。其中 α-氨基酸最重要，因为蛋白质水解后得到的氨基酸都是 α-氨基酸。天然氨基酸目前已发现 300 多种。但在生物体内作为合成蛋白质的只有 20 种（表 10-4），这 20 种氨基酸称为基本氨基酸或标准氨基酸，由蛋白质分解得到的其他氨基酸都是生物体用 20 种氨基酸为原料，合成了整个蛋白质分子后再加工形成的；有的氨基酸是新陈代谢的产物或其中间产物。

1. 氨基酸的结构

天然氨基酸在化学结构上都具有共同的特点，分子中 α-碳原子上都有一个氨基；除了甘氨酸外，都至少含有一个手性碳原子，都有旋光性，它们的相对构型用 D、L 标记，组成蛋白质的氨基酸都是 L 型的，天然氨基酸也有 D 型的，但很少。其结构如下所示：

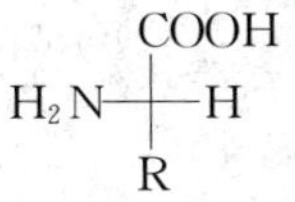

$$H_2N \stackrel{COOH}{\underset{R}{\longmapsto}} H$$

氨基酸结构通式

在组成蛋白质的 20 种基本氨基酸中，除脯氨酸为亚氨基外，其余 19 种氨基酸都符合结构通式。

2. 氨基酸的分类

根据分子中烃基的不同可将氨基酸分为脂肪族、芳香族和杂环族氨基酸；根据分子中羧基和氨基数目的不同可分为中性氨基酸（一氨基一羧基氨基酸）、酸性氨基酸（一氨基二羧基氨基酸）和碱性氨基酸（二氨基一羧基氨基酸）；还可根据侧链基团是否有极性分为极性中性氨基酸和非极性中性氨基酸。所谓中性氨基酸是指分子中氨基和羧基的数目相等，但氨基的碱性与羧基的酸性并不是恰好抵消的，所以它们并不是真正中性的物质。

3. 氨基酸的命名

氨基酸多用俗名，即按其来源和性质而得名。例如甘氨酸是因为有甜味而得名，天门冬氨酸最初是由天门冬的幼苗中发现的等。为了便于记忆可用中文名而略去氨基酸三字。例如：甘氨酸用"甘"，天门冬氨酸用"天门冬"等表示。它们的英文缩写符号分别为：Gly、Asp。它们的系统命名法和其他取代酸相同，以羧酸为母体进行命名，如表 10-4 所示。

表 10-4 中标有"*"的氨基酸是哺乳动物不能自己合成,也不能由其他物质通过代谢途径转化,而必须从食物中摄取,称为必需氨基酸。如果人体中缺少这些氨基酸就会影响正常的生理功能。表 10-4 中列出蛋白质中的 α-氨基酸。

表 10-4　　　　　　　　　　蛋白质中的 α-氨基酸

名称(俗名/学名)	缩写符号	结构式	等电点
非极性中性氨基酸			
甘氨酸 氨基乙酸	Gly 甘	CH_2-COOH | NH_2	5.97
丙氨酸 2-氨基丙酸	Ala 丙	$CH_3-CH-COOH$ | NH_2	6.00
缬氨酸* 3-甲基-2-氨基丁酸	Val 缬	$CH_3-CH-CH-COOH$ |　　| CH_3　NH_2	5.96
亮氨酸* 4-甲基-2-氨基戊酸	Leu 亮	$CH_3-CH-CH_2-CH-COOH$ |　　　　| CH_3　　　NH_2	6.02
异亮氨酸* 3-甲基-2-氨基戊酸	Ile 异亮	$CH_3-CH_2-CH-CH-COOH$ |　　| CH_3　NH_2	5.92
苯丙氨酸* 3-苯基-2-氨基丙酸	Phe 苯丙	$C_6H_5-CH_2-CH-COOH$ | NH_2	5.48
脯氨酸 2-四氢吡咯甲酸	Pro 脯	吡咯烷-2-COOH	6.30
色氨酸* 2-氨基-3-(3-吲哚)丙酸	Trp 色	吲哚-$CH_2-CH-COOH$ | NH_2	5.80
酪氨酸 2-氨基-3-对羟苯基丙酸	Tyr 酪	$HO-C_6H_4-CH_2-CH-COOH$ | NH_2	5.66
极性中性氨基酸			
丝氨酸 2-氨基-3-羟基丙酸	Ser 丝	$HO-CH_2-CH-COOH$ | NH_2	5.68
半胱氨酸 2-氨基-3-巯基丙酸	CySH 半胱	$HS-CH_2-CH-COOH$ | NH_2	5.05
苏氨酸* 2-氨基-3-羟基丁酸	Thr 苏	$CH_3-CH-CH-COOH$ |　　| OH　NH_2	5.7

续表

名称（俗名/学名）	缩写符号	结构式	等电点
蛋氨酸* 2-氨基-4-甲硫基丁酸	Met 蛋	$CH_3S-CH_2-CH_2-CH(NH_2)-COOH$	5.74
天门冬酰胺 2-氨基丁二酸单酰胺	Asn 天酰	$H_2N-CO-CH_2-CH(NH_2)-COOH$	
谷胺酰胺 2-氨基戊二酸单酰胺	Gln 谷酰	$H_2N-CO-CH_2-CH_2-CH(NH_2)-COOH$	5.65
酸性氨基酸			
天门冬氨酸 2-氨基丁二酸	Asp 天门冬	$HOOC-CH_2-CH(NH_2)-COOH$	2.77
谷氨酸 2-氨基戊二酸	Glu 谷	$HOOC-CH_2-CH_2-CH(NH_2)-COOH$	3.22
碱性氨基酸			
精氨酸 2-氨基-5-胍基戊酸	Arg 精	$H_2N-C(NH)-NH-CH_2-CH_2-CH_2-CH(NH_2)-COOH$	10.76
赖氨酸* 2,6-二氨基己酸	Lys 赖	$H_2N-CH_2-CH_2-CH_2-CH_2-CH(NH_2)-COOH$	9.74
组氨酸 2-氨基-3-(5-咪唑)丙酸	His 组	咪唑环$-CH_2-CH(NH_2)-COOH$	7.59

注：等电点是指在 20℃ 条件下。

（二）氨基酸的性质

1. **物理性质**

α-氨基酸都是无色晶体，大多易溶于水，在等电点时溶解度最小，难溶于苯、乙醚等有机溶剂。熔点较高（一般在 200℃ 以上），加热至熔点时则分解。有些氨基酸有甜味，有些有苦味，有些则无味，谷氨酸的钠盐，即是我们食用的味精，具有鲜味。

除甘氨酸外，氨基酸都有旋光性，有左旋的，也有右旋的。

酪氨酸、色氨酸和苯丙氨酸在紫外光区都有吸收峰，λ_{max} 值分别为：278nm、279nm、259nm，因此可用紫外分光光度法来测定蛋白质的含量。

2. **化学性质**

氨基酸分子中既含有氨基（—NH$_2$），又含有羧基（—COOH），因此，它既表现胺类的性质又表现羧酸的性质。但由于同一个分子中两个官能团的相互影响，又表现出它的特殊性质。

（1）两性解离及其等电点　氨基酸分子中的氨基是碱性基团，羧基是酸性基团，所以既能与酸作用生成盐又能与碱作用生成盐，它们自身又能在分子内形成盐称为内盐（偶极离子）。反应式如下：

$$R-\underset{NH_2}{CH}-COOH \rightleftharpoons R-\underset{NH_3^+}{CH}-COO^-$$

氨基酸　　　　内盐

在内盐分子中带有两个相反的电荷，是一个带有双重电荷的离子，这样的离子称为偶极离子。当氨基酸溶于水时，因为羧基电离出质子的能力大于氨基结合质子的能力，因此中性氨基酸水溶液的 pH 不等于 7，一般略小于 7。当向氨基酸溶液中加酸或加碱，氨基酸在水溶液中可建立如下平衡：

$$R-\underset{NH_2}{CH}-COO^- \underset{OH^-}{\overset{H^+}{\rightleftharpoons}} R-\underset{NH_3^+}{CH}-COO^- \underset{OH^-}{\overset{H^+}{\rightleftharpoons}} R-\underset{NH_3^+}{CH}-COOH$$

阴离子（pH>pI）　　偶极离子（pH=pI）　　阳离子（pH<pI）

向氨基酸水溶液中加酸或加碱，使氨基所带正负电荷相等，净电荷为零时，溶液的 pH 称为氨基酸的等电点，一般用 pI 表示。氨基酸在等电点时正、负电荷总数相等，净电荷为零，在电场中既不向阴极迁移，也不向阳极迁移，此时，溶解度最小，容易沉淀。当向上述平衡体系中加酸时，平衡向右移动氨基酸以阳离子形式存在，在电场中向阴极移动，若加碱，平衡向左移动氨基酸则以阴离子形式存在，在电场中向阳极移动。

由于各种氨基酸的结构不同，因而等电点也不同，一般中性氨基酸等电点范围为 5～6.3，略小于 7，因为羧基的电离程度略大于氨基；同理，酸性氨基酸等电点范围为 2.8～3.2，小于 7；碱性氨基酸等电点范围为 7.6～10.8，需加入适量的碱，以抑制氨基的电离，才能使其以净电荷为零的偶极离子存在。

（2）脱羧反应　将氨基酸缓慢加热或在高沸点的溶剂中回流，可发生脱羧反应生成胺。如赖氨酸脱羧后，生成戊二胺（腐尸胺）。反应式如下所示：

$$\underset{NH_2}{CH_2}CH_2CH_2CH_2-\underset{NH_2}{CH}-COOH \xrightarrow{\triangle} \underset{NH_2}{CH_2}CH_2CH_2CH_2\underset{NH_2}{CH_2} + CO_2$$

赖氨酸　　　　　　　　　　戊二胺

（3）茚三酮反应　α-氨基酸与水合茚三酮溶液在水浴中共热，生成蓝紫色物质。此性质常用来检验 α-氨基酸，它是 α-氨基酸的特有反应，但脯氨酸、羟脯氨酸除外。

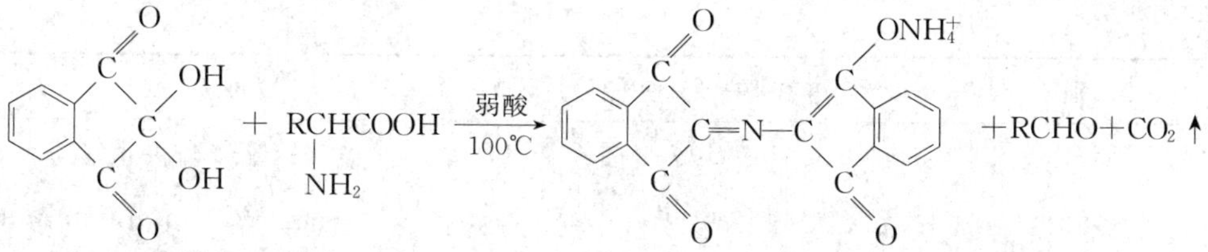

$$\text{(邻苯二甲酰结构)} + \text{RCHCOOH} \xrightarrow[100℃]{弱酸} \text{(中间体结构)} + RCHO + CO_2 \uparrow$$

(4) 与亚硝酸反应 α-氨基酸与亚硝酸反应生成羟基酸，同时定量地放出氮气，可测定生成氮气的量，来计算氨基酸的含量（除脯氨酸）。

$$R\text{—}CH\text{—}COOH + HNO_2 \longrightarrow R\text{—}CH\text{—}COOH + N_2 \uparrow + H_2O$$
$$\quad\;\; |\qquad\qquad\qquad\qquad\qquad\qquad |$$
$$\;\; NH_2 \qquad\qquad\qquad\qquad\qquad\quad OH$$

二、蛋白质

（一）蛋白质的元素组成和分类

1. 蛋白质的元素组成

蛋白质的来源和种类虽然不同，但它们的元素组成却很相似，主要含有 C、H、O、N 及 S，此外，有些蛋白质还含有少量的 P、Fe、Cu、Zn、Mn、Co 及 Mo 等；各种蛋白质的含氮量很接近，平均为 16%，即每克氮相当于 6.25g 蛋白质。由于蛋白质是体内的主要含氮物，因此生物样品蛋白质的含量可粗算：

1g 样品中蛋白质的含量＝1g 样品的含氮量克数×6.25

2. 蛋白质的分类

天然蛋白质的种类繁多，结构复杂。根据蛋白质的化学组成可分为：单纯蛋白质和结合蛋白质两大类。

（1）单纯蛋白质 仅由 α-氨基酸组成的蛋白质称为单纯蛋白质。

（2）结合蛋白质 由 α-氨基酸和其他成分组成的蛋白质称为结合蛋白质（表 10-5）。

表 10-5　　　　　　　　　蛋白质根据化学组成分类

类别	单纯蛋白质（溶解性）	举例
清蛋白	溶于水，被饱和硫酸铵沉淀	血清蛋白、乳清蛋白
谷蛋白	不溶于水，溶于稀酸或稀碱	米谷蛋白质
球蛋白	溶于稀 NaCl 液，被饱和 $(NH_4)_2SO_4$ 沉淀	血球蛋白质、种子蛋白质
组蛋白	溶于水，不溶于氨水	小牛胸腺组蛋白
醇溶谷蛋白	不溶于水，可溶于 70%乙醇	小麦、玉米醇溶谷蛋白
精蛋白	可溶于水或氨水	鱼精蛋白

续表

类　别	单纯蛋白质（溶解性）	举　例
硬蛋白	不溶	胶原蛋白、角蛋白
结合蛋白质（其他成分）		
核蛋白	核酸	病毒核蛋白、染色体核蛋白
磷蛋白	磷酸	酪蛋白、卵黄磷蛋白
脂蛋白	脂类	低密度脂蛋白、乳糜微粒
糖蛋白	糖类	免疫球蛋白、胃黏膜蛋白
色蛋白	色素	血红蛋白、肌红蛋白

此外，还可根据蛋白质分子的形状分为球状蛋白和纤维蛋白；还可根据蛋白质的功能分为活性蛋白和非活性蛋白。

（二）蛋白质的结构

蛋白质是由 α-氨基酸组成的天然高分子化合物。其种类繁多，结构复杂而精细。它不仅存在着多肽链内氨基酸的种类和排列顺序问题（初级结构），而且还存在着一条多肽链本身或几条多肽链之间的结构问题（空间结构），蛋白质的结构常分为四级。

1. 一级结构

蛋白质是由 20 种 α-氨基酸合成的高分子化合物，这些氨基酸在蛋白质分子中是如何连接和排列的呢？

一分子氨基酸羧基和另一分子氨基酸氨基脱水缩合，以酰胺键的形式连接在一起，这个酰胺键也称肽键。由两个氨基酸缩合成的肽称为二肽，以此类推，可得到三肽、四肽……多肽。二肽结构通式如下：

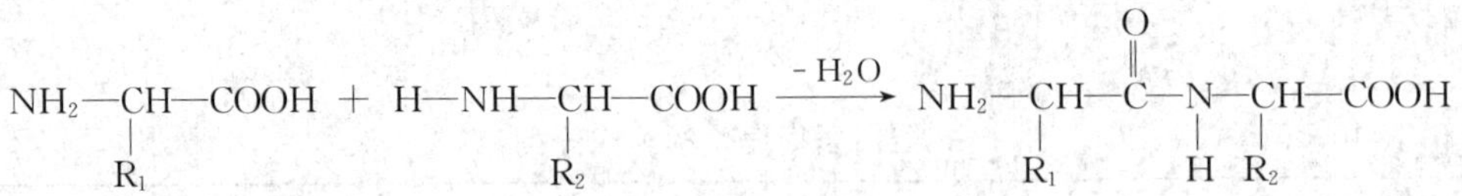

$$NH_2-CH(R_1)-COOH + H-NH-CH(R_2)-COOH \xrightarrow{-H_2O} NH_2-CH(R_1)-\underset{O}{C}-N(H)-CH(R_2)-COOH$$

二肽

多肽结构通式：

$$\underset{N-端}{NH_2}-\underset{R_1}{CH}-\underset{O}{\overset{\parallel}{C}}-\underset{H}{N}-\underset{R_2}{CH}-\underset{O}{\overset{\parallel}{C}}-\underset{H}{N}-\underset{R_3}{CH}-\underset{O}{\overset{\parallel}{C}}\cdots\underset{H}{N}-\underset{R_n}{CH}-\underset{C-端}{COOH}$$

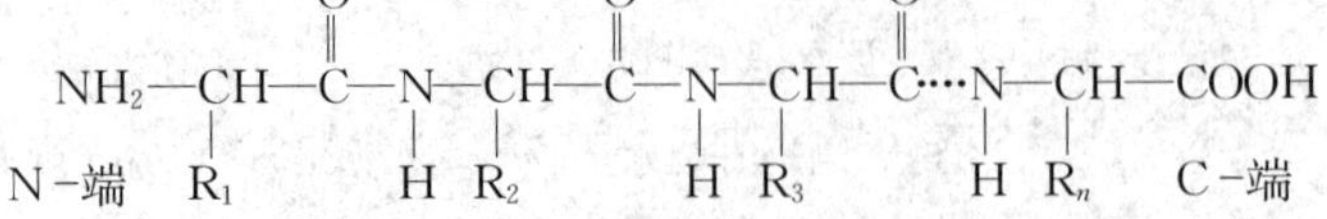

多肽

上式中的 R_1、R_2、R_3……是肽链的侧链。侧链有极性的也有非极性的，如，丝氨酸、天门冬氨酸等的侧链是极性的，丙氨酸、缬氨酸等的侧链是非极性的。

氨基酸分子间以肽键相连接时，都要失去某些部分，而不再是完整的氨基酸分子，因此在肽键中的氨基酸，常称为氨基酸残基。所以，蛋白质结构的基本形式是由许多 α-氨基酸残基通过肽键连接而成的多肽长链。

在多肽长链中，其中有一个游离氨基的一端，称作 N-端，有一个游离羧基的一端，称作 C-端。习惯 N-端写在左边，C-端写在右边。

多肽的名称通常用构成多肽的氨基酸的名称从左到右命名为：某氨酰某氨酰……某氨酸。如下式所示：

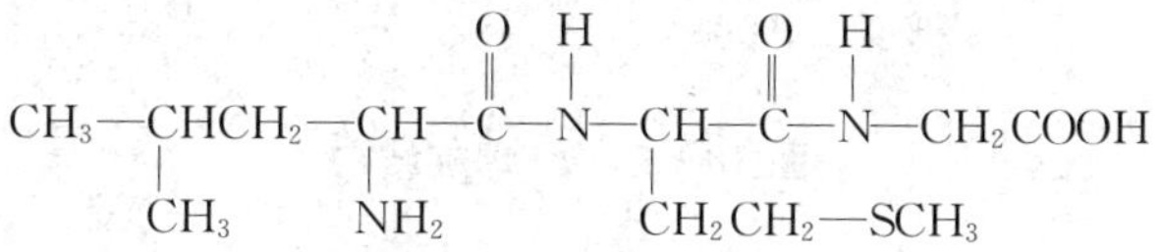

$$CH_3-CHCH_2-CH-\underset{\underset{CH_3}{|}}{C}-\underset{\underset{NH_2}{|}}{N}-CH-\underset{\underset{CH_2CH_2-SCH_3}{|}}{C}-N-CH_2COOH$$

亮氨酰蛋氨酰甘氨酸

蛋白质分子是由几百几千甚至上万个氨基酸分子严格地按照一定的比例和顺序通过肽键连接成多肽长链，这种多肽长链就是蛋白质的一级结构（初级结构）。在一级结构中的主要化学键是肽键，某些分子中含有少量的二硫键。因共价键的键能大，所以蛋白质的一级结构稳定性较强。

各种蛋白质的一级结构不仅决定它的空间结构，而且对它的生理功能也起着决定性的作用。

蛋白质与多肽之间虽没有严格的界限，但又有所不同，这是因为蛋白质除初级结构外，还有空间结构。空间结构是指多肽链主链进一步螺旋、折叠或卷曲形成的立体结构，包括二级结构、三级结构和四级结构。

2. 二级结构

蛋白质的二级结构是指长肽链中邻近基团的空间关系。主要有 α-螺旋和 β-折叠两种形式。

（1）α-螺旋 在一条肽链中，可以通过一个肽键中羰基上的氧与另一个适当位置肽键中亚氨基上的氢形成氢键而绕成螺旋，称为 α-螺旋。

α-螺旋一般是右手螺旋，它是蛋白质二级结构的主要形式，大多数蛋白质分子的全部结构或部分结构都有这种结构。α-螺旋每上升一圈需 3.6 个氨基酸残基，每个氨基酸残基高度为 0.15nm，螺旋上升一圈的高度（螺距）为 0.54nm。主要靠氢键维持其稳定性，如图 10-5 所示。

（2）β-折叠 β-折叠是由两个以上肽段平行排布并以氢键相连所成的片状结构。相邻肽链有平行排列（顺向平行）和反平行排列（逆向平行）两种方式，如图 10-6 中箭头表示肽链的方向，虚线表示氢键。

3. 三级结构

蛋白质的三级结构是指多肽链在形成二级结构基础上，各氨基酸残基中的其

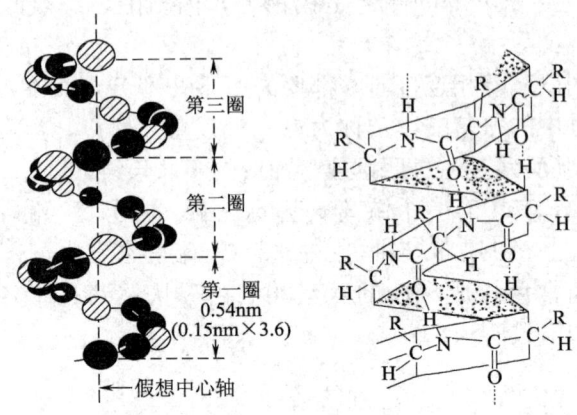

图 10-5 α-螺旋结构

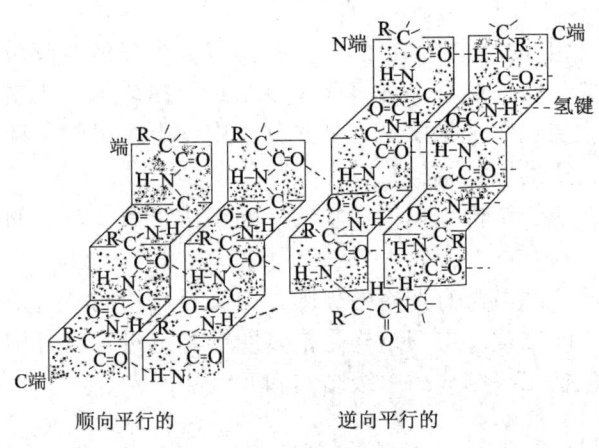

图 10-6 β-片层结构示意图

他侧链再通过氢键、二硫键、静电引力以及色散力（统称副键）等将肽链或链中的某些部分联系在一起所形成的空间结构。三级结构有纤维状和球状两种形式。

（1）纤维状 在纤维状蛋白质中，蛋白质分子是在α-螺旋结构基础上，再通过它们之间的氢键相互扭合在一起，形成麻花状的螺旋形式。如图 10-7 所示为纤维状蛋白质的三级结构。

（2）球状 蛋白质分子中二级结构基础上，再通过副键使远距离的氨基酸残基相互作用，形成卷曲、折叠和盘绕的较复杂的结构，近似球形。如，肌红蛋白的三级结构见图 10-8。

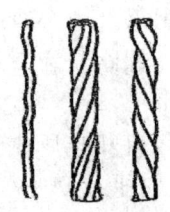

图 10-7 纤维状蛋白质的三级结构

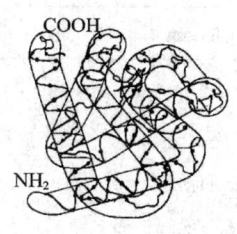 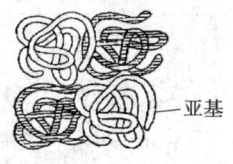

图 10-8　蛋白质的三级结构　　图 10-9　蛋白质的四级结构

4. 四级结构

有些蛋白质由两条或多条相同或不同的肽链组成，这些肽链之间借助主要疏水键缔合在一起，形成更复杂的结构，称为蛋白质的四级结构。每条肽链称为一个亚基。如血红蛋白就是由四个亚基组成的，如图 10-9 所示。

（三）蛋白质的性质

由于蛋白质是由氨基酸组成的，因此表现出一些与氨基酸相似的性质，如两性性质和等电点，但又由于蛋白质是高分子化合物，结构很复杂，所以又表现出一些特殊的物理和化学性质。

1. 两性性质和等电点

蛋白质的多肽链上除了 N-端和 C-端有游离的氨基和游离的羧基外，在肽链的侧链上也存在游离的极性基团，如酸性氨基酸有一个游离的羧基，碱性氨基酸有一个游离的氨基，还有游离的羟基、胍基、咪唑基等，因此与氨基酸相似，也是两性物质，与强酸、强碱作用都能生成盐。

用酸或碱调节某一蛋白质溶液的 pH 时，使蛋白质以偶极离子形式存在，净电荷为零，此时溶液的 pH 称为该蛋白质的等电点。用 pI 表示。蛋白质的两性电离式如下：

$$\text{Pr}\!\!\begin{array}{c}\text{COO}^-\\ \\ \text{NH}_2\end{array} \underset{\text{OH}^-}{\overset{\text{H}^+}{\rightleftharpoons}} \text{Pr}\!\!\begin{array}{c}\text{COO}^-\\ \\ \text{NH}_3^+\end{array} \underset{\text{OH}^-}{\overset{\text{H}^+}{\rightleftharpoons}} \text{Pr}\!\!\begin{array}{c}\text{COOH}\\ \\ \text{NH}_3^+\end{array}$$

阴离子（pH>pI）　偶极离子（pH=pI）　阳离子（pH<pI）

Pr 表示蛋白质分子，由于不同蛋白质所含的可解离的基团的数目不同和各种基团的解离能力不同，所以，不同蛋白质的等电点也不同。表 10-6 列出几种蛋白质的等电点。

蛋白质在等电点时所带正负电荷相等，净电荷为零，此时溶解度最小，最容易沉淀析出，可利用此性质把蛋白质混合物中的各种蛋白质分离和提纯出来。

表 10-6　　　　　　　　　　几种蛋白质的等电点

蛋白质	等电点	蛋白质	等电点
丝纤维蛋白	2.0～2.4	乳球蛋白	4.5～5.5
酪蛋白	4.6	胰岛素	5.3～5.35
白明胶	4.8～4.85	血清球蛋白	5.4～5.5
血清蛋白	4.88	血红蛋白	6.79～6.83
卵清蛋白	4.84～4.90	鱼精蛋白	12～12.4

2. 胶体性质

蛋白质分子是高分子化合物，分子颗粒直径在 1～100nm，属于胶体粒子范围，所以蛋白质溶液属于胶体溶液，它具有胶体溶液的性质，如，电泳、布朗运动、不能透过半透膜、丁达尔现象等。可根据蛋白质具有分子扩散现象、布朗运动，用超速离心法分离蛋白质；还可根据不能透过半透膜的性质，利用透析法纯化蛋白质。

蛋白质溶液稳定是由于有以下两个因素。

（1）颗粒表面有一层水膜　由于蛋白质分子表面有许多亲水基团，如—NH_2、—COOH、—OH、—CO、—NH—等，在水溶液中都能与水分子进行水化作用，而使其表面形成一层水膜。这层水膜对蛋白质粒子起保护作用，使分子之间彼此分开，不会碰撞形成更大的颗粒沉淀。

（2）颗粒表面带有同性电荷　在非等电点状态时，蛋白质分子上都带有相同的电荷，同性电荷相互排斥，使分子之间保持一定的距离，不致互相凝结成更大的颗粒沉淀。

3. 沉淀作用

如果除去蛋白质的稳定因素，即蛋白质分子表面的水膜和电荷，则蛋白质粒子就会互相凝结形成更大的颗粒而产生沉淀。

蛋白质沉淀分为可逆性沉淀和不可逆性沉淀两种。可逆性沉淀是指沉淀出来的蛋白质其分子结构基本没有变化，仍保持原来的生物活性，只要除去沉淀因素，沉淀会重新溶解。不可逆性沉淀是指沉淀后的蛋白质分子结构发生了变化，即使沉淀因素除去后，也不会重新溶解。蛋白质丧失了原来的生物活性。

蛋白质沉淀的常用方法如下。

（1）盐析法　在蛋白质水溶液中，加入足量的盐类，可使很多蛋白质从其水溶液中沉淀出来，这种现象称为盐析。盐析一方面是由于盐类离子的水化能力比蛋白质分子水化能力强，所以加入大量盐离子后，盐离子夺取了蛋白质水化层中的水分子，破坏了水化层；另一方面盐类离子所带的电荷也会中和蛋白质分子表面带有的电荷。盐析法常用的盐有：硫酸铵、氯化钠、氯化铵、硫酸钠等，其中硫酸铵最常用。盐析法产生的沉淀是可逆性沉淀。此沉淀的蛋白质分子结构基本没有变化，在一定的条件下，可重新溶解。利用此性质可分离和提纯蛋白质。

（2）水溶性有机溶剂沉淀法　某些水溶性有机溶剂如乙醇、丙酮等，由于它们的亲水能力较强，能夺取蛋白质分子表面的水化层，破坏水膜，并可进入蛋白质分子内部，使蛋白质沉淀，这种沉淀作用，短时间内是可逆的，若时间长它就会导致分子结构的改变，沉淀就变成不可逆了。

（3）生物碱沉淀剂　如三氯乙酸、苦味酸、鞣酸等都是生物碱沉淀剂，都能使蛋白质产生沉淀，在蛋白质溶液 pH 小于其 pI 的溶液中，沉淀更容易析出。如，

$$Pr\genfrac{}{}{0pt}{}{COO^-}{NH_3^+} \xrightarrow{H^+} Pr\genfrac{}{}{0pt}{}{COOH}{NH_3^+} \xrightarrow{CCl_3COO^-} Pr\genfrac{}{}{0pt}{}{COOH}{NH_3^+\ \bar{O}OCCl_3C} \downarrow$$

（4）重金属离子沉淀剂　蛋白质在其水溶液的 pH 大于它的等电点时，可与重金属离子如 Cu^{2+}、Hg^{2+}、Pb^{2+}、Ag^+ 等结合生成不溶性的盐类沉淀析出。

$$2Pr\genfrac{}{}{0pt}{}{COO^-}{NH_3^+} \xrightarrow{2OH^-} 2Pr\genfrac{}{}{0pt}{}{COO^-}{NH_2} \xrightarrow{(CO_3COO)_2Pb} (Pr\genfrac{}{}{0pt}{}{COO^-}{NH_2})_2Pb \downarrow$$

当人误服了重金属盐时，立即吞吃牛奶或蛋清则可解毒，就是这个道理。

4. 变性作用

蛋白质受某些物理因素及化学因素的影响，空间结构受到破坏，而引起蛋白质的生物活性丧失，一些物理和化学性质改变的现象称为蛋白质的变性作用。能引起蛋白质的变性因素很多，如物理因素有强烈振荡、加热、高温、高压、紫外线等；化学因素有强酸、强碱、强氧化剂、生物碱沉淀剂、重金属盐等。蛋白质变性伴随的现象不尽相同，有些产生凝固现象；有些出现沉淀或结絮；也有的可仍保留在胶体中而不表现现象。大多数情况下，变性是不可逆的。

蛋白质变性的本质是分子的空间构象改变或破坏（二硫键和非共价键破坏），不涉及一级结构改变或肽键的断裂。

蛋白质变性作用的特征是生物活性丧失；某些理化性质改变（溶解度降低，黏度增加，结晶能力消失，易被蛋白酶水解）。

蛋白质的变性作用应用非常广泛，如医用酒精用于消毒及灭菌，高温、高压灭菌等就是使细菌体内蛋白质变性而失去生物活性，制备、保存蛋白质制剂需防止变性。

5. 颜色反应

蛋白质可以和多种试剂发生颜色反应，利用这些性质来鉴别蛋白质见表 10-7。

表 10-7　　　　　　　　　　　　蛋白质颜色反应

反应名称	试剂	颜色	反应基团	有反应的蛋白质
茚三酮反应	水合茚三酮	蓝紫	游离氨基	各种蛋白质
二缩脲反应	稀碱 $CuSO_4$ 溶液	粉红-蓝紫	二个以上肽键	各种蛋白质
黄蛋白反应	浓 HNO_3、NaOH	黄-橙黄	苯基	含苯基蛋白质
米隆反应	米隆试剂加热	白-砖红	酚基	含酚基化合物
乙醛酸反应	乙醛酸试剂	紫	吲哚基	含吲哚基蛋白质

6. 水解作用

蛋白质在稀酸、稀碱或酶的作用下，都可以水解成 α-氨基酸，蛋白质水解不是一步进行的，而是要经过一系列中间产物，最后才能生成 α-氨基酸。如，蛋白质→蛋白胨→较小的肽→二肽→α-氨基酸。

【项目测试】

1. 名词解释

(1) 皂化值　(2) 碘值　(3) 酸值　(4) 内盐　(5) 偶极离子　(6) 等电点

2. 选择题

(1) 关于糖的叙述正确的是（　　）。

　A. 糖是有甜味的物质　　　　　　B. 糖分子中氢氧原子个数之比为 2∶1

　C. 糖分子中含有羟基和酮基或醛基　D. 在植物体内存在最多的是蔗糖

(2) 下列化合物属于还原性糖的是（　　）。

　A. 果糖　　　　B. 蔗糖　　　　C. 糖原　　　　D. 直链淀粉

(3) 莫利许反应所用的试剂是（　　）。

　A. α-萘酚　　　B. 间苯二酚　　C. α-萘酚、浓硫酸　D. 苯酚

(4) 对于直链淀粉和纤维素叙述正确的是（　　）。

　A. 直链淀粉和纤维素的组成相同，都是葡萄糖

　B. 直链淀粉和纤维素水解生成的二糖相同，都是麦芽糖

　C. 直链淀粉与纤维素水解生成的单糖相同，都是葡萄糖

　D. 以上都对

(5) 可溶性果胶含有的主要成分是（　　）。

　A. 半乳糖醛酸和半乳糖醛酸甲酯　B. 半乳糖和葡萄糖

　C. 半乳糖醛酸和果糖　　　　　　D. 半乳糖

(6) 下列在 DNA 中不存在的脱氧核苷酸是（　　）。

A. dUMP　　　　B. dTMP　　　　C. dAMP　　　　D. dGMP

（7）在 DNA 和 RNA 中不相同的碱基有（　　）。

A. A 和 T　　　　B. U 和 T　　　　C. A 和 G　　　　D. C 和 G

（8）下列物质在生物体中贮存遗传信息的是（　　）。

A. 蛋白质　　　　B. DNA　　　　C. 糖类　　　　D. 脂类

3. 简答题

（1）简述直链淀粉与支链淀粉的异同点。

（2）什么是油脂？写出油脂的结构通式。

（3）油脂的酸败是怎样引起的？怎样防止油脂酸败？

（4）由两分子油酸和一分子软脂酸所生成的三脂酰甘油经加氢后，用氢氧化钠溶液水解，有哪些产物生成？

（5）写出 L-α-磷脂酸、L-α-磷脂酰胆碱（卵磷脂）和 L-α-磷脂酰乙醇胺（脑磷脂）的结构式。

（6）什么是蜡？它与石蜡有什么不同？试举出两种蜡的名称，并说出其组成。

（7）氨基酸为什么具有两性性质？其两性性质如何表现？

（8）写出下列化合物的结构：

①甘氨酰、亮氨酸；②谷胱甘肽。

（9）什么是蛋白质的一级结构？什么是蛋白质的二级结构？维持蛋白质二级结构稳定性的力是什么？

（10）写出下列各氨基酸在指定的 pH 条件下主要存在形式。如何调节它们的等电点？

①谷氨酸在 pH=3 的溶液中；②缬氨酸在 pH=8 的溶液中；③赖氨酸在 pH=10 的溶液中；④丝氨酸在 pH=1 的溶液中。

（11）某蛋白质的等电点为 4.9，而其溶液的 pH=6.4，问该蛋白质在电场中向哪极迁移？为什么？

（12）什么是盐析？盐析产生的沉淀是可逆的还是不可逆的？为什么？

（13）什么是蛋白质的变性作用？哪些因素可使蛋白质变性？

（14）蛋白质水溶液为什么会有胶体性质？为什么不易聚沉？

（15）变性蛋白质与天然蛋白质在结构和性质上有何差异？

（16）单纯蛋白质与结合蛋白质在组成上有什么区别？

项目十一
实 训

任务一 化学实验基本操作与溶液配制

实训一 化学实验基本操作

一、知识及能力目标

1. 熟悉实验室规则，安全守则及意外事故处理。
2. 学会玻璃仪器正确的洗涤和干燥方法。
3. 掌握简单玻璃工操作的基本要领，学会制作玻璃管（棒）和毛细管及塞子的钻孔。

二、仪器与试剂

仪器：试管，试管夹，量筒，烧杯，玻璃棒，玻璃管，三角锉，酒精灯，酒精喷灯，钻孔器，胶塞。

试剂：酒精，洗涤剂，去污粉，重铬酸钾，浓硫酸。

三、操作步骤

（一）玻璃仪器的洗涤和干燥

1. 洗涤剂种类和适用范围

最常用的洗涤剂有肥皂、洗衣粉、去污粉、洗洁精、洗液及有机溶剂等。

（1）肥皂、洗衣粉、去污粉　一般用于可以用刷子直接刷洗的仪器，如试管、烧杯、锥形瓶、试剂瓶等。

（2）洗液　一般用于不便用刷子刷洗的仪器，如移液管、滴定管、容量瓶、比色管、玻璃垂熔漏斗、凯氏烧瓶等特殊要求与形状的仪器；也常用于难以用肥皂、去污粉洗净或粘有顽固污物的仪器。

（3）有机溶剂　氯仿、乙醚、丙酮、乙醇、甲苯、汽油等一般用于洗油脂性污物较多的仪器。

2. 常用洗液的配制及使用

使用洗液的时候，应先把仪器内的水沥干，然后向仪器内加入少量洗液，倾斜缓慢转动仪器，使仪器内壁完全被洗液湿润，反复转动几次后将洗液倒回原瓶，可重复使用。禁止将洗液倒入下水道，失去去污能力的洗液废液应在废液缸中统一处理。

常用洗液的配制、用途及注意事项见表11-1。

表11-1　　　　　　　　　常用洗液的配制与注意事项

洗液名称	配制方法	用　途	注　意　事　项
铬酸洗液	将20g $K_2Cr_2O_7$ 溶于20mL水中，再缓慢加入400mL浓硫酸	主要用于洗除被有机物质和油污污染的玻璃器皿	1. 贮存洗液的瓶子要盖紧，以免硫酸吸水 2. 具有强腐蚀性，防止烧伤皮肤、损坏衣物 3. 如果洗涤液颜色变绿，表示洗液失效，必须重新配制
氢氧化钠洗液	将100g NaOH溶于50mL水中，放冷后加95%乙醇至1000mL	在铬酸洗液无效时，用于清洗各种油污	1. 碱对玻璃有腐蚀，玻璃磨口长期浸泡易被损坏 2. 须存放于胶塞瓶中，防止挥发，防火，久贮易失效
高锰酸钾洗液	将4g的高锰酸钾溶于少量水中，再缓慢加入100mL 10% NaOH溶液	清洗玻璃管内的油污或有机物质	洗后会有 MnO_2 附着于内壁，可用浓盐酸溶液或盐酸加过氧化氢溶液除去

3. 玻璃仪器的洗涤

玻璃仪器在使用之后必须洗净，洗净的量器的内壁应能被水均匀润湿而无小水珠。洗涤的方法一般是用自来水冲洗，必要时可用毛刷刷洗，然后再用纯化水荡洗3次。对沾有油污等较脏的仪器，可用毛刷蘸些肥皂液或洗衣粉水刷洗，然后用自来水冲洗干净，最后用纯化水冲洗3次。若还不能洗净，则可根据污垢的性质选配适当的洗涤液进行洗涤。量器不能用去污粉刷洗，以免划伤内壁，影响体积的准确测量。对难洗的仪器，如滴定管、移液管、容量瓶及玻璃垂熔漏斗等，先用自来水冲洗，沥干，用合适的洗液浸泡后，再用自来水冲洗干净，最后用纯化水冲洗3次。

4. 玻璃仪器的干燥

（1）晾干法　不急用的仪器可以倒置于实验柜内或仪器架上晾干，或用电吹风机把仪器吹干。

（2）烘干法　实验急用的仪器，可放在105～120℃电烘箱内烘干；烧杯、蒸发皿等可放在石棉网上小火烘干；试管可直接用小火烤干，操作时，先将试管外壁揩干后用试管夹夹紧，试管口向下倾斜，在小火中来回移动翻转，烤到不见水珠时，再使管口朝上，加热赶尽水气。

（3）有机溶剂快速干燥法　带有刻度的计量仪器不能用加热的方法来干燥，可用易挥发的有机溶剂（如酒精）荡洗后晾干。

（二）酒精灯和酒精喷灯的使用

1. 酒精灯的使用

常用于加热温度不需太高的实验，火焰温度通常可达400～500℃。酒精易燃，使用时须注意安全：①灯内酒精的量不能超过灯容积的2/3；②点燃前先将灯头提起，吹去灯内酒精蒸气；③绝不能用已燃着的酒精灯引燃；④酒精灯连续使用时间不能太长；⑤添加酒精时应先将火焰熄灭，用漏斗添加；⑥熄灭灯焰时，用灯罩盖熄，再提起灯罩放气，然后重新盖上。

2. 酒精喷灯的使用

加热玻璃管或加工简单零件可以用酒精喷灯，如图11-1所示。酒精喷灯的温度通常可达到700～1000℃，使用前，先在预热盘上加满酒精，然后用火点燃预热盘中的酒精，用以加热铜质灯管。待盘内酒精将燃尽时，开启开关，这时由于酒精在灼热的铜质灯管内气化，并与来自气孔的空气混合，用火柴在灯管口点燃，即可得到很高的火焰。调节开关螺丝，可以控制火焰的大小。用毕，向右旋紧开关，可使火焰熄灭。需要注意的是在开启开关、点燃以前，灯管必须充分灼热，否则酒精在灯管内不会全部气化，会有液态酒精由管口喷出，形成"火雨"，碰到这种情况时马上关闭开关。

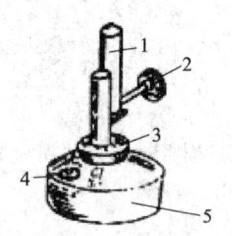

图11-1　酒精喷灯的构造

1—灯管　2—空气调节器
3—预热盘　4—铜帽　5—酒精壶

（三）简单玻璃加工操作

一些小件的玻璃仪器及零件，如滴管、毛细管、搅拌棒等，有时需要自己加工，下面介绍一下加工方法。

1. 玻璃管的切割

直径小于 25mm 的玻璃管，先用扁锉或三角锉、砂轮片划一道深痕，注意不要反复锯划，并用手指蘸水，两手迅速握紧玻璃管向两边及向下拉折，即可折断。将玻璃管呈 45°角，在氧化焰边缘，边烧边转动，直至截面边沿光滑。

弯好的玻璃管形状见图 11-2。

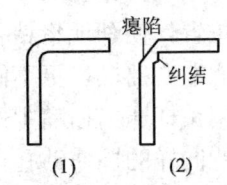

图 11-2　弯好的玻璃管形状
(1) 合格弯管　　(2) 不合格弯管

2. 拉制滴管和毛细管

实验中常用的毛细管有熔点管、沸点管、薄层层析法点样用的毛细管、减压蒸馏用的毛细管等。初学者首先要练习旋转玻璃管的方法：用左手手心向下握住玻璃管，用拇指向上、食指向下推动玻璃管，右手与左手相反，向上托住玻璃管，并作同方向转动。

拉制滴管的方法是：截取一段玻璃管，在要拉细的地方先用文火预热，然后加大火焰，并不断转动玻璃管，当玻璃管发黄变软时，移离火焰，向两边缓慢地边拉边旋转至所需长度，直至玻璃完全变硬方能停转。注意拉出的细管要与粗管保持同轴。截取所需长度，管尖略烧平滑。玻璃管另一端烧熔略收缩，做成缩口，安上橡胶帽。

拉制毛细管的方法是：取直径 10mm，壁厚 1mm 左右的玻璃管，同上法在火焰上加热。当烧制变软时，离开火焰，两手同时握玻璃管做同方向来回转动，水平方向向两边拉开，先慢后快，拉成直径 1mm 左右的毛细管，截成小段，两端在火焰边缘用小火熔封，注意成 45°角边烧边转。使用时从中间截开。

3. 弯管

实验中常用的玻璃弯管有 45°、75°、90°、135°等。下面介绍简易弯管方法。玻璃管加热部分要稍宽些，同时要不时转动使其受热均匀，当玻璃管软化后从火中取出，随着玻璃管中段软化向下弯曲，两手轻轻向上弯曲至所需角度，通常一次达不到所需角度，常需分几次弯；弯好的玻璃管应在同一平面上。合格弯管与不合格弯管见图 11-2。

4. 玻璃搅拌棒的制备

取一根一定长度的玻璃棒，在酒精喷灯火焰上将距一端约 2cm 处烧软后，先弯成 135°，再将弯曲部分烧软化后放在石棉网（板）上，用老虎钳等硬物压扁即可。可装在电动搅拌头上，制备方法简单，搅拌效果良好。

（四）塞子的钻孔

进行实验时，往往需要在塞子内插入导气管、温度计、滴液漏斗等，这就需要在塞子上钻孔，钻孔用的工具为钻孔器。每套钻孔器约有五、六支直径不同的钻嘴,以供选择。

钻孔时,把塞子小的一端朝上,平放在桌面的一块木板上,避免当塞子被钻通后,钻坏桌面。钻孔时,左手握紧塞子平稳放在木板上,右手持钻孔器的柄,在选定的位置,使劲地将钻孔器以顺时针方向向下转动,使钻孔器垂直于塞子的平面,不能左右摇摆,更不能倾斜。等到钻至约塞子的一半时,按逆时针旋转取出钻嘴,用钻杆通出钻嘴中的塞芯。然后在塞子大的一面钻孔,要对准小头的孔位,以上述同样的操作钻孔至钻通。拔出钻嘴,通出钻嘴内的塞芯。为了减少摩擦,可在钻嘴的刀口涂一些甘油或水。若孔道小或不光滑时,用圆锉修整。注意若在橡皮塞上钻孔时,要选用比欲插入的玻璃管的外径稍大的钻嘴,因为橡皮塞有弹性,钻成后,会收缩使孔径变小。

四、注意事项

1. 实验室规则

(1) 实验前必须预习教材的有关内容,做到心中有数,有计划地进行实验。

(2) 实验中应认真操作,仔细观察,如实记录实验现象和实验数据。

(3) 废纸、火柴梗应倒在废物盘中,严禁倒入水槽内;侵蚀性液体倒入废液缸中,以防蚀;取用药品时应严格遵守基本操作,以免污染药品。

(4) 使用精密仪器时,必须严格按照操作规程进行操作;小心使用仪器和实验室设备,注意节约水电和煤气。

(5) 实验后,应将仪器洗刷干净,放回原处,实验台用抹布擦净,最后检查煤气、水、电是否关闭妥当,经教师检查后方可离开实验室。

2. 实验室安全守则

(1) 一切有毒的或有恶臭的物质的实验都应在通风橱中进行;对于易燃物质应尽可能使其远离火焰。

(2) 加热试管时,不要将试管口对着自己或别人,也不要俯视正在加热的液体,以防溅出液体造成伤害;在嗅闻气体的气味时,应用手扇闻。

(3) 浓酸、浓碱具有强腐蚀性,切勿溅在衣服、皮肤、尤其眼睛上;稀释浓硫酸时,应将浓硫酸慢慢倒入水中并不断搅拌,而不能将水向浓硫酸里倒,以免迸溅;决不允许擅自随意混合各种化学药品。

(4) 实验完毕,应洗净双手,才可离开实验室。

3. 实验室意外事故处理

(1) 起火　根据起火原因立即灭火,一般用湿布、沙土覆盖或灭火器灭火。若遇电气设备着火,必须先切断电源,再用干粉或四氯化碳灭火器灭火。

(2) 烫伤　可用高锰酸钾或苦味酸擦洗灼伤处,再涂上烫伤膏或凡士林。

(3) 受强酸、强碱腐伤　立即用大量水冲洗。强酸腐伤擦上碳酸氢钠油膏或凡士林；强碱腐伤用柠檬酸或硼酸饱和溶液洗涤，再擦上凡士林。

（4）吸入有毒气体 如吸入氯气、氯化氢气体时，可吸入少量酒精和乙醚的混合蒸气解毒；如吸入硫化氢气体感到不适时，立即到室外呼吸新鲜空气。

五、思考题

1. 弯曲和拉细玻璃管时，玻璃管的温度有什么不同？
2. 把玻璃管插入塞子孔道中时要注意些什么？

实训二 粗食盐的提纯

一、知识及能力目标

1. 掌握提纯粗食盐的原理、方法及有关离子的鉴定。
2. 掌握溶解、过滤、蒸发、浓缩、结晶、干燥等基本操作。
3. 学会台秤、量筒、pH 试纸、滴管和试管的正确使用方法。

二、基本原理

粗食盐通常是从盐湖等地方采得，其中含有不溶性的杂质（如泥沙等）和可溶性的杂质（如 Ca^{2+}、Mg^{2+}、SO_4^{2-}）。

除去粗食盐中不溶性杂质的方法是将粗食盐溶于适量水中，然后过滤。除去可溶性杂质的方法是选择适当的沉淀剂，使 Ca^{2+}、Mg^{2+}、SO_4^{2-} 等生成难溶性化合物而被除去。

首先，将粗食盐溶于适量水中，加入稍过量的 $BaCl_2$ 溶液，使 SO_4^{2-} 生成 $BaSO_4$ 沉淀后，再过滤除去 $BaSO_4$。反应方程式：

$$Ba^{2+} + SO_4^{2-} = BaSO_4 \downarrow$$

然后，在滤液中加入适量的 NaOH 溶液和 Na_2CO_3 溶液，使过量的 Ba^{2+} 和粗食盐中的 Ca^{2+}、Mg^{2+} 与之生成沉淀，再过滤除去。其反应方程式：

$$Ca^{2+} + CO_3^{2-} = CaCO_3 \downarrow$$
$$2Mg^{2+} + 2OH^- + CO_3^{2-} = Mg_2(OH)_2CO_3 \downarrow$$
$$Ba^{2+} + CO_3^{2-} = BaCO_3 \downarrow$$

三、仪器与试剂

仪器：台秤，烧杯，量筒，玻璃棒，药匙，洗瓶，普通漏斗，漏斗架，滤纸，酒精灯，石棉网，泥三角，蒸发皿，试管，布氏漏斗，抽滤瓶，循环水真空泵。

试剂：粗食盐，1mol/L $BaCl_2$，2mol/L NaOH，1mol/L Na_2CO_3，饱和$(NH_4)_2C_2O_4$，2mol/L HCl，2mol/L HAc，镁试剂Ⅰ，pH试纸。

四、操作步骤

1. 粗食盐的提纯

（1）粗食盐的称量和溶解　用台秤称取8.0g粗食盐放入干净的烧杯中，加水30mL，用玻璃棒搅拌，并加热使粗食盐溶解，这时不溶性杂质沉于烧杯底部，如不溶性杂质较多，可过滤除去。

（2）除去SO_4^{2-}　把粗食盐溶液加热至近沸时，在不断搅拌下逐滴加入1mol/L $BaCl_2$溶液，直至SO_4^{2-}全部转化为$BaSO_4$沉淀。为了检查SO_4^{2-}是否除尽，将烧杯从石棉网上取下，放置一段时间，待沉淀沉降后，沿烧杯壁向上层清液滴加1~2滴$BaCl_2$溶液，若不出现浑浊，则表示SO_4^{2-}沉淀完全。沉淀完全后，继续加热5min，使沉淀颗粒长大而易于沉淀和过滤。过滤，弃去沉淀，滤液转入烧杯中。

（3）除去Ca^{2+}、Mg^{2+}和过量的Ba^{2+}等离子　将烧杯中的滤液加热近沸，加入1mL 2mol/L NaOH和3mL 1mol/L Na_2CO_3溶液。待沉淀沉降后，沿烧杯壁向上层清液中加入1~2滴Na_2CO_3溶液，检查被沉淀离子是否完全沉降，若出现浑浊，可继续滴加Na_2CO_3溶液，直至沉淀完全。过滤，弃去沉淀。

（4）除过量的CO_3^{2-}　用2mol/L HCl把烧杯中的滤液调为酸性，用pH试纸检验，使pH为4~5。

（5）浓缩、结晶　把调好pH的溶液倒入干净的蒸发皿中，在搅拌下加热、蒸发、浓缩至稠糊状，使NaCl完全析出，停止加热。稍冷后趁热用布氏漏斗抽滤，尽量将NaCl晶体抽干，再用少量蒸馏水洗涤NaCl晶体2~3次，抽干，弃去母液。

（6）干燥与称量　将NaCl晶体移至另一洁净已称重的蒸发皿中，加热烘干，干燥后冷至室温，将氯化钠晶体连同蒸发皿一起称重。计算产率：

$$纯食盐产率 = (提纯后的食盐质量/粗食盐质量) \times 100\%$$

2. 产品纯度的检查

称取粗食盐和提纯后食盐各1g，分别溶于5mL蒸馏水中，然后将两种溶液分别分成三等份于6支试管中，组成三组对照检查。

（1）SO_4^{2-}的检查　在第一组溶液中，分别加入2滴2mol/L HCl溶液和2滴

1mol/L $BaCl_2$ 溶液，比较两个试管中沉淀产生的情况。

（2）Ca^{2+} 的检验　在第二组溶液中，分别加入 2mol/L HAc 溶液 2 滴和饱和 $(NH_4)_2C_2O_4$ 溶液 3～4 滴，比较两管中沉淀产生的情况。

（3）Mg^{2+} 的检验　在第三组溶液中，分别加入 2 滴 2mol/L NaOH 溶液和镁试剂 3 滴，若有天蓝色沉淀生成，表示有 Mg^{2+} 存在，比较两管中溶液的颜色。

五、实验记录

1. 纯食盐的产率

纯食盐的产率见表 11-2。

表 11-2　　　　　　　　　　　纯食盐的产率

粗食盐的质量/g	提纯后食盐的质量/g	产率/%

2. 产品纯度的检验

产品纯度的检验见表 11-3。

表 11-3　　　　　　　　　　　产品纯度的检验

待检离子	检验方法	现象	
		粗食盐溶液	纯食盐溶液
SO_4^{2-}	加 $BaCl_2$ 溶液		
Ca^{2+}	加 $(NH_4)_2C_2O_4$ 溶液		
Mg^{2+}	加 NaOH 和镁试剂 I		

六、注意事项

1. 粗食盐可先在火上煅烧，使其中有机物碳化，再用水溶解成饱和溶液。不溶性杂质可采用过滤法除去，可溶性杂质可根据其性质借助化学方法除去。

2. 注意抽滤装置的安装和使用

（1）连接抽滤装置时，将布氏漏斗配一合适的塞在吸滤瓶上，必须紧密不漏气，漏斗管下端的斜口要正对吸滤瓶的侧管，吸滤瓶的侧管用厚橡皮管与水泵侧管相连（最好接一安全瓶，再和水泵相连）。

（2）抽滤时为防止滤纸被抽破，可用两层滤纸。

(3) 抽滤前用同一溶剂将滤纸润湿,使滤纸紧贴于布氏漏斗的底面,打开水泵将滤纸吸紧,以避免固体在抽滤过程中从滤纸边缘吸入抽滤瓶中。

(4) 转移结晶和母液到布氏漏斗中,结晶应平铺于滤纸上,抽干母液。

(5) 洗涤沉淀。抽干母液的晶体要用所选的洗涤剂洗涤,以除去晶体表面的母液。洗涤时注意少量多次,一般 2~3 次,每次 3~5mL。

(6) 停止抽滤时,先将吸滤瓶与水泵之间连接的橡皮管拆开,或者将安全瓶的活塞打开与大气相通,防止水倒流入吸滤瓶内,再关掉水泵。

七、思考题

1. 在调节 pH 的过程中,若加入的盐酸过量怎么办?为何要将溶液调成弱酸性?
2. 在浓缩过程中,能否将溶液蒸干?为什么?

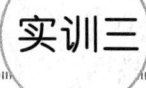

实训三 缓冲溶液的配制及 pH 测定

一、知识及能力目标

1. 学会标准缓冲溶液的配制方法,并验证其性质。
2. 掌握酸度计测定溶液 pH 的方法。

二、基本原理

1. 缓冲原理

缓冲溶液具有抵抗外来少量酸、碱或稀释的干扰,而保持其本身 pH 基本不变的能力。缓冲溶液由共轭酸碱对组成,其中共轭酸是抗碱成分,共轭碱是抗酸成分,缓冲溶液的 pH 可通过亨德森-哈塞尔巴赫方程计算。

$$pH = pK_a + \lg \frac{[B^-]}{[HB]}$$

在配制缓冲溶液时,若使用相同浓度的共轭酸和共轭碱,则它们的缓冲比等于体积比。

$$pH = pK_a + \lg \frac{V_{B^-}}{V_{HB}}$$

配制一定 pH 缓冲溶液的原则:选择合适的缓冲系,使缓冲系共轭酸的 pK_a 尽可能与所配缓冲溶液的 pH 相等或接近,以保证缓冲体系在总浓度一定时,具有较大的缓冲能力;配制缓冲溶液要有适当的总浓度,一般情况下,缓冲溶液的总浓度宜选在 0.05~0.2mol/L;按上面简化公式计算出 V_{B^-} 和 V_{HB} 的体积并进行配制。

2. pH 计工作原理

测定 pH 时,把指示电极与参比电极组成电池,测定电池电动势。因为参比电极的电极电位保持不变,所以,溶液 pH 的变化引起指示电极的电极电位的变化,直接转换为电池电动势的变化。也就是说,电池电动势的大小直接反映溶液中 H^+ 浓度的大小。当溶液 pH 固定时,电池电动势就为一定值。根据电池电动势即可求得溶液的 pH。

虽然酸度计本质上是测量电池电动势的仪器,但实际上酸度计根据某一特定温度下所测得的电池电动势与溶液 pH 的转换关系,在仪器电表的刻度盘上也直接表示出溶液的 pH。

三、仪器与试剂

仪器:精密 pH 试纸,pHs-3C 型酸度计,玻璃电极或 pH 复合电极,塑料烧杯,温度计。

试剂:0.10mol/L 的 HAc、NaAc、NaOH、HCl 溶液,0.20mol/L 的 Na_2HPO_4、KH_2PO_4 溶液,1% HCl 溶液,1% NaOH 溶液,待测 pH 溶液,饱和氯化钾溶液。

pH=4.01 的标准缓冲溶液:称取在 110℃烘干的分析纯邻苯二甲酸氢钾 10.21g,溶于蒸馏水中,再定容至 1000mL。

pH=6.86 的标准缓冲溶液:称取在 110℃烘干的分析纯磷酸二氢钾 3.39g 和磷酸二氢钠 3.53g,溶于蒸馏水中,再定容至 1000mL。

pH=9.18 的标准缓冲溶液:称取分析纯硼砂 3.81g,用蒸馏水溶解后定容至 1000mL。

四、操作步骤

1. 缓冲溶液的配制

(1) 计算配制 100mL pH=5.00 的缓冲溶液需要 0.1mol/L HAc 溶液和 0.1mol/L NaAc 溶液体积(已知 HAc 的 pK_a=4.75)。根据计算出的用量,用吸量管吸取两种溶液置于 100mL 烧杯中,混匀,用酸度计测定其 pH。若 pH 不等于 5.00,可用几滴 0.01mol/L NaOH 或 0.1mol/L NaAc 溶液调节使溶液的 pH 为 5.00 后,备用待测。

(2) 计算配制 pH=8.00 的缓冲溶液 100mL 需要的 0.2mol/L Na_2HPO_4 和 0.2mol/L KH_2PO_4 溶液的体积(H_3PO_4 的 pK_a=7.21)。根据计算用量,用碱式

滴定管放取 Na_2HPO_4 溶液，用吸量管吸取 KH_2PO_4 溶液置于 100mL 烧杯中，混匀，用酸度计测定其 pH。若 pH 不等于 8.00，用几滴 0.01mol/L NaOH 或 2mol/L KH_2PO_4 溶液调节至 8.00 后，备用待测。

2. 缓冲溶液的性质

（1）缓冲溶液的抗酸作用　取三支试管，分别加入 3mL 上述配制的 pH 为 5.00、8.00 的缓冲溶液和蒸馏水，各加入 2 滴 0.10mol/L HCl 溶液，用酸度计或精密 pH 试纸测定其 pH，并解释实验现象。

（2）缓冲溶液的抗碱作用　取三支试管，分别加入 3mL 上述配制的 pH 为 5.00、8.00 的缓冲溶液和蒸馏水，各加入 2 滴 0.10mol/L NaOH 溶液，用酸度计或精密 pH 试纸测定其 pH，并解释实验现象。

（3）缓冲溶液的抗稀释作用　取四支试管，分别加入 0.5mL 上述配制的 pH 为 5.00、8.00 的缓冲溶液、0.10mol/L 的 NaOH、HCl 溶液，各加入 5mL 蒸馏水，振荡试管，用酸度计或精密 pH 试纸测定其 pH，并解释实验现象。

3. pH 计的使用

（1）取下复合电极上的电极套，必要时补充饱和 KCl 溶液，用蒸馏水清洗电极，用滤纸吸去电极上的水。

（2）接通酸度计电源，按下电源开关，预热仪器 30min。

（3）标定

① 把选择开关旋钮调至 pH 档。

② 调节温度补偿旋钮，使旋钮白线对准溶液温度值（即室温）。

③ 盐酸溶液 pH 的测定：把斜率调节旋钮顺时针旋到底（即调到 100% 的位置），取 pH 为 6.86 的混合磷酸盐标准缓冲液对仪器进行校正（定位），使仪器示值与其一致。仪器校正后，再用 pH 为 4.00 的邻苯二甲酸氢钾标准缓冲液核对仪器示值，误差不得超过 ±0.02pH 单位。若大于此偏差，则应小心调节斜率，使示值与 pH 为 6.86 的混合磷酸盐标准缓冲液值相符。重复上述定位与斜率调节操作，至仪器示值与标准缓冲液的规定数值相差不大于 0.02pH 单位。用小烧杯量取样品适量进行测定，记录 pH，平行测定三次，三次 pH 的读数相差应不超过 0.1，取三次读数的平均值为其 pH。

④ 氢氧化钠溶液 pH 的测定：把斜率调节旋钮顺时针旋到底（即调到 100% 位置），取 pH 为 6.86 的混合磷酸盐标准缓冲液对仪器进行校正（定位），使仪器示值与其一致。仪器校正后，再用 pH 为 9.18 的硼砂标准缓冲液核对仪器示值，误差不得超过 ±0.02pH 单位。若大于此偏差，则应小心调节斜率，使示值与 pH 为 9.18 的硼砂标准缓冲液值相符。重复上述定位与斜率调节操作，至仪器示值与标准缓冲液的规定数值相差不大于 0.02pH 单位。用小烧杯量取样品适量进行测定，记录 pH，平行测定三次，三次 pH 的读数相差应不超过 0.1，取三次读数的平均值为其 pH。

⑤ 测量待测溶液的 pH：一个样品测定完毕后，如果还要测定其他样品，可以连续进行，但要注意每一次测定完成，都要用洗瓶将电极表面淋洗干净后才能测定下一个样品。如果其时间间隔不长，可不必关闭电源。

（4）测定完毕，关上"电源"开关，拔去电源。用蒸馏水冲洗电极，将复合电极浸入饱和 KCl 溶液中（或将复合电极下端的电极套套上）。

五、数据记录

1. 缓冲溶液的性质

缓冲溶液的性质见表 11-4。

表 11-4　　　　　　　　缓冲溶液的性质

供试液 \ pH	原溶液	加 0.10mol/L HCl 溶液	加 0.10mol/L NaOH 溶液	加蒸馏水
pH＝5.00 的缓冲溶液				
pH＝8.00 的缓冲溶液				
蒸馏水				
0.10mol/L NaOH		—	—	
0.10mol/L HCl		—	—	

2. pH 计的使用

pH 计的使用见表 11-5。

表 11-5　　　　　　　　pH 计的使用

供试液 \ 测定次数	1	2	3
1% HCl 溶液			
1% NaOH 溶液			
其他供试液			

六、注意事项

1. 根据样品液的 pH，选择两种 pH 相差约 3 个单位的标准缓冲液，使供试液的 pH 处于二者之间。

2. 复合电极球泡极薄，安装和操作时应防止碰破。

3. 每次更换标准缓冲液或供试液前，应用蒸馏水充分洗涤电极，然后将水吸尽，也可用所换的标准缓冲液或供试液洗涤。

4. 标定后，定位调节不应再转动位置，否则应重新标定。

5. 配制标准缓冲溶液与溶解供试品的水，应是新沸过并放冷的纯化水，其pH应为 5.5～7.0。

6. 标准缓冲溶液一般可保存 2～3 个月，但发现有浑浊、发霉或沉淀等现象时，不能继续使用。

七、思考题

（1）"定位"钮的作用是什么？
（2）"温度补偿"钮的作用是什么？

任务二 定量分析及滴定分析

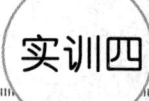

实训四 试样的称量

一、知识及能力目标

1. 观察电子分析天平结构，了解天平主要部件的名称和作用。
2. 学会正确使用电子分析天平。
3. 学会直接称量法、减量称量法和固定质量称量法。

二、基本原理

利用电子装置完成电磁力补偿的调节，使物体在重力场中实现力的平衡，或通过电磁力矩，使物体在重力场中实现力矩的平衡。

三、仪器与试剂

仪器：FA1604S 电子天平，托盘天平，干燥器，表面皿（或称量纸），称量瓶，药匙。

试剂：固体粉末试样。

四、操作步骤

1. 检查

（1）检查并调节天平水平，使气泡位于水平仪的红圈内。
（2）检查天平盘内是否清洁，必要时需要清扫。
（3）检查硅胶是否变色失效，若变色，应及时更换。
（4）检查电源电压是否匹配（可配置稳压器），通电预热至所需时间。

2. 开机

轻按下天平"ON"键，系统自动实现自检功能。当显示器显示为零后，自检完毕，即可称量。

3. 样品称量的基本方法

（1）直接称量法　此法适用于称量物体的质量，如小烧杯、容量器皿、质量分析实验中的坩埚，亦适合于称取性质稳定的试样。如称量某小烧杯的质量：关好天平门，按"TAR"去皮键或清零键。打开天平门，将小烧杯放入天平中央，关闭天平门，待天平稳定后读数。记录读数，取出烧杯，关闭天平门。

（2）减量称量法　适合于称取易吸水或 CO_2、在空气中不稳定的多份试样。

① 称出装有试样的称量瓶质量后，轻按下去皮键"TAR"，用三层纸带将称量瓶取出，在烧杯或锥形瓶（注意编号）上方，倾斜瓶身，用另一纸条夹取出瓶盖，用称量瓶盖轻轻敲瓶口，使试样慢慢落入烧杯或锥形瓶中，如图11-3所示。

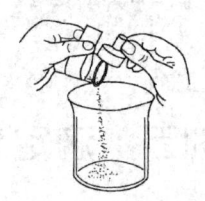

图 11-3　从称量瓶中敲出试样示意图

② 当倾出的试样接近所需量（通常从体积上估计和试重得知）时，一边继续用瓶盖轻敲瓶口，一边逐渐将瓶身竖立，使粘附在瓶口上的试样落回称量瓶内，然后盖上瓶盖。把称量瓶放回天平盘，显示器显示带有"-"的质量，即为敲出试样的质量。同样方法还可以称取第2份、第3份试样。

③ 称量结束，拿出称量瓶，关上天平门，轻按下天平"OFF"键，切断电源，并在记录本上登记使用情况。

（3）固定量称量法　又称增量法，此法适用于称量某一固定质量的试剂（如基准物质）或试样。这种称量操作速度很慢，适用于不易吸潮、在空气中能稳定存在的粉末状或小颗粒样品。本操作在天平中进行，称量时，用左手手指轻击右手腕部，将药匙中试样慢慢振落于容器内，直到所需质量为止。关上天平门，当显示屏出现稳定数值，即为被称物质的质量（g），记录质量。固定量称量法要求称量精度在0.1mg以内。如称取0.5000g试样，则允许的质量范围是0.4999～0.5001g。超出这个范围的样品均不合格。若加入量超出，则需重称试样，已用试样必须弃去，不能放回到试剂瓶中。

4. 称量结束

按"OFF"键关闭天平，天平盘用毛刷刷净。在天平使用记录本上记下使用时间和天平状态，并签名。整理好台面后方可离开。

五、注意事项

1. 粉末状、潮湿、有腐蚀性的试样不能放在称盘上，必须用称量瓶称量。
2. 使用天平时注意动作要轻、缓，不可过猛或过快，并时常检查水平是否改变。
3. 注意克服可能影响天平示值变动的各种因素，如空气对流、温度波动、容器不干燥、开门及放置被称物时动作过重等。

六、思考题

1. 如何称量易吸湿、在空气中不稳定的试样？
2. 使用称量瓶时，如何操作才能保证试样不致损失？

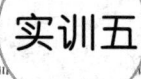

实训五　滴定分析基本操作

一、知识及能力目标

1. 学习滴定分析仪器的洗涤方法。
2. 掌握滴定管、移液管及容量瓶的操作技术。
3. 学会滴定操作，正确观察和判断滴定终点，正确读数与记录数据等。

二、仪器与试剂

仪器：酸式滴定管（50mL），碱式滴定管（50mL），锥形瓶（250mL），移液管（25mL、1mL、2mL、5mL、10mL），量筒（100mL），烧杯（100mL），容量瓶（50mL、100mL），洗耳球，比重计。

试剂：氢氧化钠（A.R），盐酸（A.R），甲基橙指示剂（0.1%），酚酞指示剂（0.1%），铬酸洗液。

三、基本原理

滴定分析法是将一种已知准确浓度的溶液滴加到被测试样的溶液中，直到反应完全为止，然后根据标准溶液的浓度及其消耗的体积求得试样中被测组分含量的一种分析方法。这种分析方法的操作手段主要是滴定，因此称为滴定分析法；又因为这种分析方法是以测量容积为基础的，所以又称容量分析法。准确测量溶液体积是获得良好分析结果的重要前提之一，为此必须学会正确使用滴定分析仪器，掌握滴定管、移液管和容量瓶的操作技术。

四、容量仪器的使用

（一）滴定管

1. 滴定管的种类

滴定管是准确测量放出液体体积的仪器，为量出式计量玻璃仪器。

按其容积不同分为常量、半微量及微量滴定管。常量滴定管的容量限度为50mL和25mL，最小刻度为0.1mL，而读数可以估计到0.01mL；10mL滴定管用于半微量分析；1～5mL微量滴定管用于微量分析。

按构造上的不同，又可分为酸式滴定管、碱式滴定管和自动滴定管。

（1）酸式滴定管 在滴定管的下端有一玻璃活塞的为酸式滴定管，如图11-4（1）所示。酸式滴定管可装酸性或具有氧化性的溶液，不适宜装碱性溶液，因为玻璃活塞易被碱性溶液腐蚀。玻璃活塞用以控制滴定过程中溶液的滴速。

（2）碱式滴定管 带有尖嘴玻璃管和胶管连接的称为碱式滴定管，如图11-4（2）所示。碱式滴定管可装碱性或具有还原性的溶液。与胶管起作用的溶液（如$KMnO_4$、I_2、$AgNO_3$等溶液）不能用碱式滴定管。胶管内装有一个玻璃珠，用以堵住溶液。

有些需要避光的溶液，可采用棕色滴定管。

2. 滴定管的使用方法

（1）洗涤 详见玻璃仪器的洗涤

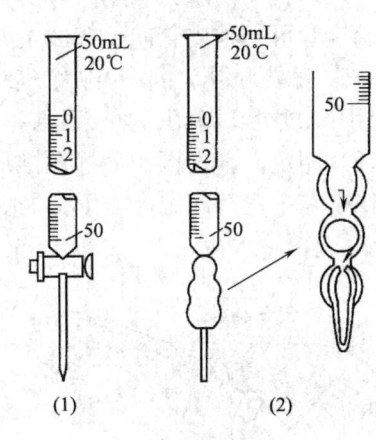

图11-4 酸碱滴定管
(1) 酸式滴定管 (2) 碱式滴定管

方法。

(2) 涂油　酸式滴定管活塞与塞套应密合不漏水，并且转动要灵活，为此应在活塞上涂一薄层凡士林（或真空油脂）。方法是：将玻璃活塞取下，用滤纸将玻璃塞和塞套中的水擦干。用手指蘸少许凡士林在活塞的两头各涂上薄薄的一层，凡士林要适当，不能涂得太多，以免堵塞滴定管。将涂好的活塞插入活塞套中，压紧后向同一方向旋转活塞，直到凡士林均匀透明为止。转动活塞是否正常，再检查是否漏水。若仍然漏水，说明凡士林涂得不够，需重复上述操作。如果达到上述要求，在活塞的小头套上橡皮圈，即可使用。

碱式滴定管不涂油，只需将胶管、尖嘴、玻璃珠和滴定管主体部分连接好即可。

(3) 试漏　酸式滴定管试漏的方法是将活塞关闭，在滴定管内充满水至一定刻线，将滴定管夹在滴定台上，放置 2min，看是否有水渗出；将活塞转动 180°，再放置 2min，看是否有水渗出。若前后两次均无水渗出，活塞转动也灵活，即可使用，否则应将活塞取出，重新涂凡士林后再使用。

碱式滴定管试漏时，在滴定管内充满水至一定刻线，检查方法同酸式滴定管。需注意的是应选择大小合适的玻璃珠和胶管，液滴是否能够灵活控制。如不合要求，则应重新装配。

(4) 装滴定液　为了避免装管后的滴定液被稀释，应用待装的滴定液 5～10mL 润洗滴定管 2～3 次。操作时，两手平端滴定管，慢慢转动，使滴定液流遍全管，并使溶液从滴定管下端放出，以除去管内残留水分。在装入滴定液时，应直接倒入，不得借用任何别的器皿，以免滴定液浓度改变或造成污染。

(5) 排气泡　装好滴定液后，注意检查滴定管尖嘴内有无气泡，否则在滴定过程中，气泡将逸出，影响溶液体积的准确测量。对于酸式滴定管可倾斜一定角度同时迅速转动活塞，利用溶液自身重力，使溶液很快冲出，将气泡带走；对于碱式滴定管可把橡皮管向上弯曲，并在稍高于玻璃珠处用两手指挤压玻璃珠，使溶液从尖嘴处喷出，即可排除气泡（图 11-5）。排除气泡后，调整液面至 0.00mL 刻度处，备用。如液面在 0.00mL 以下处，记下初读数。

(6) 滴定　滴定操作最好在锥形瓶中进行，必要时也可以在烧杯中进行。滴定操作是左手进行滴定，右手摇瓶。

使用酸式滴定管的操作如图 11-6 所示，用左手控制滴定管的活塞，拇指在前，食指和中指在后，手指微曲，轻轻向内扣住活塞，手心空握，以防活塞被手顶出，造成漏液。右手握持锥形瓶，边滴边摇动，使瓶内溶液混合均匀，反应及时进行完全。摇瓶时应做同一方向的圆周运动，而不能前后振

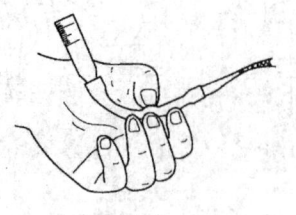

图 11-5　碱式滴定管排气泡操作

动,以防溅出溶液。滴定时,应使滴定管尖嘴部分插入锥形瓶口下 1~2cm 处。开始时,滴定速度可稍快,3~4 滴/s,切忌溶液成流水状放出,左手亦不可离开活塞"放任自流";临近终点时,滴定速度要减慢,应一滴或半滴地加入,滴一滴,摇几下并以洗瓶吹入少量蒸馏水洗锥形瓶内壁,若有半滴溶液悬于管口,将锥形瓶内壁与管口相接触,使液滴流出,并以蒸馏水冲下。

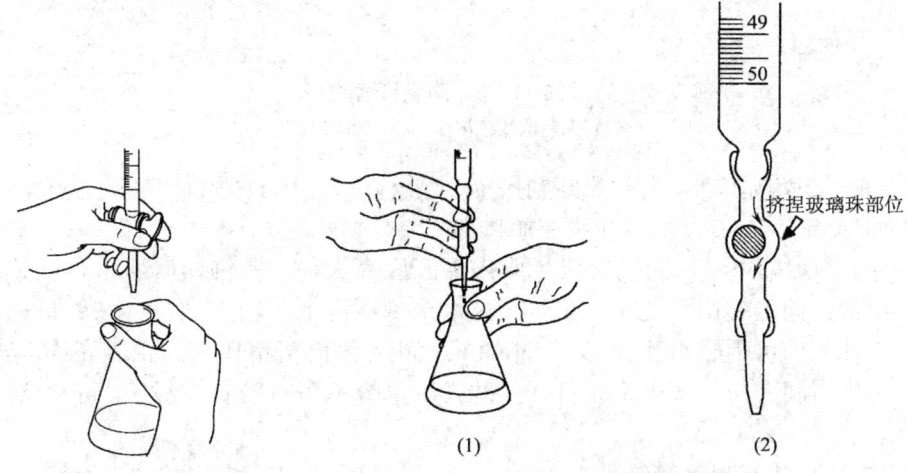

图 11-6　酸式滴定管滴定操作　　　图 11-7　碱式滴定管滴定操作
(1) 操作　(2) 碱式滴定管挤捏玻璃珠部位

使用碱式滴定管的操作如图 11-7 (1) 所示,左手拇指在前,食指在后,捏住橡皮管中的玻璃珠所在部位稍上处,捏挤橡皮管,使橡皮和玻璃珠之间形成一条缝隙,溶液即可流出,如图 11-7 (2) 所示。可用小拇指和无名指夹住尖嘴部位,防止尖嘴部位摆动。但注意不能捏挤玻璃珠下方的橡皮管,否则空气进入形成气泡。

(7) 读数　在注入或放出溶液后,必须静置 1~2min 后,使附在内壁上的溶液流下来以后才能读数。接近计量点时,静置 0.5~1min 即可读数。读数时,滴定管应垂直地夹在滴定管架上。或从滴定管架上拿下滴定管,用拇指和食指捏住液面上部,让滴定管借重力自然下垂。

对于无色或浅色溶液,读数时眼睛要与溶液弯月面下缘水平,读取切点的刻度,如图 11-8 (1) 所示;对于有色溶液,如 $KMnO_4$、I_2 溶液,弯月面不够清晰,可读液面两侧的最高点,此时,视线应与该点成水平,如图 11-8 (2) 所示。注意,初读数与终读数采用同一标准。

必须读到小数点后第二位,即要求估读到 0.01mL。当液面在两最小刻度中间,读数为 0.05mL,若液面在两最小刻度的三分之一处,读数为 0.03mL 或 0.07mL,若液面在两最小刻度的五分之一处,读数为 0.02mL 或 0.08mL。

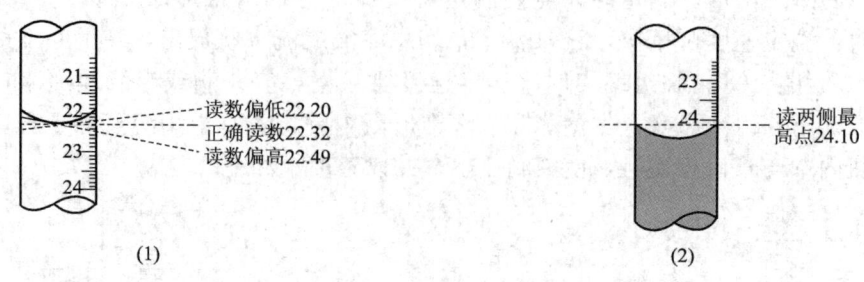

图 11-8 滴定管读数
（1）无色或浅色溶液　（2）深色溶液

注意：读取初读数前，应将管尖悬挂着的溶液除去。在读取终读数前，应注意检查出口管尖是否悬挂溶液，如有，则此次读数不能取用。

(8) 滴定结束　用完滴定管，管内溶液应弃去，不要倒回原瓶中，以免沾污操作溶液。滴定管用水洗净，装入蒸馏水至刻度以上，用大试管套在管口上。这样下次使用前可不必再用洗液清洗。酸式滴定管长期不用时，活塞部分应垫上纸。否则时间一长，塞子不易打开。碱式滴定管不用时胶管应拔下，蘸些滑面粉保存。

（二）移液管和吸量管

移液管和吸量管都是准确移取一定量溶液的量器，均可精确到 0.01mL。

1. 规格

移液管是一根细长而中间膨大的玻璃管，如图 11-9（1）所示，常用的移液管有 5、10、25、50mL 等多种规格。吸量管又称分度吸管，是具有刻度的玻璃管，两头直径较小，中间管身直径相同，如图 11-9（2）所示，常用的有 1、2、5、10mL 等多种规格，它只在吸取小容量体积或分次移放溶液时使用。

2. 移液管和吸量管的使用方法

(1) 洗涤　详见玻璃仪器的洗涤方法。

(2) 润洗　洗涤后，移取溶液前，用滤纸片将管尖内外的水吸干，然后用所要移取的溶液润洗 2～3 次，以保证移取的溶液浓度不变，管内用过的溶液从下管口放出弃掉。

(3) 移取溶液　移取溶液时，一般用右手的大拇指和中指拿住移液管上方，将管子插入溶液中，管子插入溶液一般为 1～2cm，太浅往往会产生空吸。左手拿洗耳球，将球内空气压出，然后把球的尖端接在移液管口，慢慢松开左手指使溶液吸入管内，如图 11-10 所示。当液面升高到刻度以上时移去洗耳球，立即用右手的食指按住管口。

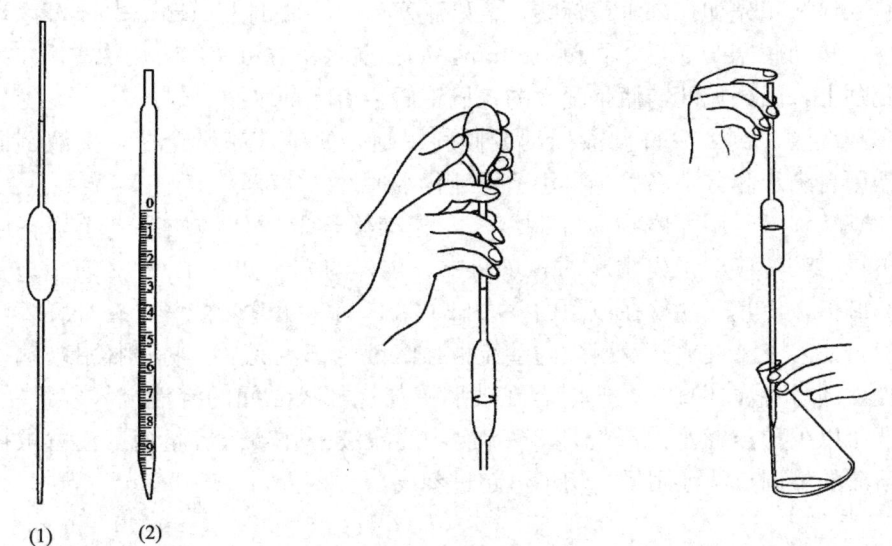

图 11-9 移液管和吸量管　图 11-10 用洗耳球吸液操作　图 11-11 移液管放液操作
(1) 移液管　(2) 吸量管

（4）调整液面放出溶液　将试剂瓶和移液管一起端起，保持吸管刻线与视线水平，将移液管提离液面，并将管下端沿容器内壁轻转两圈，以去除管外壁上溶液。将容器倾斜，竖直移液管，使管尖与容器内壁贴紧，右手食指微微松动，使液面缓慢下降，直到视线、弯月面下沿与刻度标线相切时，立即用食指堵紧管口。左手改拿接液锥形瓶，并倾斜成45°左右，将移液管放入锥形瓶，管竖直并使管尖紧贴锥形瓶内壁，放松右手食指，使溶液自然地沿壁流下，如图11-11所示。待液面下降到管尖后，等5s左右，移出移液管。这时尚可见管尖仍留有少量溶液，除特别注明"吹"字的移液管以外，一般此管尖部位留存的溶液不能吹入锥形瓶中。

用吸量管吸取溶液时，大体与上述操作相同。在同一实验中，应尽量使用同一根吸量管的同一段，尽可能使用上面部分，而不用末端收缩部分。例如，用5mL的吸量管移取3mL溶液，通常让溶液自0流至3mL，应避免从2mL分刻度流到末端。

移液管或吸量管使用后，应立即用自来水、纯化水依次冲洗干净，放在移液管架上。

（三）容量瓶
容量瓶主要用来配制标准溶液，或稀释一定量溶液到一定的体积。
1. 规格
滴定分析用的容量瓶通常有25、50、100、250、500、1000mL等规格。
2. 容量瓶的使用方法

（1）检漏　先加自来水至标线，盖好瓶塞后，将瓶倒立 2min，如不漏水，将瓶直立，转动瓶塞 180°后，再倒立 2min，如不漏水，方可使用。用橡皮筋将塞子系在瓶颈上，因磨口塞与瓶是配套的，搞错后会引起漏水。

（2）洗涤　倒入少许洗液摇动或倾斜浸泡，使洗液布满全瓶，洗液倒回原瓶，先用自来水充分洗涤后，再用适量纯化水冲洗 3 次。

（3）转移　若用固体物质配制溶液，先准确称取固体物质置于小烧杯中溶解，再将溶液转移至预先洗净的容量瓶中。转移的方法如图 11-12 所示。一手拿着玻璃棒，使其下端靠在瓶颈内壁磨口下端；另一手拿着烧杯，让烧杯嘴贴紧玻璃棒，使溶液沿玻璃棒及瓶颈内壁流下，溶液全部流完后，将烧杯沿玻璃棒轻轻上提，同时将烧杯直立，使附着在玻璃棒与烧杯嘴之间的溶液流入容量瓶中。再用洗瓶以少量蒸馏水洗涤烧杯 3~4 次，洗涤液一并转入容量瓶（注意根据所配制溶液的量调节洗液用量，切不可超过刻线）。

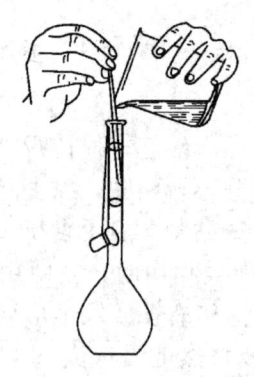
图 11-12　转移溶液

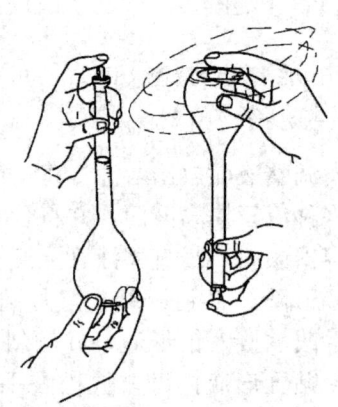
图 11-13　摇匀溶液

如果是浓溶液稀释，则用移液管吸取一定体积的浓溶液，放入容量瓶中，再按下述方法稀释并定容。

（4）定容　用蒸馏水稀释至容积 3/4 处，旋转容量瓶，使溶液混合均匀，但此时切勿倒转容量瓶。继续加水至距离标线约 1cm 时，等 1~2min，使附在瓶颈内壁的溶液流下后，再改用胶头滴管加水（注意勿使滴管触及容量瓶内壁），逐滴加水至弯月面恰好与标线相切。

（5）摇匀　盖上瓶塞，以手指压住瓶盖，另一只手手指尖托住瓶底缘，将瓶倒转并摇动，再倒转过来，如此反复 10 次左右，使溶液充分混合均匀，如图 11-13 所示。

注意：在容量瓶中配制溶液时，热溶液须冷至室温后，再转移至容量瓶中；不要用容量瓶长期存放溶液，应转移到试剂瓶中保存，试剂瓶应先用配好的溶液荡洗 2~3 次；容量瓶长期不用时，应该洗净，把塞子用纸垫上，以防时间久后，塞子打不开。

五、溶液配制与滴定练习

1. 0.1mol/L HCl 溶液的配制

用比重计测定浓盐酸的密度,配合其质量分数计算出配制 250mL 0.1mol/L HCl 所需要的浓盐酸体积,用量筒量取,倒入烧杯中,用少量蒸馏水稀释后,按容量瓶操作方法配制成 250mL 溶液,倒入具玻璃塞的细口瓶中,备用(盐酸和氢氧化钠都不是基准物质,配制标准溶液时不使用容量瓶,此处为达到练习目的而使用容量瓶)。

2. 0.1mol/L NaOH 溶液的配制

计算配制 250mL 0.1mol/L NaOH 所需的氢氧化钠固体的质量,迅速用蒸馏水溶解,按容量瓶操作方法配制成 250mL 溶液,倒入具橡皮塞的细口瓶中,备用。

3. 用氢氧化钠滴定盐酸

取干净的碱式滴定管 1 支,检查是否漏水,并用少量 0.1mol/L NaOH 标准溶液润洗碱式滴定管 3 次,装入 0.1mol/L NaOH 标准溶液,排除气泡,调整液面至 0.00 刻度。取干净的 25mL 移液管 1 支,用少量 0.1mol/L HCl 溶液润洗 3 次,移取 0.1mol/L HCl 溶液于锥形瓶中,加入蒸馏水 15mL,酚酞指示剂 1 滴,用 0.1mol/L NaOH 标准溶液滴定,至溶液显微红色 30s 不褪即为滴定终点,记下消耗 NaOH 的体积,重复滴定 3 次,每次消耗 NaOH 的体积误差不得超过 0.02mL。

4. 用盐酸滴定氢氧化钠

改用酸式滴定管装入 HCl 标准溶液滴定 NaOH 溶液,以甲基橙为指示剂。重复上述操作,溶液颜色由黄色变为橙色即为终点,记下消耗 HCl 的体积,重复滴定 3 次,每次消耗 HCl 的体积误差不得超过 0.02mL。

六、数据记录

1. 溶液配制

溶液的配制见表 11-6。

表 11-6　　　　　　　　　　溶液的配制

试剂	密度	质量分数/%	取用量
浓盐酸			
氢氧化钠		—	

2. 氢氧化钠滴定盐酸

氢氧化钠滴定盐酸数据记录见表 11-7。

表 11-7　　　　　　　　　　　　氢氧化钠滴定盐酸

项　目	1	2	3
V_{HCl}/mL			
$V_{NaOH初}$/mL			
$V_{NaOH终}$/mL			
V_{NaOH}/mL			
V_{NaOH}/V_{HCl}			
V_{NaOH}/V_{HCl} 平均值			
相对平均偏差/%			

3. 盐酸滴定氢氧化钠

记录格式：由学生自行设计。

七、思考题

1. 如何判断玻璃仪器是否洗涤干净？滴定管在使用之前需注意什么？

2. 碱式滴定管在滴定过程中管尖又出现气泡，对滴定结果是否有影响？该如何避免？

实训六　氢氧化钠标准溶液的配制与标定

一、知识及能力目标

1. 掌握氢氧化钠溶液的配制和标定方法。
2. 熟悉滴定操作和滴定终点的判断。
3. 学习固定量称量法。

二、基本原理

氢氧化钠滴定液是进行容量分析常用的滴定液，采用间接配制法。由于 NaOH 极易吸收空气中的水分和 CO_2，因而市售 NaOH 常含有 Na_2CO_3。由于

Na_2CO_3 的存在对指示剂的使用影响较大，应设法除去。由于 Na_2CO_3 在 NaOH 的饱和溶液中不易溶解，因此，通常将 NaOH 配成饱和溶液（含量约为 52%，相对密度约为 1.56），装塑料瓶中放置，待 Na_2CO_3 沉淀后，量取一定量上清液，稀释至所需配制的浓度，即得。为消除溶解在水中的 CO_2 的影响，用来配制氢氧化钠滴定液的蒸馏水，应加热煮沸放冷，以除去其中的 CO_2。

标定碱溶液的基准物质很多，如草酸（$H_2C_2O_4 \cdot 2H_2O$）、苯甲酸（$C_7H_6O_2$）、邻苯二甲酸氢钾（$KHC_8H_4O_4$）等。《中国药典》（2010 版）规定采用邻苯二甲酸氢钾标定氢氧化钠滴定液，滴定反应为：

$$KHC_8H_4O_4 + NaOH \longrightarrow KNaC_8H_4O_4 + H_2O$$

到达化学计量点时，溶液呈弱碱性，可用酚酞作为指示剂。

三、仪器与试剂

仪器：分析天平，托盘天平（带砝码），小烧杯，容量瓶（250mL），碱式滴定管（25mL），锥形瓶（250mL），量筒（100mL），烧杯（500mL），塑料瓶（250mL），细口瓶（500mL），吸量管（25mL），胶塞，玻璃棒，锥形瓶。

试剂：氢氧化钠（A.R），邻苯二甲酸氢钾（基准物质），酚酞指示剂（0.1% 乙醇溶液）。

四、操作步骤

1. NaOH 标准溶液的配制

（1）NaOH 饱和溶液的配制　取 NaOH 约 120g，倒入装有 100mL 蒸馏水的烧杯中，搅拌使之溶解成饱和溶液。冷却后，置于塑料瓶中，静置数日，澄清后备用。

（2）NaOH 标准溶液（0.1mol/L）的配制　取澄清的 NaOH 饱和溶液 0.6mL，加新煮沸放冷的蒸馏水 100mL，搅拌摇匀，倒入细口瓶中，密塞，即得。

2. NaOH 标准溶液（0.1mol/L）的标定

称取在 105～110℃ 干燥至恒重的邻苯二甲酸氢钾 3.0～3.5g 一份，称至小数点后四位，置于小烧杯中，用新煮沸并冷却的蒸馏水溶解、定容成 250mL 溶液。用 25mL 移液管准确移取此溶液三份，分别置于三支已编号的 250mL 锥形瓶中，加酚酞指示剂 2 滴，用待标定的 NaOH 标准溶液滴定至溶液呈浅红色，在 30s 内不褪色即为终点，记录消耗 NaOH 溶液的体积。

五、结果

1. 数据记录

数据记录见表 11-8。

表 11-8　　　　　　　　　数据记录

项目	1	2	3
$m_{邻苯二甲酸氢钾}/g$			
NaOH 溶液初读数/mL			
NaOH 溶液终读数/mL			
V_{NaOH}/mL			
$c_{NaOH}/(mol/L)$			
$c_{NaOH}/(mol/L)$			
相对平均偏差/%			

2. 结果计算

$$c_{NaOH} = \frac{c_{邻苯二甲酸氢钾}}{V_{NaOH}} \times 25$$

$$= \frac{\frac{m_{邻苯二甲酸氢钾} \times 1000}{M_{邻苯二甲酸氢钾} \times 250}}{V_{NaOH}} \times 25 \quad (M_{邻苯二甲酸氢钾} = 204.22)$$

$$\bar{x} = \frac{x_1 + x_2 + \cdots + x_n}{n} = \frac{1}{n}\sum_{i=1}^{n} x_i$$

绝对偏差（d）：表示测量值与平均值之差。

$$d = x_i - \bar{x}$$

平均偏差（$\bar{d}$）：表示各单个偏差绝对值的平均值。

$$\bar{d} = \frac{\sum_{i=1}^{n}|x_i - \bar{x}|}{n}$$

相对平均偏差（$\bar{d_r}$）：指平均偏差占平均值的百分率。

$$\bar{d_r} = \frac{\bar{d}}{\bar{x}} \times 100\% = \frac{\sum_{i=1}^{n}|x_i - \bar{x}|/n}{\bar{x}} \times 100\%$$

式中　n——测量次数

六、注意事项

1. 固体氢氧化钠应在表面皿上或在小烧杯中称量，不能在称量纸上称量。

2. 盛装基准物的 3 个锥形瓶应编号，以免张冠李戴。

3. 实验中使用的水，一般均为蒸馏水，除特别指明外，实验中所说的"水"，意即"蒸馏水"。

七、思考题

1. 配制标准 NaOH 溶液时，用台秤称取固体 NaOH 是否影响浓度的准确性？
2. 标定时用邻苯二甲酸氢钾比用草酸有什么好处？

实训七　盐酸标准溶液的配制与标定

一、知识及能力目标

1. 掌握减量称量法称取基准物质的方法，巩固称量操作。
2. 掌握用无水碳酸钠作基准物质标定盐酸溶液的原理和方法。
3. 正确判断甲基红-溴甲酚绿混合指示剂的滴定终点。

二、基本原理

由于浓盐酸易挥发放出 HCl 气体，直接配制准确度差，因此配制盐酸标准溶液时需用间接配制法。标定盐酸的基准物质常用无水碳酸钠和硼砂等，本实验采用无水碳酸钠为基准物质，以甲基红-溴甲酚绿混合指示剂指示终点，终点颜色由绿色变为暗紫色。

用 Na_2CO_3 标定时反应为：

$$2HCl + Na_2CO_3 =\!=\!= 2NaCl + H_2O + CO_2\uparrow$$

三、仪器与试剂

仪器：分析天平，称量瓶，酸式滴定管（50mL），锥形瓶（250mL），量筒（50mL），吸量管（2mL），试剂瓶（250mL），烧杯（250mL），电炉子，石棉网。

试剂：盐酸（A.R），无水碳酸钠（基准物质），甲基红-溴甲酚绿混合指示剂。

四、操作步骤

1. 盐酸溶液（0.1mol/L）的配制

用移液管移取盐酸 1.8mL，加水稀释至 200mL，混匀，倒入细口瓶中，密塞，备用。

2. 盐酸溶液（0.1mol/L）的标定

用减量称量法称取在 270~300℃灼烧至恒重的基准无水碳酸钠 3 份，每份重 0.15~0.22g，称至小数点后四位，分别置于 3 个已编号的 250mL 锥形瓶中，以 50mL 蒸馏水溶解，加甲基红-溴甲酚绿混合指示剂 10 滴，用 0.1mol/L 盐酸溶液滴定至溶液由绿色变为紫红色，煮沸 2min，冷却至室温后继续滴定至溶液呈暗紫色为终点，记下消耗 HCl 标准溶液的体积。平行测定 3 次，以上平行测定 3 次的算术平均值为测定结果。

五、结果

1. 数据记录

数据记录见表 11-9。

表 11-9　　　　　　　　　　数据记录

项目	1	2	3
$m_{Na_2CO_3}$/g			
HCl 溶液初读数/mL			
HCl 溶液终读数/mL			
V_{HCl}/mL			
c_{HCl}/（mol/L）			
$\bar{c}_{HCl}$/（mol/L）			
相对平均偏差/%			

2. 结果计算

$$c_{HCl}=\frac{m_{Na_2CO_3}}{V_{HCl}\times\frac{M_{Na_2CO_3}}{2\times1000}}\quad(M_{Na_2CO_3}=105.99)$$

六、注意事项

由于反应产生 H_2CO_3 会使滴定突跃不明显，致使指示剂颜色变化不够敏锐，因此，在接近滴定终点之前，最好把溶液加热煮沸，并摇动以赶走 CO_2，冷却后再滴定。

七、思考题

1. 称入碳酸钠的锥形瓶内壁是否必须干燥？为什么？
2. 溶解碳酸钠时，所加水的体积是否需要准确？为什么？
3. 能否用已知浓度的 HCl 标准溶液标定 NaOH 标准溶液？

实训八　药用硼砂含量的测定

一、知识及能力目标

1. 掌握用酸碱滴定法直接测定硼砂含量的方法。
2. 掌握甲基红指示剂滴定终点的判定。
3. 熟练称量操作。

二、基本原理

硼砂（$Na_2B_4O_7 \cdot 10H_2O$）是一个强碱弱酸盐，具有较强的碱性，可用盐酸标准溶液滴定，其反应式如下：

$$Na_2B_4O_7 + 2HCl + 5H_2O = 2NaCl + 4H_3BO_3$$

到达计量点时 pH＝5.1，可选用甲基红为指示剂。

三、仪器与试剂

仪器：分析天平，酸式滴定管（25mL），锥形瓶（250mL），量筒（50mL），称量瓶。

试剂：药用硼砂，HCl 标准溶液（0.1mol/L），甲基红指示剂（0.1%乙醇溶液）。

四、操作步骤

用减量称量法精密称取药用硼砂 3 份，每份质量 0.38～0.42g，称至小数点后四位,分别置于 3 支已编号的 250mL 锥形瓶中,加 50mL 水溶解后,加 2 滴甲基红指示剂,用 HCl 标准溶液(0.1mol/L)滴定至溶液由黄色变为橙色,即为终点。记下消耗 HCl 标准溶液的体积。平行测定 3 次,以上平行测定 3 次的算术平均值为测定结果。

五、结果

1. 数据记录

数据记录见表 11-10。

表 11-10　　　　数据记录

项目	1	2	3
$m_{硼砂}/g$			
HCl 溶液初读数/mL			
HCl 溶液终读数/mL			
V_{HCl}/mL			
$\omega_{Na_2B_4O_7 \cdot 10H_2O}/\%$			
$\bar{\omega}_{Na_2B_4O_7 \cdot 10H_2O}/\%$			
相对平均偏差/%			

2. 结果计算

$$\omega(\%) = \frac{c_{HCl} V_{HCl} \times \dfrac{M_{Na_2B_4O_7 \cdot 10H_2O}}{2 \times 1000}}{m_{硼砂}} \times 100\% \qquad (M_{Na_2B_4O_7 \cdot 10H_2O} = 381.37)$$

六、注意事项

本实验中 HCl 标准溶液的浓度为"实训七　盐酸标准溶液的配制与标定"测定值。

七、思考题

如果采用甲基红-溴甲酚绿混合指示剂,变色点有何不同?

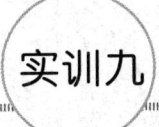

实训九 直接碘量法测定维生素C的含量

一、知识及能力目标

1. 熟悉直接碘量法的操作步骤及注意事项。
2. 了解维生素C的测定原理及条件。

二、基本原理

维生素C又称抗坏血酸，其分子中的烯二醇基具有较强的还原性，能被I_2定量氧化成二酮基，所以可用直接碘量法测定其含量。反应方程式如下：

$$\text{抗坏血酸} + I_2 \rightleftharpoons \text{脱氢抗坏血酸} + 2HI$$

在中性或碱性条件下，维生素C易被空气中的O_2氧化而产生误差，尤其在碱性条件下，误差更大。故该滴定反应在酸性溶液中进行，以减慢副反应的速度。

三、仪器与试剂

仪器：分析天平，酸式滴定管（25mL，棕色），吸量管（2mL），量筒（15mL、5mL），碘量瓶（250mL）。

试剂：维生素C注射液（20mL：2.5g），I_2标准溶液（0.05mol/L），醋酸（2mol/L），丙酮，淀粉指示剂（1%）。

四、操作步骤

精密量取维生素C注射液1.6mL（约相当于维生素C 0.2g），置于250mL碘量瓶中，加新煮沸并放冷至室温的蒸馏水15mL与丙酮2mL，摇匀，放置5min，加2mol/L醋酸4mL与淀粉指示剂1mL，用I_2标准溶液（0.05mol/L）滴定，至溶液显蓝色并持续30s不褪色，即为终点。记录所消耗的I_2标准溶液的体积。平行测定 3 次,以上平行测定 3 次的算术平均值为测定结果。

五、结果

1. 数据记录

数据记录见表 11-11。

表 11-11　　　　　　　　数据记录

项目	1	2	3
$V_{维生素C注射液}$/mL			
I_2 溶液初读数/mL			
I_2 溶液终读数/mL			
V_{I_2}/mL			
$\omega_{维生素C}$/%			
$\bar{\omega}_{维生素C}$/%			
相对平均偏差/%			

2. 结果计算

$$\omega_{维生素C}/\% = \frac{c_{I_2} V_{I_2} \times \dfrac{M_{C_6H_8O_6}}{1000}}{\dfrac{2.5}{20} \times 1.6} \times 100\% \qquad (M_{C_6H_8O_6} = 176.12)$$

六、注意事项

1. I_2 具有挥发性,取完后应立即盖好瓶塞。
2. 维生素 C 易被空气氧化而引入误差,所以不要 3 份同时移取。
3. 滴定近终点时应充分振摇,并放慢滴定速度。

七、思考题

1. 为何要用新煮沸的蒸馏水?
2. 若在碱性条件下测定,所产生的误差是正误差还是负误差?

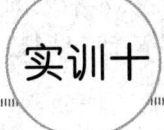

实训十 置换碘量法测定铜盐的含量

一、知识及能力目标

1. 了解置换碘量法测定铜盐的原理。
2. 巩固碘量法的操作。

二、基本原理

在弱酸性溶液中，Cu^{2+} 可与过量的 I^- 作用析出 I_2 并生成难溶物 CuI，生成的 I_2 用 $Na_2S_2O_3$ 标准溶液滴定。其反应方程式为：

$$2Cu^{2+} + 4I^- = 2CuI\downarrow + I_2$$

$$I_2 + 2S_2O_3^{2-} = 2I^- + S_4O_6^{2-}$$

反应需加入过量的 KI，一方面可促使反应进行完全，另一方面形成 I_3^- 以增加 I_2 的溶解度。

为了避免 CuI 沉淀吸附 I_2，造成结果偏低，须在近终点时加入 SCN^-，使 CuI 转化成溶解度更小的 CuSCN，释放出被吸附的 I_2，否则 SCN^- 将直接还原 Cu^{2+}。

三、仪器与试剂

仪器：分析天平，碱式滴定管（50mL），碘量瓶（250mL），移液管（25mL），烧杯。

试剂：$CuSO_4 \cdot 5H_2O$（C.P），$Na_2S_2O_3$ 标准溶液（0.1mol/L），H_2SO_4 溶液（1mol/L），KI 溶液（10%），KSCN 溶液（10%），淀粉指示剂（1%）。

四、操作步骤

准确称取 1.5～1.7g 硫酸铜试样一份，于 250mL 烧杯中，加入 1mol/L H_2SO_4 溶液 15mL 和 60mL 水使其溶解，定量转移至 250mL 容量瓶中，备用。

用移液管准确移取 25mL 试样溶液于 250mL 碘量瓶中，加入 25mL 水，10% KI 溶液 15mL，立即用 0.1mol/L $Na_2S_2O_3$ 标准溶液滴定至溶液呈浅黄色。然后加入 1%淀粉指示剂 1mL，继续滴定至溶液呈浅蓝色后，再加入 10%KSCN 溶液

10mL，摇匀后溶液蓝色转深，再继续滴定至蓝色恰好消失，此时溶液为米色的 CuSCN 悬浮液。记录所消耗 $Na_2S_2O_3$ 标准溶液的体积，计算求出试样中铜盐含量。

五、结果

1. 数据记录

数据记录见表 11-12。

表 11-12　　　　　　　　　　数据记录

项目	1	2	3
$m_{试样}/g$			
$Na_2S_2O_3$ 初读数/mL			
$Na_2S_2O_3$ 终读数/mL			
$V_{Na_2S_2O_3}/mL$			
$\omega_{CuSO_4 \cdot 5H_2O}/\%$			
$\overline{\omega}_{CuSO_4 \cdot 5H_2O}/\%$			
相对平均偏差/%			

2. 结果计算

$$\omega_{CuSO_4 \cdot 5H_2O}/\% = \frac{c_{Na_2S_2O_3} V_{Na_2S_2O_3} \times \dfrac{M_{CuSO_4 \cdot 5H_2O}}{1000}}{m_{试样} \times \dfrac{25}{250}} \times 100\% \quad (M_{CuSO_4 \cdot 5H_2O} = 249.68)$$

六、注意事项

1. 为了防止碘挥发，应先将滴定管内装好滴定液后再配样品液。KI 应在滴定前加入，切忌 3 份同时加入 KI 后进行滴定。

2. 加入 KI 后，不必放置，应立即滴定，以防止 CuI 沉淀对 I_2 的吸附太牢。

3. 滴定过程要充分振摇，防止 CuI 沉淀对 I_2 的吸附，使终点敏锐。

七、思考题

1. 为什么要加入过量的 KI？为什么不能过早加入淀粉指示剂？

2. 滴定至终点的溶液放置 5min 后变蓝的原因是什么？对测定结果有无影响？

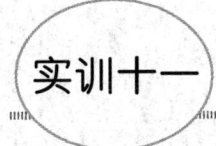 钙片中钙含量的测定

一、知识及能力目标

1. 掌握用所学知识解决实际问题的方法，提高分析问题、解决问题的能力。
2. 掌握配位滴定法中加入辅助指示剂指示滴定终点的原理。
3. 掌握滴定分析方法和操作技术。

二、基本原理

市售的钙片中，钙通常以葡萄糖酸钙和磷酸氢钙的形式存在，二者均较难溶于水。测定其含量时，先将试样加稀硫酸或盐酸处理成溶液。

$$[CH_2OH(CHOH)_4COO]_2Ca + 2H^+ =\!=\!= 2CH_2OH(CHOH)_4COOH + Ca^{2+}$$

$$CaHPO_4 + H^+ =\!=\!= Ca^{2+} + H_2PO_4^-$$

钙片中 Ca^{2+} 的含量测定可采用 EDTA 法，以 $NH_3 \cdot H_2O-NH_4Cl$ 为缓冲液（pH=10），以铬黑 T 为指示剂，MgY^{2-} 为辅助指示剂，EDTA 标准溶液为滴定剂进行测定。因为铬黑 T 在 pH=10 的条件下，与 Ca^{2+} 形成的配合物不够稳定，会使终点提前，而且显色不够敏锐，而铬黑 T 与 Mg^{2+} 形成的显色配合物相当稳定，因此，在 pH=10 的条件下用 EDTA 标准溶液滴定 Ca^{2+} 时，常于溶液中加入少量 MgY^{2-} 作辅助指示剂。在滴定过程中，MgY^{2-} 并不消耗 EDTA，只是起到辅助铬黑 T 指示终点的作用。

当在含有 Ca^{2+} 的试液中加入铬黑 T 及 MgY^{2-} 混合液后，发生下列反应：

$$Mg^{2+} + HIn^{2-}（纯蓝色）=\!=\!= MgIn^-（酒红色）+ H^+$$

$$MgIn^-（酒红色）+ H_2Y^{2-} =\!=\!= MgY^{2-} + HIn^{2-}（纯蓝色）+ H^+$$

$$MgY^{2-} + Ca^{2+} =\!=\!= CaY^{2-} + Mg^{2+}$$

滴定时，EDTA 标准溶液先与游离的 Ca^{2+} 配位，故终点前溶液显 $MgIn^-$ 的酒红色。当到达滴定终点时，EDTA 夺取 $MgIn^-$ 中的 Mg^{2+} 生成更加稳定的 MgY^{2-}，从而置换出铬黑 T 指示剂使其游离，结果使溶液由酒红色变为纯蓝色：

$$H_2Y^{2-} + MgIn^-（酒红色）=\!=\!= HIn^{2-}（纯蓝色）+ MgY^{2-} + H^+$$

三、仪器与试剂

仪器：酸式滴定管（50mL），研钵，烧杯，容量瓶（250mL），移液管（25mL），锥形瓶，玻璃棒，电炉，硬质玻璃瓶。

试剂：钙片，EDTA 标准溶液（0.05mol/L），HCl（1mol/L），铬黑 T 指示剂或钙指示剂，$NH_3 \cdot H_2O - NH_4Cl$ 缓冲液（pH=10），稀 $MgSO_4$ 试剂。

四、操作步骤

1. 溶解钙片

准确称取市售钙片 5~8g，研细放入烧杯中，加入大约 10mL 蒸馏水，然后逐滴加入约 5mL 1mol/L HCl，边加边搅拌，至溶解，若溶解较慢，可适当加热，加水定容于 250mL 容量瓶中。

2. 配制辅助指示剂

50mL 蒸馏水中加 $NH_3 \cdot H_2O - NH_4Cl$ 缓冲液 50mL，稀 $MgSO_4$ 试液 5 滴，铬黑 T 指示剂适量（约 0.5g），用 EDTA 标准溶液滴定至溶液由酒红色变为纯蓝色。

3. 滴定

用移液管准确量取 25mL 供试液于锥形瓶中，加 5mL pH=10 的 $NH_3 \cdot H_2O - NH_4Cl$ 缓冲液，加入辅助指示剂 20mL，摇匀，用 EDTA 标准溶液滴定至酒红色变为纯蓝色为止，记录 EDTA 用量，平行测定 3 次。

五、结果

1. 数据记录

数据记录见表 11-13。

表 11-13　　　　　　　　数据记录

项目	1	2	3
$m_{试样}$/g			
EDTA 溶液初读数/mL			
EDTA 溶液终读数/mL			
V_{EDTA}/mL			
ω_{Ca}/%			
$\bar{\omega}_{Ca}$/%			
相对平均偏差/%			

2. 结果计算

$$\omega_{Ca}/\% = \frac{c_{EDTA} \times V_{EDTA} \times \frac{M_{Ca}}{1000}}{m_{试样} \times \frac{25}{250}} \times 100\% \qquad (M_{Ca}=40.08)$$

六、注意事项

钙片溶解慢，要等充分溶解后再滴定。

七、思考题

对 Ca^{2+} 的测定还可用哪种指示剂指示终点？为什么？

实训十二 胃舒平药片中铝和镁含量的测定

一、目的要求

1. 本项目可设计为综合设计实验，主要培养学生查阅有关资料的能力，运用所学知识及有关参考资料对实际试样写出实验方案设计。
2. 在教师指导下，培养学生在实验中解决实际问题的能力，并通过实践加深对理论课程的理解。
3. 了解成品药剂中组分含量测定的前处理方法。

二、实践提示

1. 胃舒平药片的主要成分为氧化铝、三硅酸镁及少量中药颠茄流浸膏，此外药片成剂时还加入了糊精等辅料。药片中铝和镁含量，可用配位滴定法测定，其他成分不干扰测定。
2. 药品试样前处理，药片研磨溶解后煮沸，冷却后分离去除不溶物质，制成试液。
3. 铝含量测定时，采用返滴定法。
4. 可能情况下选择多种测定方法进行实验，比较各种方法的优越性、可行性。

5. 根据 EDTA 加入量与锌标准溶液滴定体积，计算铝镁含量。

6. 也可选用与胃舒平同类的药物进行实验。

7. 设计实验方案时，请列出方案依据、所需仪器与试剂、操作步骤、数据记录表格及计算公式等。

三、参考方案

（一）基本原理

胃舒平的主要成分为氢氧化铝、三硅酸镁及少量颠茄流浸膏，在加工过程中，为了使药片成形，加了大量的糊精。药片中铝和镁的含量可用 EDTA 络合滴定法测定。先将药片用酸溶解，分离除去不溶于水的物质。然后取试液加入过量 EDTA，调节 pH=4 左右，煮沸数分钟，使铝离子与 EDTA 充分络合，用返滴定法测定铝。另取试液，调节 pH=8~9，将铝离子沉淀分离，在 pH=10 的条件下，以铬黑 T 为指示剂，用 EDTA 滴定滤液中的镁离子。

（二）仪器与试剂

仪器：分析天平，研钵，电炉，石棉网，三角漏斗，量筒（50mL、10mL），烧杯（250mL），胖肚移液管（25mL），酸式滴定管（25mL，棕色），锥形瓶（250mL）。

试剂：胃舒平药片（复方氢氧化铝片），盐酸，稀盐酸，氨试液，氯化铵溶液 2%，三乙醇胺溶液（1→2），HAc-NH_4Ac 缓冲溶液（pH=6），$NH_3 \cdot H_2O$-NH_4Cl 缓冲溶液（pH=10），EDTA（二钠盐）（0.05mol/L），锌滴定液（0.05mol/L），ZnO（G.R）（800℃灼烧至恒重），二甲酚橙指示液，甲基红指示液，铬黑 T 指示剂。

（三）操作步骤

1. EDTA（乙二胺四乙酸二钠）标准溶液（0.05mol/L）的配制与标定

2. 氧化铝含量的测定

取胃舒平药片 10 片，精密称定，研细，精密称取适量（约相当于 1/4 片），加盐酸 2mL 和水 50mL，煮沸，放冷，滤过，残渣用水洗涤；合并滤液与洗液，滴加氨试液至恰析出沉淀，再滴加稀盐酸使沉淀恰溶解，加 HAc-NH_4Ac 缓冲溶液（pH=6）10mL，精密加 EDTA 标准溶液（0.05mol/L）25mL，煮沸 10min，放冷，加二甲酚橙指示液 1mL，用锌滴定液（0.05mol/L）滴定至溶液由黄色转变为红色，每 1mL EDTA 标准溶液（0.05mol/L）相当于 2.549mg 的 Al_2O_3（锌滴定液：Zn-SO_4 15g，加稀盐酸 10mL，定容至 1000mL；或 Zn 3.270g→1000mL）。

3. 氧化镁含量的测定

精密称取上述细粉适量（约相当于 1 片），加盐酸 5mL 与水 50mL，加热煮沸，加甲基红指示液 1 滴，滴加氨试液使溶液由红色变为黄色，再继续煮沸

5min，趁热滤过，滤渣用2%氯化铵溶液30mL洗涤，合并滤液与洗液，放冷，加氨试液10mL与三乙醇胺（1→2）5mL，再加铬黑T指示液少量，用EDTA标准溶液（0.05mol/L）滴定至溶液呈纯蓝色，每1mL EDTA标准溶液（0.05mol/L）相当于2.015mg的MgO。

（四）数据记录与结果处理

1. EDTA标准溶液（0.05mol/L）的标定
2. Al_2O_3含量的测定

Al_2O_3含量的测定记录格式见表11-14。

表11-14　　　　　　　Al_2O_3含量的测定

项　目	1	2	3
$m_{试样}/g$			
V_{EDTA}/mL	25.00	25.00	25.00
Zn^{2+}滴定液初读数/mL			
Zn^{2+}滴定液终读数/mL			
$V_{Zn^{2+}}/mL$			
$\omega_{Al_2O_3}/\%$			
$\bar{\omega}_{Al_2O_3}/\%$			
相对平均偏差/%			

结果计算：

$$\bar{\omega}_{Al_2O_3}(\%) = \frac{\left(25.00 - \frac{c_{Zn^{2+}} V_{Zn^{2+}}}{c_{EDTA}}\right) \times \frac{c_{EDTA}}{0.05} \times 2.549 \times 10^{-3}}{m_{试样}} \times 100\%$$

3. MgO含量的测定

MgO含量的测定见表11-15。

表11-15　　　　　　　MgO含量的测定

项　目	1	2	3
$m_{试样}/g$			
EDTA溶液初读数/mL			
EDTA溶液终读数/mL			
V_{EDTA}/mL			
$\omega_{MgO}/\%$			
$\bar{\omega}_{MgO}/\%$			
相对平均偏差/%			

结果计算：

$$\omega_{MgO}(\%) = \frac{V_{EDTA} \times \frac{c_{EDTA}}{0.05} \times 2.015 \times 10^{-3}}{m_{试样}} \times 100\%$$

实训十三 生理盐水的配制与标定

一、知识及能力目标

1. 学会生理盐水配制的操作。
2. 学会吸附指示剂法测定氯化钠注射液含量的操作方法。
3. 学会氯化钠注射液含量及用滴定度计算含量的方法。

二、基本原理

生理盐水是指生理学实验或临床上常用的渗透压与人体血浆的渗透压相等的氯化钠溶液。人们平时用的氯化钠注射液浓度是 0.9%。《中国药典》（2010 版）规定氯化钠注射液浓度为：0.85%～0.95%（g/mL）。

氯化钠注射液的含量测定是利用吸附指示剂指示终点，常用荧光黄作吸附指示剂，它是一种有机弱酸，在溶液中可离解为：

$$HFIn \rightleftharpoons H^+ + FIn^- \text{（黄绿色）}$$

在计量点前氯化银沉淀吸附 Cl^-，使沉淀微粒带负电荷，因此不能吸附荧光黄的阴离子，溶液呈黄绿色。在稍过计量点时，Ag^+ 过剩，此时氯化银沉淀吸附 Ag^+，使沉淀微粒带正电荷，它能强烈地吸附 FIn^-，使其结构改变而呈粉红色，指示终点的到达。其反应式为：

$$AgCl \cdot Ag^+ + FIn^- \rightleftharpoons AgCl \cdot Ag^+ \cdot FIn^- \text{（粉红色）}$$

三、仪器和试剂

仪器：分析天平，称量瓶，酸式滴定管（50mL），锥形瓶（250mL），量筒（10mL），洗瓶，容量瓶（100mL）。

试剂：硝酸银（0.1mol/L），氯化钠（基准物质），氯化钠注射液（10mL：90mg），荧光黄指示剂，糊精溶液（2%）。

四、操作步骤

1. 生理盐水的配制

精密称取 0.9g 氯化钠分析纯试剂，溶解在少量蒸馏水中，定容到 100mL。

2. 精密量取规格为 10mL：90mg 的氯化钠注射液 10mL，加水 40mL，2％糊精溶液 5mL，2.5％硼砂溶液 2mL 与荧光黄指示剂 5～8 滴，用硝酸银滴定液（0.1mol/L）滴定至出现粉红色即为滴定终点。《中国药典》（2010 版）规定每 1mL 硝酸银滴定液（0.1mol/L）相当于 5.844mg 的氯化钠，即 $T_{AgNO_3/NaCl}=0.005844g/mL$。

3. 用同步骤 2 的方法测定步骤 1 配制的生理盐水的含量。

五、结果

1. 数据记录

学生自行设计数据记录表格。

2. 结果计算

$$NaCl\%（g/mL）=\frac{V_{AgNO_3}\times \frac{c_{AgNO_3}}{0.1}\times 0.005844}{V_{供}}\times 100\%$$

六、注意事项

1. 使用荧光黄为指示剂时，要求溶液为中性或弱碱性，所以应调节溶液的 pH＝7～8。

2. 糊精应不含氯，对甲基红指示剂呈中性或弱碱性。

3. 在滴定过程中应充分振摇，并在暗处进行。

七、思考题

1. 为什么本实验应在中性或弱碱性溶液中进行？
2. 加糊精溶液的目的是什么？为什么要避光测定？
3. 滴定所用的仪器应该如何处理？为什么？

任务三 ▶ 仪器分析

实训十四 邻二氮菲光度法测定水样中铁的含量

一、知识及能力目标

1. 掌握邻二氮菲法测定微量铁的原理及方法。
2. 学会 722 型分光光度计的正确使用。

二、基本原理

可见分光光度计是基于样品对单色光的选择吸收特性，可用于对样品进行定性和定量分析。其定量分析依据是朗伯-比耳定律：

$$A = \lg \frac{1}{T} = Ecl$$

式中　A——吸光度

T——透光率

E——吸光系数，L/(mol·cm)

c——样品浓度，mol/L

l——样品溶液在光路中的长度，cm

用分光光度法测定试样中的微量铁，目前一般采用邻二氮菲法。该法具有高灵敏度、高选择性，且稳定性好，干扰易消除等优点。邻二氮菲亦称邻菲咯啉（简写 phen），在 pH=2～9 的范围内，邻二氮菲与二价铁生成稳定的橙红色配合物，反应式如下：

$$Fe^{2+} + 3\,(phen) \Longrightarrow Fe\,(phen)_3^{2+}$$

Fe^{3+} 能与邻二氮菲生成配合物，呈淡蓝色，稳定性较差，所以在加入显色剂之前，应用盐酸羟胺（$NH_2OH \cdot HCl$）将 Fe^{3+} 还原为 Fe^{2+}，其反应式如下：

$$4Fe^{3+} + 2NH_2OH \Longrightarrow 4Fe^{2+} + N_2O + 4H^+ + H_2O$$

测定时控制溶液的酸度为 pH≈5 较为适宜，用邻二氮菲可测定试样中铁的总量。

Cu^{2+}、Co^{2+}、Ni^{2+}、Cd^{2+}、Hg^{2+}、Mn^{2+}、Zn^{2+} 等离子也能与 phen 生成稳定络合物，在少量情况下，不影响 Fe^{2+} 的测定，量大时可用 EDTA 掩蔽或预先分离。

三、仪器和试剂

仪器：722 型分光光度计（或其他型号），50mL 容量瓶 8 个（或比色管 8 支），比色皿，容量瓶（100mL），吸量管（5mL、10mL），量筒（5mL），烧杯（500mL）。

试剂：

1. 铁标准溶液（100μg/mL）

准确称取 0.8634g A.R 级 $NH_4Fe(SO_4)_2 \cdot 12H_2O$ 于烧杯中，加入 20mL 6mol/L HCl 溶液和少量水，溶解后转移至 1L 容量瓶中，稀释至刻度，摇匀。

2. 0.15% 邻二氮菲水溶液

称取 1.5g 邻二氮菲，先用 5~10mL 95% 乙醇溶解，再用蒸馏水稀释到 1000mL。

3. 10% 盐酸羟胺水溶液

新鲜配制。

4. HAc-NaAc 缓冲溶液（pH≈5）

称取 136g NaAc，加水使其溶解，在其中加入 120mL 冰醋酸，加水稀释到 500mL。

5. 6mol/L HCl 溶液

四、操作步骤

（一）722 型分光光度计的使用

1. 了解仪器主要技术指标

波长范围：335~1000nm；光源：卤钨灯；波长准确度：±2nm；光度准确度：±0.5%（T）；供电电压：220V±10%，50Hz。

2. 使用方法

（1）预热仪器　将选择开关置于"T"，打开电源开关，使仪器预热 20min。为了防止光电管疲劳，不要连续光照，预热仪器时和不测定时应将试样室盖打开，使光路切断。

（2）选定波长　根据实验要求，转动波长手轮，调至所需要的单色波长。

（3）固定灵敏度档　在能使空白溶液很好地调到"100%"的情况下，尽可能采用灵敏度较低的档，使用时，首先调到"1"档，灵敏度不够时再逐渐升高。

但换档改变灵敏度后,须重新校正"0%"和"100%"。选好的灵敏度,实验过程中不要再变动。

(4) 调节 $T=0\%$ 轻轻旋动"0%"旋钮,使数字显示为"00.0"(此时试样室是打开的)。

(5) 调节 $T=100\%$ 将盛蒸馏水(或空白溶液,或纯溶剂)的比色皿放入比色皿座架中的第一格内,注意手持比色皿的毛面,将透光面对准光路,把试样室盖子轻轻盖上,调节透过率"100%"旋钮,使数字显示正好为"100.0"。

(6) 吸光度的测定 将选择开关置于"A",盖上试样室盖子,将空白液置于光路中,调节吸光度调节旋钮,使数字显示为".000"。用待测溶液将比色皿润洗3次后,装液至容积的3/4处,然后用擦镜纸轻轻擦干净吸收池外壁。将盛有待测溶液的比色皿放入比色皿座架中的其他格内,盖上试样室盖,轻轻拉动试样架拉手,使待测溶液进入光路,此时数字显示值即为该待测溶液的吸光度值。读数后,打开试样室盖,切断光路。重复上述测定操作1~2次,读取相应的吸光度值,取平均值。

(7) 浓度的测定 选择开关由"A"旋至"C",将已标定浓度的样品放入光路,调节浓度旋钮,使得数字显示为标定值,将被测样品放入光路,此时数字显示值即为该待测溶液的浓度值。

(8) 关机 实验完毕,切断电源,将比色皿取出洗净,并将比色皿座架用软纸擦净。

(二) 邻二氮菲法测定微量铁

1. 吸收曲线的绘制和测量波长的选择

用移液管吸取 10mL $100\mu g/mL$ 铁标准溶液于 100mL 容量瓶中,加入 2mL 6mol/L HCl 溶液,用水稀释至刻度,摇匀。此溶液 Fe^{3+} 的浓度为 $10\mu g/mL$。

用吸量管吸取 2.0mL $10\mu g/mL$ 铁标准溶液,注入 50mL 比色管中,加入 1mL 10%盐酸羟胺溶液,摇匀,加入 2mL 0.15%邻二氮菲溶液,5mL HAc-NaAc 缓冲溶液,以水稀释至刻度。在光度计上用1cm 比色皿,以试剂空白(即 0.0mL 铁标准溶液)为参比溶液,波长在440~560nm,每隔10nm测量一次吸光度(在最大吸收波长处,每隔2nm),以波长为横坐标,吸光度为纵坐标,绘制吸收曲线,并找出最大吸收峰的波长,以 λ_{max} 表示。

2. 标准曲线的制作

在 6 个 50mL 容量瓶(或比色管)中,用吸量管分别加入 0.0、0.2、0.4、0.6、0.8、1.0mL $10\mu g/mL$ 铁标准溶液,均加入1mL 10%盐酸羟胺溶液,摇匀。再加入 2mL 邻二氮菲水溶液,5mL HAc-NaAc 缓冲溶液,摇匀。用水稀释至刻度,摇匀后放置10min。用1cm 比色皿,以试剂空白为参比溶液,在所选择的波长(λ_{max})下,测量各溶液的吸光度 A。以含铁量为横坐标,吸光度 A 为纵坐标,绘制标准曲线。

3. 水样中铁含量的测定

准确吸取适量水样于 50mL 容量瓶（或比色管）中，按标准曲线的制作步骤，加入各种试剂，以试剂空白为参比溶液，测量吸光度 A_x。从标准曲线上查出含铁量（c_x）和计算水样中铁的含量（$c_{水样}$），单位为 $\mu g/mL$。

五、数据记录与结果

1. 吸收曲线的制作

吸收曲线的制作见表 11-16。

表 11-16　　　　　　　吸收曲线的制作

波长/nm	440	450	460	470	480	490	492	494	496
吸光度 A									
波长/nm	498.0	500.0	502.0	504.0	506.0	508.0	510.0	512.0	514.0
吸光度 A									
波长/nm	516.0	518.0	520.0	530.0	540.0	550.0	560.0		
吸光度 A									

根据上面数据，作得吸收曲线，选择最大吸收波长 λ_{max}。

2. 标准曲线的制作

标准曲线的制作见表 11-17。

表 11-17　　　　　　　标准曲线的制作

铁标液编号	1	2	3	4	5	6
铁标液体积/mL						
铁标液浓度/($\mu g/mL$)						
吸光度 A						

根据上面数据，作得标准曲线图，得出标准曲线方程。

3. 水样测定

水样的测定见表 11-18。

表 11-18　　　　　　　水样的测定

水样编号	1	2
吸取水样量/mL	1.0	2.0
吸光度 A		
稀释后水样中铁含量/($\mu g/mL$)		

根据上面数据，求出水样中含铁量。

六、注意事项

1. 处理铁标准液和水样时，不能颠倒各种试剂的加入顺序。
2. 最佳波长选择好后不要再改变。
3. 清洗比色皿时一般用注射用水。如比色皿被有机物沾污，宜用盐酸-乙醇混合液浸泡片刻，再用注射用水冲洗。不能用碱性或强氧化性洗涤液清洗，也不能用毛刷刷洗。
4. 分光光度计连续使用时间不宜过长，最好使用2h左右让仪器间歇0.5h后再使用。
5. 分光光度计应安放在干燥、远离震源的房间，安置在坚固平稳的工作台上，不要经常搬动。

七、思考题

1. 邻二氮菲分光光度法测定微量铁时为何要加入盐酸羟胺溶液？
2. 参比溶液的作用是什么？在本实验中可否用蒸馏水作参比？
3. 为什么要用邻二氮菲显色后再测定铁的含量？

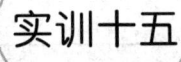

实训十五　葡萄糖注射液的含量测定

一、知识及能力目标

1. 熟悉旋光法测定葡萄糖注射液含量的原理。
2. 学会使用自动旋光仪。

二、基本原理

旋光仪是测定物质旋光度的仪器。一定条件下旋光度是物质的特性常数，通过测定样品的旋光度，可以鉴别药物，也可反映药物的纯杂程度。

葡萄糖分子结构中的5个碳都是手性碳原子，具有旋光性，可采用旋光法测定含量。

测定温度为 T 时，当偏振光通过厚 $l=1\mathrm{dm}$，每 1mL 中含有旋光性物质 1g 的溶液，使用钠光灯 D 线（589.3nm），测得的旋光度称为该物质的比旋光度，以 $[\alpha]_D^T$ 表示。

无水葡萄糖的 $[\alpha]_D^{20}=+52.75°$，以 100mL 溶液中含葡萄糖的质量表示该溶液浓度：

$$c=\frac{100\times\alpha}{[\alpha]_D^{20}\times l}$$

葡萄糖注射液浓度通常以一水葡萄糖（$C_6H_{12}O_6\cdot H_2O$）表示，换算成一水葡萄糖浓度 c'：

$$c'=\frac{100\times\alpha}{[\alpha]_D^{20}\times l}\times\frac{M_{C_6H_{12}O_6\cdot H_2O}}{M_{C_6H_{12}O_6}}$$

$$=\frac{100\times\alpha}{52.75}\times\frac{198.18}{180.16}$$

$$=2.0852\alpha$$

$$标示量的百分含量（\%）=\frac{c'}{标示量}\times 100\%$$

本品为葡萄糖的灭菌水溶液，含葡萄糖（$C_6H_{12}O_6\cdot H_2O$）应为标示量的 95.0%～105.0%。

三、仪器与试剂

仪器：WZZ-2 型自动旋光仪，旋光管。

试剂：葡萄糖注射液（含量≤10%）。

四、操作步骤

1. WZZ-2 型自动旋光仪使用方法

（1）将仪器电源插头插入 220V 交流电源，并将接地脚可靠接地。

（2）打开电源开关，经 5min 钠光灯发光稳定后再工作。若光源开关打开后，灯熄灭，则再将开光上下重复扳动 1～2 次，使钠光灯在直流下点亮，为正常。

（3）打开测量开关，这时数码管应有数字显示。

（4）将装有蒸馏水的旋光管放入样品室，盖上箱盖，待示数稳定后，按清零按键。试管中若有气泡，应先让气泡在凸颈处。通光面两端的雾状水滴，应用镜头纸揩干。试管螺帽不宜旋得过紧，以免产生应力，影响读数。试管安放时应注意标记的位置和方向。

（5）取出旋光管。用待测样品润洗旋光管 2～3 次，再将待测样品注入旋光管，按相同的位置和方向放入样品室内，盖好箱盖。仪器数显窗将显示该样品的旋光度。数显窗上红色示值为左旋（-），黑色示值为右旋（+）。

(6) 逐次按下复测按钮，重复读 3 次数，取平均值作为测定结果。

(7) 仪器使用完毕后，应依次关闭测量、光源、电源开关。

2. 葡萄糖注射液含量的测定（含量在 10% 以下规格的本品可以直接取样测定）

旋光仪调整零点后，将旋光管用供试液冲洗 3～5 次，按上述方法装入供试液并按同一方向置于旋光仪内，同法读取旋光度 3 次，取其平均值与 2.0852 相乘，即得供试液的旋光度。根据供试液的旋光度，求得葡萄糖注射液中 $C_6H_{12}O_6 \cdot H_2O$ 的含量，并用标示量的百分含量表示。

五、结果

1. 数据记录

数据记录见表 11-19。

表 11-19　　　　　　　　　数据记录

项　目	1	2	3
α			
$\bar{\alpha}$			
标示量的百分含量 /%			

2. 结果计算

$$\text{标示量的百分含量}（\%）= \frac{2.0852\bar{\alpha}}{\text{标示量}} \times 100\%$$

六、注意事项

1. 钠光灯在直流供电系统出现故障不能使用时，仪器也可在钠光灯交流供电情况下测试，但仪器的性能可能略有降低。

2. 钠光灯启动至少 20min 后才能发光稳定，应在光源稳定后开始测定。

3. 测定结束后须将测定管洗净晾干，不可以将盛有供试品的测定管长时间置于仪器样品室内。

4. 仪器样品室内应放置硅胶防止吸潮。

七、思考题

测定含量在 10% 以上的葡萄糖注射液，样品应该如何处理？

任务四 ▶ 有机化合物的制备及性质检验

实训十六 熔点、沸点的测定

一、知识及能力目标

1. 掌握微量法测定熔点、沸点的基本原理及方法。
2. 学会微量法测定熔点、沸点的操作方法。

二、基本原理

固态物质的熔点是指在常压下固、液两相达到平衡时的温度。纯净的固态有机物都有固定的熔点，由固态变成液态较敏锐，从初熔化到全熔一般不超过 0.5~1.0℃，这个温度范围称为熔程。含有杂质的物质，熔程则会增大，且熔点比纯净物低。因此可通过测定熔点来鉴定有机化合物的纯度。

当给液体物质加热时，它的蒸气压会随着温度的升高而增大，待液体的蒸气压与外界大气压相等时，液体开始沸腾，此时的温度为该液体的沸点。每种纯液态有机化合物在一定压力下都具有一定的沸点。在液体加热至沸腾的过程中，液体变成蒸气，蒸气遇冷凝又结为液体，这两个过程的联合操作称为蒸馏。使液体混合物经多次气化、冷凝、实现多次蒸馏的过程也称分馏。蒸馏时，沸点较低的物质先蒸出，沸点较高的留在蒸馏器内，从而达到分离和提纯的目的。通常在蒸馏或分馏的过程中可同时测定物质的沸点，用蒸馏法测定沸点的方法称为常量法。本实验采用的是用毛细管测定物质熔点和沸点的方法，称为微量法。表11-20 所示为个别有机化合物的熔点、沸点。

表 11-20　　　　　　　　个别有机化合物的熔点、沸点

有机化合物名称	熔点/℃	有机化合物名称	沸点/℃
萘	80.6	苯	80.1
尿素	132.7	乙醇	78.5
肉桂酸	133	乙酸	118
苯甲酸	122.4	甲苯	110.6

三、仪器与试剂

仪器：研钵，毛细管（一端熔封），玻璃管（40cm 长），表面皿，胶皮套，温度计（200℃、300℃），酒精灯，铁架台，铁圈，铁夹，滤纸，提勒管，玻璃细管（一端熔封）（7～8cm），小橡皮圈（皮套），液体石蜡回收瓶，滤纸。

试剂：液体石蜡，萘（分析纯），肉桂酸（分析纯），尿素（分析纯），苯，甲苯。

四、操作步骤

1. 试样的装入

取少量待测熔点的干燥试样（萘），置于洁净的研钵中，小心将它研成粉末，取一根毛细管（一端封闭），开口向下插入粉末中，然后将毛细管开口端转向上，将装萘粉末的毛细玻璃管的中央垂直自由下落。如此反复操作几次，使毛细管内样品装实并达 2～3mm 高。用滤纸擦拭管外粘附着的试样粉末。按同样方法再将试样装入一根毛细管中，将两根装好试样的毛细管放在表面皿上待用。如图 11-14 所示。

2. 熔点的测定

如图 11-14 所示，在提勒管口塞上带有温度计的胶塞，胶塞要有侧切口，调节温度计的水银位置，使其在提勒管上下两个叉口的中间，取出温度计，往提勒管中加入液体石蜡，高度不超过上支管口。将提勒管垂直夹在铁架台上。把装好试样的毛细管用胶皮套套在温度计下端，并使试样与温度计的水银球处于同一

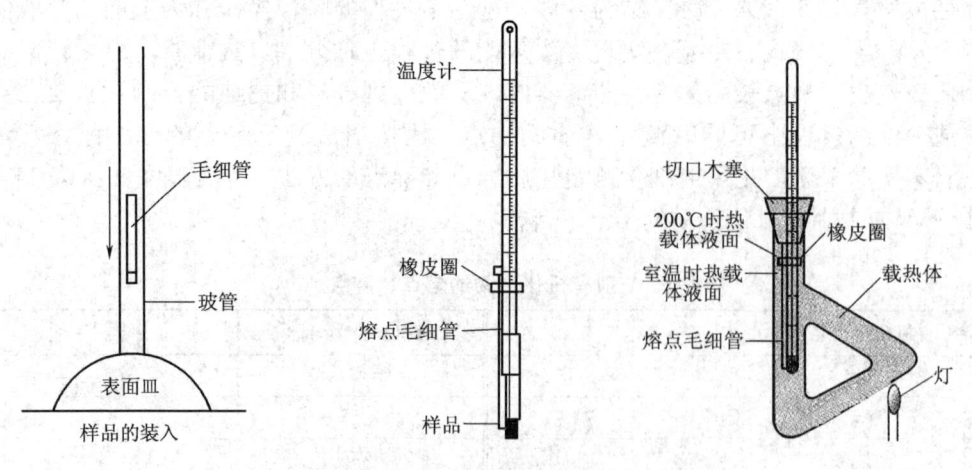

图 11-14 熔点的测定

水平位置，然后将温度计慢慢插入提勒管中（注意，检查温度计水银球是否处在提勒管上下口交叉处，胶皮套不要浸在传热介质液面下）。在提勒管的弯曲支管底部缓缓加热，开始时升温速度可较快，每分钟升 5℃；到低于熔点 10～15℃时，应减缓加热速度，使每分钟上升 1～2℃，越接近熔点升温速率应越慢。控制好升温速率是准确测定熔点的关键。记录试样开始凹陷并有液样产生（初熔）时和固体完全消失（全熔）时的温度计读数。待传热介质冷却至试样熔点以下 30℃ 左右时，换上未测的另一个装试样的毛细管，重复上述操作，并取两次测定熔点的平均值，该值即是萘的熔点。每次熔点测毕欲更换试样时，应将温度计取出待其冷却后，小心用滤纸擦去粘附于其表面的传热介质。

用上述方法分别测定尿素、肉桂酸的熔点，再把尿素和肉桂酸等量混合，测定混合物的熔点。

3. 微量法测量沸点

如图 11-15 所示，取一根长 7～8cm 的玻璃细管（一端熔封），作为沸点管的外管，放入欲测定沸点的样品苯 4～5 滴，在此管中放入一根长 8～9cm、内径约 1mm 的毛细管（一端熔封），使其开口处浸入液体中，像测定熔点那样把沸点测定管用胶皮套套在温度计旁，加热时，内管中会有小气泡缓缓逸出，达到液体的沸点时，将出现一连串的小气泡，此时应停止加热，使液浴的温度自行下降，气泡逸出的速度即渐渐地减慢，当最后一个气泡出现而刚欲缩回至内管中时（表示毛细管内液体的蒸气压与大气压相等），此时的温度即为液体的沸点。

再用上述方法分别测定甲苯的沸点。

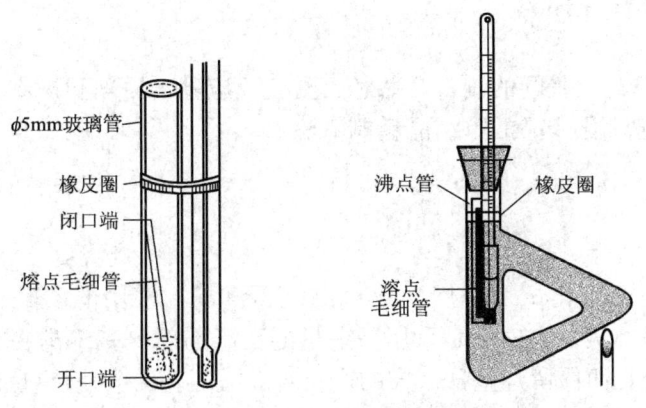

图 11-15 沸点的测定

五、注意事项

1. 熔点管必须洁净，如有灰尘等，能产生 4～10℃ 的误差。

2. 样品研磨要细，填装要实，否则产生空隙，不易传热，造成熔程变大。

3. 样品不干燥或含有杂质，会使熔点偏低，熔程变大。

4. 熔点管、沸点内外管实验前要检察是否封好，否则会产生漏管。

5. 升温速度应慢，让热传导有充分的时间。升温速度过快，熔点偏高。

6. 液体石蜡熔点为185～250℃，使用液体石蜡作加热浴液，适用于测熔点在240℃以下的样品。

7. 微量法测沸点时，加热不能太快，以防液体全部气化。

六、思考题

1. 纯物质（晶体）为什么有固定的熔点？

2. 当加热接近熔点温度时，加热速率为什么一定要慢？

3. 用微量法测定沸点，为什么把最后一个气泡刚欲缩回至内管时的温度作为该化合物的沸点？

实训十七　对乙酰氨基酚的制备

一、知识及能力目标

1. 通过对乙酰氨基酚的制备，熟悉乙酰化反应基本原理和操作方法。
2. 学会易被氧化产品的重结晶精制方法。

二、基本原理

对氨基酚与乙酰化试剂作用生成对乙酰氨基酚，常用的乙酰化试剂有：乙酸、乙酐、乙酰氯等。本实验是采用一定量的乙酐与对氨基苯酚在水中反应，迅速完成 N-乙酰化而保留羟基，生成的产物对乙酰氨基酚（扑热息痛），是一种解热镇痛药。反应如下：

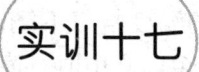

三、仪器与试剂

仪器：锥形瓶（150mL），温度计，玻璃棒，吸滤瓶，布氏漏斗，量筒。

试剂：对氨基苯酚，亚硫酸氢钠（0.5％），醋酐，活性炭，亚硫酸钠。

四、操作步骤

1. 对乙酰氨基酚的制备

称取 10.6g 对氨基苯酚置于干燥的锥形瓶中，加入水 30mL，醋酐 12mL，轻轻振摇使其成均相，再于 80～90℃水浴中加热反应 30min，放冷，析晶，过滤，滤饼以 10mL 冷水洗 2 次，抽干，干燥，得白色结晶型对乙酰氨基酚粗品约 12g。

2. 对乙酰氨基酚的精制

将对乙酰氨基酚粗品放入锥形瓶中，每克用水 5mL（约 60mL），加热使之溶解，稍冷后加入活性炭 1g，煮沸 5min，在吸滤瓶中先加入亚硫酸氢钠 0.5g（防止对乙酰氨基酚氧化），趁热过滤，滤液放冷析晶，过滤，滤瓶以 0.5％亚硫酸氢钠溶液 5mL 分 2 次洗涤，抽干，干燥，得白色对乙酰氨基酚纯品约 8g，计算产率。

$$产率 = \frac{实际产率}{理论产率} \times 100\%$$

纯对乙酰氨基酚为白色晶体，熔点 168～170℃。

五、注意事项

1. 在酰化反应中，加水 30mL。有水存在，乙酐可选择性地酰化氨基而不与酚羟基作用。若用乙酸代替乙酐，则难以控制氧化副反应，反应时间长，产品质量差。

2. 加亚硫酸氢钠可防止对乙酰氨基酚被空气氧化，但亚硫酸氢钠浓度不宜过高，否则会影响产品质量。

六、思考题

1. 酰化反应为什么用乙酐而不用乙酸作酰化试剂？
2. 加亚硫酸氢钠的目的是什么？

实训十八 阿司匹林的制备

一、知识及能力目标

1. 了解酚羟基酰化反应的原理,掌握阿司匹林的制备技术。
2. 掌握利用重结晶精制固体产品的技术。

二、基本原理

阿司匹林化学名称为乙酰水杨酸,是白色晶体,熔点135℃,微溶于水。本实验用浓硫酸作催化剂,使水杨酸(邻羟基苯甲酸)与乙酸酐在85~90℃发生酰化反应制取。其反应方程式如下:

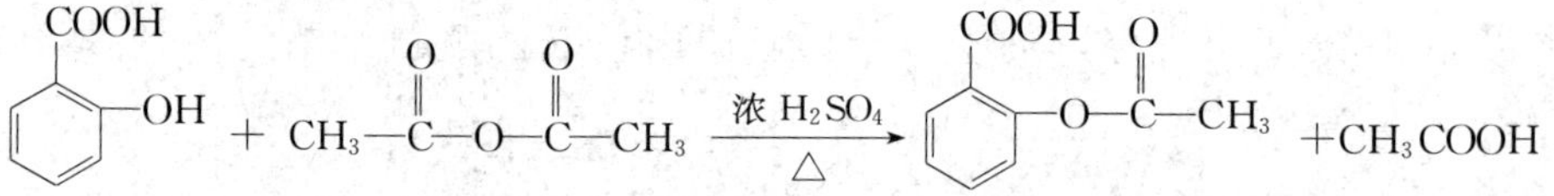

$$\underset{OH}{\underset{|}{\text{COOH}}} + CH_3-\overset{O}{\underset{||}{C}}-O-\overset{O}{\underset{||}{C}}-CH_3 \xrightarrow[\Delta]{\text{浓}H_2SO_4} \underset{O-\overset{O}{\underset{||}{C}}-CH_3}{\underset{|}{\text{COOH}}} + CH_3COOH$$

水杨酸在酸性条件下受热,可发生缩合,生成少量聚合物,而阿司匹林可与碳酸氢钠反应生成水溶性钠盐,作为杂质的副产物则不能与其反应,可在用饱和 $NaHCO_3$ 溶液进行重结晶时将其分离除去。

三、仪器与试剂

仪器:分析天平,锥形瓶(150mL),水浴箱,布氏漏斗,抽滤瓶,烧杯(100mL)。

试剂:水杨酸,乙酸酐,浓硫酸,饱和 $NaHCO_3$ 溶液,浓 HCl。

四、操作步骤

1. 酰化

称取2g水杨酸,放入干燥的锥形瓶(150mL)中,缓慢加入5mL新蒸馏的乙酸酐,在不断振摇下缓慢滴加5滴浓硫酸,振摇锥形瓶,待水杨酸溶解后,置于85~90℃水浴中加热,反应20min(温度不宜过高,否则副产物增多)。

2. 结晶、抽滤

取出锥形瓶，稍冷后，在不断搅拌下加入 5mL 冷水，使过量的乙酸酐水解（水解时放热，可能使瓶内液体沸腾，蒸气外逸。为避免意外，加水时面部不得正对瓶口）。水解完毕后再加 50mL 冷水，并将锥形瓶置入冰水浴中冷却，放置 15min，待结晶析出完全后，减压过滤。用少量冷水洗涤结晶两次，压紧抽干。将粗产品滤饼移至表面皿上，晾干、称重。

3. 重结晶

将粗产品放入 100mL 烧杯中，边搅拌边加入 25mL 饱和 $NaHCO_3$ 溶液，然后继续搅拌至无 CO_2 产生为止。用布氏漏斗过滤（用 5～10mL 水洗涤漏斗），得到的滤液即为不含高分子杂质的乙酰水杨酸钠盐溶液。

将滤液倒入洁净的 100mL 烧杯中，在搅拌下加入 15mL 1∶2 的 HCl 溶液，充分搅拌，置于冰水浴中冷却结晶。待晶体完全析出后，减压过滤。再用少量冷水洗涤滤饼两次，压紧抽干。将晶体移至表皿中，干燥、称重，计算产率。

五、结果计算

$$产率 = \frac{实际产率}{理论产率} \times 100\%$$

六、注意事项

1. 为了检验产品中是否还有水杨酸，可取少许结晶加入 3mL 水的试管中，后加入 $FeCl_3$ 溶液 1～3 滴，观察有无颜色反应。

2. 产品乙酰水杨酸受热易分解，它的分解温度为 128～135℃。因此重结晶时不易加热进行，产品要采取自然晾干。

3. 仪器要干燥，药品也要干燥处理。醋酐要使用新蒸馏的，收集 139～140℃ 的馏分。

七、思考题

1. 制备阿司匹林时为什么需要用干燥的仪器？本实验中为什么要加浓硫酸？
2. 本实验中，为什么要将反应温度控制在 85～90℃，温度过高有什么影响？
3. 用什么方法可检验产品中是否含有未反应完的水杨酸？

实训十九 醇、酚、醚的性质检验

一、知识及能力目标

1. 掌握醇、酚、醚的主要化学性质及其鉴别方法。
2. 熟悉伯醇、仲醇、叔醇、多元醇的鉴别方法。
3. 学会试管反应的操作技术。

二、基本原理

酚和醇的官能团都是羟基，但由于羟基所连的烃基不同，因此性质上有很大差异。醇羟基可发生取代、消除、氧化反应等。在酚分子中，酚羟基与苯环直接相连，酚羟基氧原子上的一对未共用电子对与苯环上的 π 电子构成 p-π 共轭。从而使 C—O 键比醇分子中的 C—O 键牢固，而 O—H 键比醇分子中的 O—H 键活泼，甚至在水溶液中能电离出 H^+ 而呈现一定的酸性。易发生亲电取代、氧化反应等。通常情况下，醚的化学性质比较稳定。

三、仪器与试剂

仪器：试管，试管夹，镊子，滤纸，水浴锅，温度计，蓝色石蕊试纸，表面皿，烧杯，药匙等，酒精灯，石棉网。

试剂：无水乙醇，金属钠，正丁醇，酚酞指示剂，$KMnO_4$ 溶液（5%），H_2SO_4 溶液（10%），卢卡斯试剂（无水氯化锌＋浓盐酸），氯化锌固体，浓 HCl，仲丁醇，浓硫酸，叔丁醇，NaOH 溶液（5%），$CuSO_4$ 溶液（5%），甘油、浓 HCl，苯酚（晶体），饱和 $NaHCO_3$，饱和溴水，邻苯二酚溶液，苯甲醇溶液，$FeCl_3$ 溶液（1%），冰块，$KMnO_4$ 溶液（1%），KSCN（1%），$FeSO_4$ 溶液（2%），工业乙醚。

四、操作步骤

1. 醇的性质

（1）醇与活泼金属反应　取 2 支干燥的试管，分别加入无水乙醇和正丁醇各 1mL，再分别投入绿豆大小的一粒表面新鲜的金属钠，观察有何现象发生？有什么气体放出？如何检验？待金属钠完全消失后，冷却，试管内液体倒在石棉网上用微火加热，待多余酒精蒸发后，可看到乙醇钠结晶，然后再滴加几滴水，直到固体消失，再滴入酚酞指试剂，观察并解释所发生的现象。

(2) 醇的氧化　取 4 支试管，分别滴加正丁醇、仲丁醇、叔丁醇和蒸馏水各 4 滴，蒸馏水作为对照。然后再向 4 支试管中加入 5% $KMnO_4$ 溶液各 1mL、10% H_2SO_4 溶液各 1 滴，充分振摇后，将试管置于 40～50℃水浴中微热，观察并解释溶液颜色的变化，写出化学反应方程式。

(3) 与卢卡斯试剂的反应　取 3 支试管，分别加入正丁醇、仲丁醇、叔丁醇各 0.5mL。在 25～30℃水浴中预热片刻。然后同时向 3 支试管中各加入卢卡斯试剂各 1mL，充分振摇后，静置，注意观察，记录混合物变浑浊和出现分层的时间，观察并解释现象。写出化学反应方程式。

(4) 多元醇的反应　取 2 支试管，各加入 10 滴 5% $CuSO_4$ 溶液和 1mL 5% NaOH 溶液，摇匀，观察现象；再分别加入乙醇和甘油各 1mL，摇匀，观察发生的现象。然后再各滴加 1 滴浓盐酸，观察混合液的颜色又有何变化，并解释发生的现象。

2. 酚的性质

(1) 苯酚的酸性　取蓝色石蕊试纸一小片，放在表面皿上，用蒸馏水湿润，在试纸上加 1 滴苯酚溶液，观察并解释发生的变化。另取两支试管，各加入苯酚少许和水 1mL，振荡，观察现象。向其中的 1 支试管中加入 5% NaOH 溶液数滴，向另 1 支试管中逐滴加入饱和 $NaHCO_3$ 溶液 1mL，振荡，观察并解释所发生现象。

(2) 苯酚与饱和溴水的反应　取 1 支试管，加入 2 滴苯酚饱和水溶液，再加水稀释至 1mL，然后再逐滴加入饱和溴水，观察并解释发生的现象。

(3) 苯酚与三氯化铁的显色反应　取 3 支试管，分别加入苯酚饱和水溶液、邻苯二酚溶液和苯甲醇各 3 滴，再各滴加 1 滴 1% $FeCl_3$ 溶液，振荡，观察溶液颜色的变化。若溶液颜色太深，可适当稀释后再观察。

(4) 苯酚的氧化反应　取 1 支试管，加入苯酚溶液 10 滴，再加 5% NaOH 溶液 5 滴，最后加 5% $KMnO_4$ 溶液 1 滴，观察并解释发生的现象。

(5) 锌盐的生成　取干燥大试管两支，分别加入乙醚、浓硫酸，将其放在冰水浴中冷却到 0℃。然后在冷却和振摇下，分次把冷的乙醚加到浓硫酸中，摇匀，观察现象，注意是否还有乙醚的气味，然后往试管中倒入冰水 2mL，振荡，观察并解释发生的现象。

(6) 过氧化物的检验　取 1 支试管，加入 1mL 新配制的 2% $FeSO_4$，再加入几滴 1% KSCN 溶液，然后加入 1mL 工业乙醚，用力振摇，观察并解释发生的现象。

五、注意事项

1. 金属钠与水反应并放出氢气,所以用后的金属钠不能随意扔在地上或水槽里,避免遇水反应发生危险。
2. 苯酚有毒且有较强的腐蚀性,小心不要弄到皮肤或衣物上,也不要弄到实验台的台面上。
3. 溴水也有较强的腐蚀性,使用时一定要小心,千万不要弄到皮肤上。

六、思考题

1. 卢卡斯试剂是否可以鉴别伯醇、仲醇和叔醇?如何根据反应现象进行判别?
2. 为什么多元醇能溶解氢氧化铜?生成什么物质?
3. 苯酚为什么溶解于氢氧化钠溶液而不溶于碳酸氢钠溶液中?

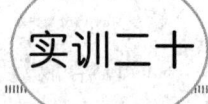 醛、酮的性质检验

一、知识及能力目标

1. 掌握醛、酮的主要化学性质及其鉴别方法。
2. 熟悉脂肪醛、酮和芳香醛的鉴别方法。
3. 学会试管反应的操作技术。

二、基本原理

醛、酮的官能团都是羰基,它们具有相似的化学性质,能与许多试剂发生反应,主要性质是易于亲核加成反应,由于受羰基的影响,醛和酮的 α-氢也表现出一定的活泼性,但是二者由于结构上仍存在着差异,因此醛、酮在反应中又表现出各自的特性。

三、仪器与试剂

仪器：大试管，普通试管，试管夹，水浴锅，酒精灯，烧杯，药匙。

试剂：$AgNO_3$ 溶液（4%），NaOH 溶液（5%），$NH_3 \cdot H_2O$（2%），甲醛，乙醛，丙酮，苯甲醛，斐林试剂 A 液（3.5g $CuSO_4 \cdot 5H_2O$ 溶于 100mL 水中），斐林试剂 B 液（25g NaOH 和 17g 酒石酸钾钠溶于 100mL 水中），饱和 $NaHSO_3$，乙醇，HCl（10%），碘溶液，2,4-二硝基苯肼溶液。

四、操作步骤

1. 银镜反应

在一支洁净的大试管中加入 4mL 4% $AgNO_3$ 溶液，加 2 滴 5% NaOH 溶液，然后在振摇下逐滴加入 2% $NH_3 \cdot H_2O$，直到初生成的氧化银沉淀恰好溶解为止。把配好的溶液分装在 4 支洁净的试管中，再向试管中分别加入甲醛、乙醛、丙酮、苯甲醛各 2 滴，静置，观察现象；将试管放入 80℃ 水浴中加热 5min（加热时间不能过长），观察并解释发生的现象。

2. 斐林反应

在大试管中将斐林试剂 A 液和斐林试剂 B 液各 1mL 等量混合均匀，然后分装到 4 支试管中，分别加入甲醛、乙醛、丙酮、苯甲醛各 5 滴，振摇，放在 80℃ 水浴中加热 2~3min，观察并解释发生的变化。

3. 与亚硫酸氢钠的反应

取 2 支试管，各加入新配制的饱和 $NaHSO_3$ 溶液 1 滴，然后分别滴加丙酮和苯甲醛 4 滴，用力振荡试管，把试管用冰水冷却，注意观察现象。若无晶体析出，再加乙醇 1mL。往生成结晶的试管中滴加 10% HCl，观察并解释发生的现象。

4. 碘仿反应

取 4 支试管，分别加入甲醛、乙醛、乙醇、丙酮各 5 滴，再各加碘液 10 滴，然后分别滴加 5% NaOH 溶液，直到碘溶液颜色恰好褪去，观察并解释现象。

5. 与 2,4-二硝基苯肼的反应

取 4 支试管，各加 2,4-二硝基苯肼试剂 1mL，然后分别加入甲醛、乙醛、丙酮、苯甲醛各 2 滴，振摇试管，观察并解释发生的现象。

五、注意事项

1. 银镜反应所用的试管壁要洁净，否则生成的银镜不够明亮；溶解氧化银的氨水不能过多，否则影响银镜效果；托伦试剂现用现配制，不能久置。

2. 斐林试剂 A 液是硫酸铜溶液，B 液是酒石酸钾钠和氢氧化钠的混合溶液，使用时 A 液和 B 液等体积混合而成为深蓝色溶液。

3. 碘仿反应所用样品量不能过多，加碱不能过量，加热不能过久，否则都能使生成的碘仿溶解或分解。

六、思考题

1. 鉴别醛和酮有哪些方法？进行银镜反应应注意什么？
2. 哪些物质有碘仿反应？进行碘仿反应时应注意什么？

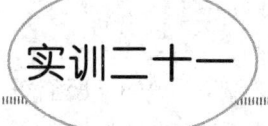 糖类化合物的性质检验

一、知识及能力目标

1. 验证和巩固糖类物质的主要化学性质及其鉴别方法。
2. 学会不同糖类物质的鉴别方法。

二、实验原理

单糖是多羟基醛或多羟基酮的化合物。单糖都属于还原糖，能被弱氧化剂氧化，如托伦试剂、斐林试剂等氧化。

二糖按两个单糖的结合方式不同可分为还原性二糖和非还原性二糖两类，如麦芽糖、乳糖和纤维二糖是还原性二糖，蔗糖是为非还原性二糖。

还原糖具有变旋光现象。

淀粉属于多糖，无还原性，遇碘显蓝色，用于鉴定淀粉。淀粉在酸或酶的作用下逐步水解最后生成葡萄糖。

淀粉→红色糊精→无色糊精→麦芽糖→葡萄糖

糖在浓硫酸作用下与酚类化合物产生颜色反应，可用于鉴别糖类化合物，其中间苯二酚可用于鉴别醛糖和酮糖。

三、仪器与试剂

仪器：大试管，普通试管，试管夹，水浴锅，温度计，点滴板，胶头滴管。

试剂：托伦试剂〔Ag(NH$_3$)$_2$OH〕(5%)，AgNO$_3$溶液(5%)，NaOH溶液(5%)，氨水(1mol/L)，葡萄糖溶液、果糖溶液、蔗糖溶液、麦芽糖溶液(均2%)，淀粉溶液(1%)，斐林试剂A液(3.5g CuSO$_4$·5H$_2$O溶于100 mL水中)，斐林试剂B液(25g NaOH和17g酒石酸钾钠溶于100mL水中)，莫立许试剂(α-萘酚的乙醇溶液)，浓硫酸，塞利凡诺夫试剂(间苯二酚的盐酸溶液)，浓盐酸，碘溶液，NaOH溶液(10%)，新制的碱性氢氧化铜(CuSO$_4$、5% NaOH溶液)。

四、操作步骤

1. 糖的还原性试验

(1) 银镜反应 取一支管壁洁净的大试管，加入4mL 5% AgNO$_3$溶液，再加2滴NaOH溶液，然后在振摇下滴加1mol/L氨水，直到生成的氧化银沉淀恰好溶解为止。把此溶液分装在5支管壁洁净的试管中，再分别加入2%葡萄糖溶液、2%果糖溶液、2%蔗糖溶液、2%麦芽糖溶液、1%淀粉溶液各5滴，把试管放在50～60℃的热水浴中加热数分钟，观察并解释发生的现象。

(2) 斐林反应 取一支大试管，加入斐林试剂A液和B液各2mL混合均匀后，分装于5支试管中，放在水浴中温热后再分别滴加2%葡萄糖溶液、2%果糖溶液、2%蔗糖溶液、2%麦芽糖溶液、1%淀粉溶液各5滴，摇匀，再将其放在水浴中加热2～3min，观察并解释发生的现象。

2. 糖的颜色反应

(1) 莫立许反应 取5支试管，分别滴加2%葡萄糖溶液、2%果糖溶液、2%蔗糖溶液、2%麦芽糖溶液、1%淀粉溶液各1mL，再各加4滴莫立许试剂，摇匀，把盛有糖溶液的试管倾斜并沿管壁慢慢加入浓硫酸1mL，使浓硫酸与糖溶液之间有明显的分层，观察两层界面之间的颜色变化，解释发生的现象。

(2) 塞利凡诺夫反应 取5支试管，各加塞利凡诺夫试剂1mL，再分别滴加2%葡萄糖溶液、2%果糖溶液、2%蔗糖溶液、2%麦芽糖溶液、1%淀粉溶液各5滴，摇匀，浸在沸水浴中2～3min。观察并解释发生的现象。

(3) 淀粉与碘的反应 往试管中加水4mL、1滴碘液和1滴1%淀粉溶液，观察颜色变化。将此溶液稀释至浅蓝色，加热，再冷却，观察并解释发生的变化。

3. 蔗糖与淀粉的水解

(1) 蔗糖的水解 在1支试管中加入2mL 2%蔗糖溶液，再加浓盐酸1滴，摇匀，置于沸水浴中加热5～10min。放冷，再用10% NaOH溶液中和后，加新制的碱性氢氧化铜2mL，摇匀，再置于沸水浴中加热，观察并解释发生的现象。

(2) 淀粉的水解 在1大试管中加入5mL 1%淀粉溶液，4mL蒸馏水，再加浓盐酸 0.5mL，混匀，放在沸水浴中加热，取出少许，每隔 1min 用胶头滴管取出 1 滴滴在点滴板的碘溶液上，直至碘不再变色为止；然后用氢氧化钠溶液中和后，加新制的碱性氢氧化铜 2mL，摇匀，再置于沸水浴中加热，观察并解释发生的现象。

五、注意事项

1. 莫立许反应很灵敏，但不专一，不少非糖物质也能得到阳性结果，所以反应阳性不一定是糖，而反应阴性则肯定不是糖，因为糖与无机酸作用生成糠醛及其微生物，莫立许试剂中的 α-萘酚与它起缩合反应也生成紫色化合物。

2. 塞利凡诺夫试剂是间苯二酚的盐酸溶液。与己糖共热后，先生成 5-羟甲基糠醛，后者与间苯二酚缩合生成分子式为 $C_{12}H_{10}O_4$ 的化合物。由于在同样条件下，就 5-羟甲基糠醛的生成速度而言，酮糖比醛糖快 15~20 倍，所以在短时间内酮糖已呈红色而醛糖还未变化，可用来鉴别酮糖。

六、思考题

1. 用什么方法可证明化合物是糖、还原糖或非还原糖、醛糖或酮糖？
2. 在糖的还原性试验中，蔗糖与斐林试剂或托伦试剂长时间加热后也可能会得到阳性结果，这是什么原因？
3. 淀粉水解时，各段水解产物跟碘作用，呈现哪些颜色？

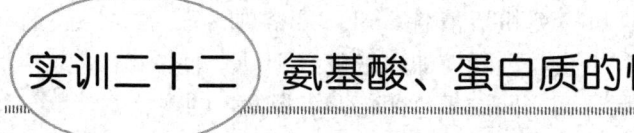

实训二十二　氨基酸、蛋白质的性质检验

一、知识及能力目标

1. 验证和巩固氨基酸、蛋白质的主要化学性质。
2. 学会氨基酸、蛋白质定性鉴定的方法。

二、实验原理

蛋白质是生命的物质基础，是细胞的重要组分。蛋白质在催化剂的作用下，水解的最终产物为各种氨基酸，其中以 α-氨基酸为主。自然界存在的氨基酸多

为 α-氨基酸。它具有羧基（—COOH）和氨基（—NH$_2$），是两性化合物，还具有等电点，有特殊的颜色反应。等电点时，氨基酸的溶解度最小，最易沉淀。

三、仪器与试剂

仪器：试管，试管夹，水浴锅，长胶头滴管。

试剂：蛋白质（鸡蛋清）溶液，HCl（1%），NaOH（5%），甘氨酸溶液、酪氨酸悬浊液、脯氨酸（均1%）、茚三酮试剂，浓硝酸，NaOH溶液（10%），CuSO$_4$溶液（1%），饱和（NH$_4$）$_2$SO$_4$溶液，碱性Pb(CH$_3$COO$^-$)$_2$（2%），饱和CuSO$_4$溶液，AgNO$_3$溶液（1%），饱和鞣酸溶液，饱和苦味酸溶液，醋酸，无水乙醇。

四、操作步骤

1. 氨基酸、蛋白质的两性性质

取两支试管编号为1、2，各加入蛋白质溶液1mL，再向试管1中加1% HCl溶液10滴，向试管2中加入5% NaOH溶液10滴。然后再沿试管壁向试管1慢慢加入5% NaOH溶液1mL，不要摇动，即分成上下两层，观察在两层交界处发生的现象；试管2按同法加入1% HCl 1mL，观察在两层交界处发生的现象。并解释上述现象。

2. 颜色反应

（1）茚三酮反应　取4支试管，分别加入1%甘氨酸溶液、1%酪氨酸悬浊液、1%脯氨酸溶液和蛋白质溶液各1mL；然后各加3～4滴茚三酮试剂，在沸水中加热10～15min，观察并解释发生的现象。

（2）黄蛋白反应　取1支试管加入蛋白质溶液1mL，然后加6～8滴浓硝酸，放在沸水浴中加热，观察现象。冷却后，逐滴加入10% NaOH溶液至碱性，观察并解释发生的现象。

（3）双缩脲反应　取1支试管，加入蛋白质溶液1mL、10% NaOH溶液1mL、1% CuSO$_4$ 2～3滴，观察并解释发生的现象。

3. 蛋白质的沉淀

（1）蛋白质的可逆沉淀（盐析）　在试管内加入蛋白质溶液和饱和(NH$_4$)$_2$SO$_4$溶液各3mL，混合，静置，观察有何现象？用胶头滴管吸出上层清液，在沉淀中加2～3mL蒸馏水，观察并解释发生的现象。

（2）蛋白质的不可逆沉淀（变性）

①重金属盐沉淀蛋白质：取3支试管，各加蛋白质溶液1mL，然后分别加入2%碱性Pb(CH$_3$COO$^-$)$_2$溶液、饱和CuSO$_4$溶液、1% AgNO$_3$溶液各2～3滴，

观察并解释发生的现象。在各试管中再加水 4～5mL，观察并解释所发生的现象。

②生物碱试剂沉淀蛋白质：取试管两支，各加蛋白质溶液 1mL，再各加醋酸 2 滴，使之酸化。然后分别加入饱和鞣酸溶液、饱和苦味酸溶液各 2 滴。如无沉淀，继续加少许试剂，观察并解释发生的现象。

③有机溶剂沉淀蛋白质：取两支试管，各加入蛋白质溶液 1mL，再分别加入无水乙醇和甲醛溶液，观察现象。再将其放在沸水浴 3～5min 观察所发生的现象。

五、注意事项

1. 茚三酮反应是所有 α-氨基酸和多肽、蛋白质共有的反应，反应很灵敏，在 pH=5～7 的溶液中反应最好。除脯氨酸及羟脯氨酸与茚三酮反应产生黄色外，其余均为蓝紫色。使用酪氨酸悬浊液时应摇匀。

2. 黄蛋白反应是含芳环的氨基酸（如 α-氨基苯丙酸）、酪氨酸、色氨酸以及含有这些氨基酸残基的蛋白质所特有的颜色反应。

3. 双缩脲反应是多肽和蛋白质所共有的颜色反应，即分子中含有多个肽键的化合物遇硫酸铜碱性溶液，都生成紫色物质。

4. 用硫酸铵使蛋白质沉淀，就是通常所说的盐析。用一种盐来进行蛋白质的盐析时，不同的蛋白质需要不同的浓度。例如，鸡蛋蛋白溶液中含清蛋白与球蛋白，加硫酸镁和氯化钠到饱和，或加硫酸铵到半饱和，则球蛋白沉淀析出。在等电点时，清蛋白可被饱和硫酸铵等溶液所沉淀，这就是蛋白质的分段盐析。

5. 在弱碱性条件下，蛋白质以阴离子形式存在，易与重金属离子结合生成不溶性沉淀。生化分析上常利用此性质除去溶液中的蛋白质。

6. 生物碱沉淀试剂沉淀蛋白质，在弱酸性环境中容易进行，在酸性溶液中蛋白质带正电荷与试剂负离子发生反应，生成难溶性盐。

六、思考题

1. 蛋白质有哪些颜色反应和沉淀反应？对蛋白质的分离与鉴别有什么意义？
2. 甲醛和乙醇对蛋白质的凝固作用，在实际生活中有何应用？
3. 同一种浓度的电解质能否使各种蛋白质都产生盐析？分段盐析对蛋白质的分离纯化有什么意义？
4. 医学上用蛋白质作为重金属中毒的解毒剂，其根据是什么？

附　录

附录一　常用无机酸在水溶液中的电离常数（25℃）

序号	名称	化学式	K_a	pK_a
1	偏铝酸	$HAlO_2$	6.3×10^{-13}	12.20
2	亚砷酸	H_3AsO_3	6.0×10^{-10}	9.22
3	砷酸	H_3AsO_4	$6.3 \times 10^{-3}\ (K_1)$	2.20
			$1.05 \times 10^{-7}\ (K_2)$	6.98
			$3.2 \times 10^{-12}\ (K_3)$	11.50
4	硼酸	H_3BO_3	$5.8 \times 10^{-10}\ (K_1)$	9.24
			$1.8 \times 10^{-13}\ (K_2)$	12.74
			$1.6 \times 10^{-14}\ (K_3)$	13.80
5	次溴酸	$HBrO$	2.4×10^{-9}	8.62
6	氢氰酸	HCN	6.2×10^{-10}	9.21
7	碳酸	H_2CO_3	$4.2 \times 10^{-7}\ (K_1)$	6.38
			$5.6 \times 10^{-11}\ (K_2)$	10.25
8	次氯酸	$HClO$	3.2×10^{-8}	7.50
9	氢氟酸	HF	6.61×10^{-4}	3.18
10	硫代硫酸	$H_2S_2O_3$	$2.52 \times 10^{-1}\ (K_1)$	0.60
			$1.9 \times 10^{-2}\ (K_2)$	1.72
11	高碘酸	HIO_4	2.8×10^{-2}	1.56
12	亚硝酸	HNO_2	5.1×10^{-4}	3.29
13	次磷酸	H_3PO_2	5.9×10^{-2}	1.23
14	亚磷酸	H_3PO_3	$5.0 \times 10^{-2}\ (K_1)$	1.30
			$2.5 \times 10^{-7}\ (K_2)$	6.60
15	磷酸	H_3PO_4	$7.52 \times 10^{-3}\ (K_1)$	2.12
			$6.31 \times 10^{-8}\ (K_2)$	7.20
			$4.4 \times 10^{-13}\ (K_3)$	12.36

续表

序号	名称	化学式	K_a	pK_a
16	焦磷酸	$H_4P_2O_7$	3.0×10^{-2} (K_1)	1.52
			4.4×10^{-3} (K_2)	2.36
			2.5×10^{-7} (K_3)	6.60
			5.6×10^{-10} (K_4)	9.25
17	氢硫酸	H_2S	1.3×10^{-7} (K_1)	6.88
			7.1×10^{-15} (K_2)	14.15
18	亚硫酸	H_2SO_3	1.23×10^{-2} (K_1)	1.91
			6.6×10^{-8} (K_2)	7.18
19	硫酸	H_2SO_4	1.0×10^{3} (K_1)	-3.0
			1.02×10^{-2} (K_2)	1.99

附录二 常用无机碱在水溶液中的电离常数（25℃）

序号	名称	化学式	K_b	pK_b
1	氢氧化铝	$Al(OH)_3$	1.38×10^{-9} (K_3)	8.86
2	氢氧化银	$AgOH$	1.10×10^{-4}	3.96
3	氢氧化钙	$Ca(OH)_2$	3.72×10^{-3}	2.43
			3.98×10^{-2}	1.40
4	氨水	NH_3+H_2O	1.78×10^{-5}	4.75
5	肼（联氨）	$N_2H_4+H_2O$	9.55×10^{-7} (K_1)	6.02
			1.26×10^{-15} (K_2)	14.9
6	羟氨	NH_2OH+H_2O	9.12×10^{-9}	8.04
7	氢氧化铅	$Pb(OH)_2$	9.55×10^{-4} (K_1)	3.02
			3.0×10^{-8} (K_2)	7.52
8	氢氧化锌	$Zn(OH)_2$	9.55×10^{-4}	3.02

附录三 常用难溶化合物的溶度积常数（25℃）

序号	分子式	K_{sp}	pK_{sp}	序号	分子式	K_{sp}	pK_{sp}
1	$AgBr$	5.0×10^{-13}	12.3	6	$Ag_2Cr_2O_7$	2.0×10^{-7}	6.70
2	$AgCl$	1.8×10^{-10}	9.75	7	AgI	8.3×10^{-17}	16.08
3	$AgCN$	1.2×10^{-16}	15.92	8	$AgOH$	2.0×10^{-8}	7.71
4	Ag_2CO_3	8.1×10^{-12}	11.09	9	Ag_2S	6.3×10^{-50}	49.2
5	$Ag_2C_2O_4$	3.5×10^{-11}	10.46	10	$AgSCN$	1.0×10^{-12}	12.00

续表

序号	分子式	K_{sp}	pK_{sp}	序号	分子式	K_{sp}	pK_{sp}
11	Ag_2SO_4	1.4×10^{-5}	4.84	41	$Fe(OH)_2$	8.0×10^{-16}	15.1
12	$Al(OH)_3$	1.1×10^{-33}	32.97	42	$Fe(OH)_3$	4.0×10^{-38}	37.4
13	$AlPO_4$	6.3×10^{-19}	18.24	43	FeS	6.3×10^{-18}	17.2
14	Al_2S_3	2.0×10^{-7}	6.7	44	Hg_2Cl_2	1.3×10^{-18}	17.88
15	$BaCO_3$	5.1×10^{-9}	8.29	45	HgC_2O_4	1.0×10^{-7}	7.0
16	BaC_2O_4	1.6×10^{-7}	6.79	46	Hg_2CO_3	8.9×10^{-17}	16.05
17	$BaCrO_4$	1.2×10^{-10}	9.93	47	$Hg_2(CN)_2$	5.0×10^{-40}	39.3
18	$BaSO_4$	1.1×10^{-10}	9.96	48	Hg_2CrO_4	2.0×10^{-9}	8.70
19	$Be(OH)_2 \cdot H_2O$	2.55×10^{-4}	3.59	49	Hg_2I_2	4.5×10^{-29}	28.35
20	$CaCO_3$	2.8×10^{-9}	8.54	50	HgI_2	2.82×10^{-29}	28.55
21	$CaC_2O_4 \cdot H_2O$	4.0×10^{-9}	8.4	51	$Hg_2(IO_3)_2$	2.0×10^{-14}	13.71
22	CaF_2	2.7×10^{-11}	10.57	52	$Hg_2(OH)_2$	2.0×10^{-24}	23.7
23	$Ca(OH)_2$	5.5×10^{-6}	5.26	53	$HgSe$	1.0×10^{-59}	59.0
24	$Ca_3(PO_4)_2$	2.0×10^{-29}	28.70	54	HgS（红）	4.0×10^{-53}	52.4
25	$CaSO_4$	3.16×10^{-7}	5.04	55	HgS（黑）	1.6×10^{-52}	51.8
26	$CaSiO_3$	2.5×10^{-8}	7.60	56	$MgCO_3$	3.5×10^{-8}	7.46
27	CdS	8.0×10^{-27}	26.1	57	$MgCO_3 \cdot 3H_2O$	2.14×10^{-5}	4.67
28	$CdSeO_3$	1.3×10^{-9}	8.89	58	$Mg(OH)_2$	1.8×10^{-11}	10.74
29	$Co(OH)_2$（蓝）	6.31×10^{-15}	14.2	59	$Mn(OH)_2$	1.9×10^{-13}	12.72
30	$Co(OH)_2$（粉红，新沉淀）	1.58×10^{-15}	14.8	60	MnS（粉红）	2.5×10^{-10}	9.6
31	$Co(OH)_2$（粉红，陈化）	2.00×10^{-16}	15.7	61	MnS（绿）	2.5×10^{-13}	12.6
				62	$PbBr_2$	4.0×10^{-5}	4.41
32	$CuBr$	5.3×10^{-9}	8.28	63	$PbCl_2$	1.6×10^{-5}	4.79
33	$CuCl$	1.2×10^{-6}	5.92	64	$PbCO_3$	7.4×10^{-14}	13.13
34	$CuCN$	3.2×10^{-20}	19.49	65	$PbCrO_4$	2.8×10^{-13}	12.55
35	$CuCO_3$	2.34×10^{-10}	9.63	66	PbS	1.0×10^{-28}	28.00
36	CuI	1.1×10^{-12}	11.96	67	$PbSO_4$	1.6×10^{-8}	7.79
37	$Cu(OH)_2$	4.8×10^{-20}	19.32	68	SnS	1.0×10^{-25}	25.0
38	Cu_2S	2.5×10^{-48}	47.6	69	$ZnCO_3$	1.4×10^{-11}	10.84
39	CuS	6.3×10^{-36}	35.2	70	$Zn(OH)_2$	1.2×10^{-17}	16.92
				71	α-ZnS	1.6×10^{-24}	23.8
40	$FeCO_3$	3.2×10^{-11}	10.50	72	β-ZnS	2.5×10^{-22}	21.6

附录四 常用基准物质的干燥条件和应用

基准物质		干燥后的组成	干燥条件/℃	标定对象
名 称	分子式			
碳酸钠	$Na_2CO_3 \cdot 10H_2O$	Na_2CO_3	270~300	酸
硼砂	$Na_2B_4O_7 \cdot 10H_2O$	$Na_2B_4O_7 \cdot 10H_2O$	放在装有氯化钠和饱和蔗糖溶液的密闭器皿中	酸
二水合草酸	$H_2C_2O_4 \cdot 2H_2O$	$H_2C_2O_4 \cdot 2H_2O$	室温空气干燥	碱或 $KMnO_4$
邻苯二甲酸氢钾	$KHC_8H_4O_4$	$KHC_8H_4O_4$	110~120	碱
重铬酸钾	$K_2Cr_2O_7$	$K_2Cr_2O_7$	140~150	还原剂
三氧化二砷	As_2O_3	As_2O_3	室温干燥器中保存	氧化剂
草酸钠	$Na_2C_2O_4$	$Na_2C_2O_4$	130	氧化剂
碳酸钙	$CaCO_3$	$CaCO_3$	110	EDTA
锌	Zn	Zn	室温干燥器中保存	EDTA
氧化锌	ZnO	ZnO	900~1000	EDTA
氯化钠	NaCl	NaCl	500~600	$AgNO_3$
硝酸银	$AgNO_3$	$AgNO_3$	220~250	氯化物

附录五 化学试剂纯度等级

纯度等级	优级纯	分析纯	化学纯	实验试剂
英文缩写	G. R.	A. R.	C. P.	L. R.
瓶签颜色	绿色	红色	蓝色	黄色
适用范围	用作基准物质，主要用于精密的科学研究和分析实验	用于一般科学研究和分析实验	用于要求较高的无机和有机化学实验，或要求不高的分析检验	用于一般的实验和要求不高的科学实验

元素周期表

参 考 文 献

1. 国家药典委员会. 中华人民共和国药典（二部）. 北京：中国医药科技出版社，2010.
2. 陆家政，傅春华. 基础化学. 北京：人民卫生出版社，2009.
3. 姚思童，张进. 现代分析化学实验. 北京：化学工业出版社，2008.
4. 刘珍. 化验员读本. 上册：化学分析. （4 版）. 北京：化学工业出版社，2003.
5. 徐英岚. 无机与分析化学. 北京：中国农业出版社，2001.
6. 潘亚芬. 基础化学实训. 北京：化学工业出版社，2008.
7. 武汉大学. 分析化学实验. 北京：高等教育出版社，2008.
8. 朱明华. 仪器分析. （3 版）. 北京：高等教育出版社，2000.
9. 穆华荣，陈志超. 仪器分析实验. 北京：化学工业出版社，2004.
10. 童岩，王建玲，刘淑娜. 无机及分析化学. 北京：中国农业大学出版社，2005.
11. 杨丽敏. 药用化学. 北京：化学工业出版社，2008.
12. 华中师范学院，东北师范大学，陕西师范大学. 分析化学. 北京：高等教育出版社，1984.
13. 北京师范大学，华中师范学院，南京师范学院，无机化学教研室编. 无机化学. 北京：高等教育出版社，1984.
14. 邵学俊，董平安，魏益海. 无机化学. 武汉：武汉大学出版社，2002.
15. 高职高专化学教材编写组编. 无机化学. 北京：高等教育出版社，2003.
16. 王齐秀. 药物分析. 北京：中国医药科技出版社，2003.
17. 谢明芳. 无机及分析化学. 武汉：武汉大学出版社，2004.
18. 王炳强. 药物分析. 北京：化学工业出版社，2011.
19. 汪小兰. 有机化学. 北京：高等教育出版社，2001.
20. 张坐省. 有机化学. 北京：中国农业出版社，2001.
21. 高占先，陈宏博等. 有机化学. 北京：高等教育出版社，2002.
22. 张龙，张凤. 有机化学. 北京：中国农业大学出版社，2007.
23. 孙怡. 有机化学. 北京：中国农业出版社，2009.
24. 李晓华. 生物化学. 北京：化学工业出版社，2008.